YOGA

para estar en forma

Baron Baptiste, fundador del *Baptiste Power Yoga Institute*

YOGA
para estar en forma

Cómo conseguir el cuerpo ideal, alcanzar la liberación interior
y transformar tu vida a través del yoga

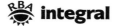 **integral**

Yoga para estar en forma

Título original: *Journey into Power*
Autor: Baron Baptiste
Traducción: Jordi Joan Serra
Fotografías: Richard Corman
Diseño de cubierta: Jordi Salvany
Compaginación: Marquès, S.L.

© 2002, Baron Baptiste Power Yoga Institute, Inc.
© de la versión española: 2003, RBA Libros, S.A.
   Pérez Galdós, 36 - 08012 Barcelona
   www.rbalibros.com / rba-libros@rba.es

Primera edición: abril 2003

Ref.: GO-92
ISBN: 84-7901-962-X
Depósito legal: B. 10.134 - 2003
Impreso por Egedsa

Este libro está dedicado a mis padres, que están en el cielo,
y a mis tres fantásticos hijos, Luke, Jacob y Malachi.
Vosotros sois los gigantes de mi vida.

Índice

Prólogo

«Esculpe tu cuerpo ideal... libera tu yo auténtico... transforma tu vida...»

Si te parece que te estoy prometiendo demasiadas cosas, es porque eso es exactamente lo que estoy haciendo. Quizá parezca demasiado bueno para ser verdad, pero si aplicas los principios que se exponen en este libro, te aseguro que aumentarás el poder de todas las facetas de tu vida. Tu cuerpo se va a transformar, cambiarás definitivamente tus patrones destructivos a nivel celular, tu mente se verá inundada de vida y ecuanimidad, y tus relaciones serán más auténticas y profundas, en definitiva, más satisfactorias.

¿Que cómo lo sé? Pues porque he visto pasar a miles de alumnos por mis centros, campamentos y talleres, y he sido testigo presencial de su transformación. He visto a alumnos llegar la primera noche a un campamento, con la inquietud pintada en su rostro y un pesado lastre emocional a cuestas. Sin embargo, a la hora de partir, parecía que se hubieran quitado de encima cincuenta kilos de escombros tanto físicos como psíquicos. He visto a personas con sobrepeso presentarse en alguno de mis centros y en escasos meses crear un cuerpo totalmente nuevo.

También recibo cartas de incontables alumnos de todo el mundo que siguen mis programas y me explican los progresos experimentados en las distintas áreas de su vida, ¡incluso de alumnos que ha habían estado haciendo yoga durante años! Recuerdo una mujer de cuarenta y siete años de Seattle que me escribió para contarme que había experimentado una apertura física en los hombros, cuyo resultado fue una inmensa liberación de su antiguo estrés y de una tristeza con las que había estado cargando durante décadas. ¡Me decía que nunca se había sentido tan libre desde sus veintitantos! Otra alumna, una profesora de yoga de Colorado de treinta y seis años, y con casi seis de práctica, me envió un correo electrónico para contarme que por primera vez se había dado cuenta de que su naturaleza competitiva suponía un obstáculo para su crecimiento y su felicidad en general. Decía lo siguiente: «Fui capaz de ver que me podía desafiar a mí misma hasta alcanzar nuevas alturas... que en el yoga no se trata de competir ni de compararse, sino de ir más allá de las capacidades actuales y de las limitadas definiciones de una misma».

Las personas que padecen dolores crónicos me cuentan que algunos desaparecen tras unas cuantas sesiones de práctica. Hay cientos de personas con problemas de espalda crónicos que experimentan un alivio rápido y duradero y que se sienten capaces de retomar actividades que habían dejado abandonadas durante años por la pura imposibilidad de realizarlas. Me acuerdo de un chico que a sus veintidós años estaba atravesando una depresión y que acudió a un taller por consejo de su terapeuta, ya que no quería medicarse. Tras el taller, prosiguió con su práctica de Power Yoga y a los tres meses la depresión había desaparecido por completo. También conozco el caso de una alumna cuyo cáncer de ovarios remitió tras dedicarse totalmente a una práctica curativa a base de yoga.

Muchas personas han hallado en la práctica la inspiración necesaria para iniciar cambios de vida valientes y maravillosos a la vez, desde cortar relaciones enfermizas hasta aventurarse a iniciar las carreras con las que siempre habían soñado. Recuerdo el caso de un analista de sistemas de treinta y siete años, un auténtico triunfador en su profesión, que se presentó a un campamento en busca de un cambio de vida. El último día, y ante todos los presentes, proclamó que se volvía a casa con una confianza y un valor recién descubiertos que le iban a permitir dejar ese empleo que detestaba y volver a la facultad para ir en pos de su sueño. Sencillamente, se había abierto a cualquier vivencia interna espontánea que pudiese surgir, y en cuanto ese plan se concretó, supo inmediatamente que su vida iba a dar un vuelco sorprendente y maravilloso.

Pero por encima de todo, estoy convencido de que mi Power Yoga puede transformar a las personas porque eso es precisamente lo que me sucedió a mí. Yo no aparecí así como así, hecho todo un maestro de yoga, feliz, sereno y avanzando por mi auténtico camino. Como cualquier hijo de vecino, tuve que atravesar la oscuridad para poder salir a la luz.

Mis padres, Walt y Magana Baptiste, fueron dos de los pioneros del yoga en los Estados Unidos. Mi padre provenía del mundo del *fitness* (fue Mister América en 1949) y en 1951, junto con mi madre, fueron los primeros en abrir un centro de yoga y salud en San Francisco. Iban avanzados a su época y nacieron como valedores del movimiento en pro de un estilo de vida sano en todos sus aspectos. Desde mi infancia el yoga ha formado parte de mi vida. Por nuestro hogar no cesaban de pasar famosos maestros espirituales, desde el Maharishi hasta Yogananda. Todo eso me parecía de lo más normal. Mientras los demás chavales se dedicaban a jugar al béisbol y a salir por ahí los fines de semana, yo me iba con mis padres al rancho de Sonoma Valley, su lugar de retiro espiritual y de salud, y era testigo de la gran cantidad de personas que allí acudían para realizar programas de transformación personal y autorenovación. Por aquel entonces, yo me tomaba el yoga como algo divertido, pero no como lo máximo. Y desde luego no como algo a lo que fuese a dedicar mi vida.

Mi período de rebeldía lo atravesé más o menos hacia los doce. Sólo quería pasar los fines de semana con mis amigos y no cabalgando sobre cabras y meditando en el rancho. Ya te imaginarás que en el colegio me tomaban el pelo de lo lindo. Me llamaban «Hare Krishna» y se desternillaban de la risa cuando para comer, en vez de carne y «bucaneros», aparecía con mis bocadillos de pan integral, plátano y miel. Tuve una infancia difícil porque en esa etapa de la cultura norteamericana yo no encajaba.

Sin embargo, mi rebeldía no era el mero resultado de no encajar. Tenía una mente muy curiosa y un espíritu inquieto que simplemente no reaccionaban al verse atiborrados con lo que te enseñaban en el colegio: un montón de información que no tenía ningún sentido para mí. Siempre dudaba de mis profesores porque sabía que había algo más que lo que ellos me explicaban. Sentía una auténtica hambre de descubrimientos y de crecer, de manera que me convertí en alumno de la vida.

Más adelante, estuve trabajando como director del restaurante de comida sana de mi padre hasta que gané lo suficiente para irme de viaje por el mundo y hacer *surf*. Viajé a Méjico, Bali, Asia... y cuando necesitaba un descanso, volvía al centro de retiros de mis padres en Centroamérica, siempre repleto de gente interesante y sorprendente con los que compartir mi búsqueda de conocimientos y de una comprensión más profunda de la vida. Cada vez me quedaba allí durante más tiempo; de hecho, aquel lugar se convirtió en una especie de campamento base, un sitio donde ponerme en contacto con otros buscadores del alma.

En esa época empecé a leer relatos sobre profetas y sabios: Jesús, Buda, Sócrates y Gandhi. Asimismo, leí el famoso libro de Yogananda *Autobiografía de un yogui*, y me quedé fascinado por sus vívidas y mágicas descripciones de lo que es estar en la luz y también por las filosofías de los místicos de la antigüedad. Esa lectura acrecentó en mí el anhelo de encontrar mi propio camino hacia la felicidad: mi propia luz interior.

Así pues, di comienzo a una búsqueda espiritual que duró largos años. Mi elección fue el ir a por ella, y para buscar en serio la iluminación me puse a leer sobre el tema y me trasladé al *ashram* masculino de Yogananda de Encinitas, California. Hacíamos kriya yoga (que se basa en la energía de los chakras), meditábamos y trabajábamos en el campo, todo ello en silencio. Estuve casi un año en aquel ashram y, aunque fue una época muy introspectiva, todavía me sentía vacío. Simplemente no hallaba aquella felicidad a que aludían todos los textos. Cuanto más aprendía sobre la tradición del yoga, menos me parecía que dicha tradición tuviese algo que decirme. Todo estaba más confuso que nunca y estaba empezando a plantearme la posibilidad de que la auténtica maestría de la vida fuera algo inalcanzable. En mi práctica llegué a un dominio muy estimable y experimenté algunos de sus beneficios, pero de alguna manera las cosas no acababan de cobrar forma.

Tras dejar el ashram, volví al estudio de mis padres y estuve trabajando a tiempo parcial en su tienda de comida sana. Una tarde mi padre me pidió que lo sustituyese en una clase de yoga y meditación que tenía programada. Yo no quería, pero él insistió muchísimo diciendo que yo sabía mucho y que tenía mucho que compartir de mis experiencias. Me dijo que tenía la responsabilidad de compartir lo que sabía, y que lo que no compartes, lo pierdes. Compartir lo que sabes lo vuelve más real, lo transforma en una parte viva de ti mismo. Al final acepté a regañadientes, y para mi sorpresa, enseñar me resultó muy natural. Abrí la boca, me puse a hablar de lo que conocía y a los alumnos les encantó. No me lo podía creer. Fue la primera vez que me di cuenta de que quizás mi vida podía basarse en enseñar yoga.

Por mi décimo noveno cumpleaños, el maestro de hatha yoga B. K. S. Iyengar viajó a San Francisco desde la India. En su taller fui testigo por primera vez de la potencia física del yoga, algo que iba mucho más allá de las formas que yo había practicado hasta aquel entonces. Yo siempre había sido atlético (había estudiado artes marciales desde los nueve años; entonces ya tenía dieciocho, era cinturón negro y había ganado el Campeonato Estatal de California de *tae kwon do*), de manera que lo que Iyengar enseñaba me estimulaba de una manera totalmente nueva para mí.

Al cabo de un par de años, cuando Bikram Choudhury (fundador del Bikram yoga) acudió a San Francisco a impartir un taller, me invitó a trasladarme a Los Angeles y ser su *protégé*. Los Angeles me intrigaba. Parecía haber llegado la hora de irse de San Francisco, así que me marché y estuve estudiando con Bikram. Al año ya estaba enseñando su estilo de yoga, que era muy físico. Mi cuerpo se fortaleció y se flexibilizó de forma increíble. Podía retorcerme hasta adoptar posturas muy exigentes. Sin embargo, mi espíritu seguía estando inquieto. Había probado el camino del *ashram*, pero no había obtenido respuestas. Ahora me enseñaban que si lograba adoptar todas las posturas correctamente, me iba a iluminar. Y lo cierto es que las lograba, pero, pese a sentir un determinado nivel de vitalidad, me seguía faltando algo.

Continué así varios años, enseñando en los centros de Bikram en Beverly Hills y París, y estudiando con Iyengar y otros en la India. A juzgar por cualquier consideración externa, desde el punto de vista de «yoguear», yo lo hacía todo bien: seguía el consejo de los gurús, practicaba cada día, era vegetariano, no bebía alcohol ni tomaba drogas. Pero mis relaciones no funcionaban y en mi fuero interno no sabía qué hacer ya que, sobre todo, me sentía vacío. Dentro de mí todavía existía un enorme bloqueo. En un nivel más profundo, el ser capaz de meditar durante seis horas seguidas o poner las piernas alrededor del cuello o hacer el pino no comportó una transformación. Como tantos otros, llegué al fondo de mi alma y me pregunté: ¿eso es todo lo que hay?

Mirando atrás, me doy cuenta de que estaba sumido en un sueño despierto, una ligera hipnosis. Y eso a pesar de todo el yoga y la meditación que hacía. No los utilizaba bien. Mi condicionamiento cultural me había enseñado a estar distraído y anestesiado y a no ver ni sentir lo que en realidad estaba sucediendo dentro de mí, ni lo bueno ni lo malo. De alguna forma, toda la «medicina» psicofísica que estaba aprendiendo no llegaba a ser un remedio para mí.

El día en que todo empezó a cambiar para mí comenzó como cualquier otro. Estaba en Los Angeles y me volvía a casa tras dar una de mis clases –ahora concurridas– en el famoso Voight Fitness and Dance Center de Hollywood (el mismo sitio en el que Johnny G estaba promocionando el *spinning* en la sala de al lado). Yo llevaba varios años dando clase en este centro, adaptando técnicas tradicionales de yoga para hacerlas factibles y asequibles a todo tipo de personas. Lo estaba reuniendo todo en una práctica fluida que resultaba más atlética que los estilos que había aprendido e iba cuajando. Me había convertido en el «maestro de yoga de las estrellas», con lo cual disfrutaba de una cierta celebridad. Desde fuera, yo parecía ser un triumfador, pero en mi interior sabía que tenía que haber algo más. Todo aquel éxito no colmaba mi vacío, la mecánica del yoga ya no me bastaba. Me faltaba algo muy grande, pero no sabía hacia dónde mirar.

Aquella misma tarde tuve ocasión de escuchar por la radio a un psicólogo espiritual que afirmaba que la única manera de hallar la auténtica paz, la aceptación y el poder era la quietud. Decía que permanecer en la quietud te conduce a la verdad, aunque quizás no siempre te gustase verla u oírla, pues con frecuencia no era el cuadro de color de rosa que uno hubiera esperado. Cuando lo oí, algo estalló en mi interior. Quizá por fin me había abierto lo suficiente para ver la verdad, pero lo cierto es que se desplegó en aquel momento ante mí como nunca antes. Me di cuenta de que la verdad que yo no podía admitir era que lo que yo estaba haciendo era simplemente regurgitar lo que otros me habían enseñado. Estaba repleto de consejos y enseñanzas procedentes de gurús y de libros, pero no tenía ni idea de lo que *yo* pensaba o sentía de verdad. Me había pasado la vida mirando hacia fuera en busca de una paz interior como si esa fuera mi meta, sin atreverme a enfrentarme cara a cara con la verdad que se hallaba dentro de mí.

Todos mis años de cánticos, meditaciones y de retorcer el cuerpo hasta dejarlo hecho un *pretzel* no habían logrado abrir brecha en mí como aquel psicólogo. Y eso fue porque él fue el primero en inflamar mi espíritu de verdad. En ese instante me di cuenta de hasta qué punto había estado haciendo caso omiso de mi auténtico yo —mi voz interior— y de mi auténtica sabiduría.

Aquel día me fui a casa y rompí a llorar: por primera vez me había contemplado a mí mismo a fondo y claramente. Vi todo mi resentimiento, mis miedos, mi negativa a perdonar, mi ira, mis celos, mis inseguridades, las dudas sobre mí mismo, y vi cómo me había estado esforzando por tragármelo todo a base de pseudoespiritualidad de salón. Me había dedicado a perseguir el dominio de las prácticas y los caminos de los demás en vez de respetar y honrar lo que ya se encontraba dentro de mí. Me di cuenta de que si lograba dejar de asfixiar mi espíritu y mi alma con objetivos de conocimiento externos, empezaría a sentir y, en última instancia, a curarme.

El hecho de conocer y aceptar dichas verdades comenzó a liberarme. Vi en qué no había sido honrado con los demás e intenté serlo más respecto a lo que yo era en cada momento y a cómo lo manifestaba. Empecé a desenmarañar todos los nudos emocionales que me habían atenazado. Lo que se me había revelado era que mi auténtico camino consistía en aceptar desde lo más hondo lo que ya sabía y tenía en mi interior. Me di cuenta de la existencia de un poder que me daba paz —la práctica del yoga ofrece herramientas valiosas, pero sólo en la medida en que conduce al yo interno.

Como profesor, comencé a ver que no hay que tomarse los dogmas tan en serio, pues cuando lo hacemos, la maestría externa se convierte en el objetivo y volvemos a encontrarnos persiguiendo algo ilusorio. Los maestros espirituales a menudo enseñan que dicha tradición es sagrada y que tenemos que seguirla al pie de la letra si queremos llegar a la luz. O se hace a su manera o no funciona. Pero, ¿cómo va a ser así? Si no prestamos atención a nuestra voz interna de sabiduría y sólo hacemos caso de lo que dicen los demás, ¿cómo nos vamos a centrar en nuestro propio poder? Eso simplemente nos colocará a la sombra del poder de alguien, del valor que alguien posee para mirar en su propio interior en busca de respuestas. Sólo entonces pude empezar a enseñar con una integridad real. Comencé a compartir con mis alumnos la idea de que cada cual debe hallar y recorrer su propio camino.

Este enfoque en la intuición como algo más importante que la tradición supuso un gran impacto para muchos de mis alumnos y configuró la filosofía básica de lo que posteriormente llegó a ser el Baptiste Power Vinyasa Yoga. La asistencia a mis clases se disparó, y cada día aparecían nuevos alumnos. Por fin estaba totalmente presente de una manera inédita para mí. Venían porque querían lograr un cuerpo bello, pero se quedaban porque se convencían de que llegarían a ser versiones mejores de sí mismos. Habían escuchado a todo el mundo, habían seguido todas las vías y en último término habían descubierto lo mismo que yo: la única persona que puede abrirte la puerta a las verdades internas y guiarte hacia la luz eres tú mismo.

Al fin y al cabo, ningún profesor de yo-

ga te puede decir lo que necesitas –ni con una postura ni con dietas ni la manera de vivir. Te pueden aportar los principios. Pero dependerá de ti que utilices la intuición para encontrar lo que te va bien. Tienes que practicar tu propia naturalidad, y esa es la raíz del Baptiste Power Yoga.

Compartiré contigo los antiguos pilares de la vida que serán la luz de tu viaje. Te enseñaré a acceder a la sabiduría innata de tu mente, a la fortaleza y flexibilidad de tu cuerpo, a la belleza exquisita e infinita de tu espíritu. Pero en el fondo no voy a enseñarte nada que no sepas ya, todo ello se encuentra en algún lugar de tu ser. En tu sistema genético ya están codificados esos conocimientos. Mi función será despertarte a lo que simplemente has olvidado por el camino.

Para mí es un honor y una bendición poder ser tu guía en tu viaje personal hacia el poder. Espero que este programa te traiga toda la alegría y plenitud que me ha traído a mí.

Namasté
Baron Baptiste
Cambridge, Massachusetts
Septiembre 2001

Introducción

¡Bienvenido al yoga del poder: último aviso!

Muchos de nosotros luchamos con gran ahínco por ser mejores, hacer más, ser más. Nos han condicionado para que creamos que tal como somos no somos lo bastante buenos. Tememos que si hacemos menos, seremos menos; o sea que nos leemos los últimos libros de autoayuda, hacemos cursos, seguimos dietas, vamos al gimnasio, etc., pero nada parece llevarnos realmente hasta donde deseamos ir. Aún tenemos demasiado peso, nos preocupamos demasiado, vamos corriendo por ahí en pos de algo que alivie lo que consideramos nuestros problemas.

Yo creo que sólo tenemos un problema. Sí, lo has leído bien: todos y cada uno de nosotros sufrimos de lo mismo. Desde luego, tu vida parece distinta de la mía, o de la de tus amigos, vecinos, etc. Incluso puedes llegar a pensar que tus problemas son totalmente únicos, pero para los que estamos insatisfechos con nuestro cuerpo o con nuestra vida sólo hay una explicación: no estamos viviendo desde nuestro auténtico yo, desde nuestra verdad. Estamos dormidos respecto a quién y a qué somos en realidad, y a lo que podríamos llegar a ser.

Achacamos la culpa de nuestras desgracias a factores externos –los padres, la carre- ra, nuestra ajetreada vida, la mujer, los muslos, la falta de tiempo para hacer ejercicio o para comer bien—pero lo único «malo» de la vida que llevamos o de nosotros mismos es que estamos desconectados de nuestro propio centro. Nos programaron para que creyésemos que el estatus, el dinero, los logros y ún cuerpo perfecto nos iban a hacer felices o, aún mejor, personas completas. Nos enseñaron que dichos objetivos eran más importantes que honrar nuestra auténtica naturaleza; las verdades universales y eternas que moran en nuestro interior. La pregunta es: ¿las posesiones materiales y unos abdominales y unos muslos perfectos constituyen el objetivo de nuestra verdadera búsqueda? Estamos persiguiendo una versión algo mejorada de nosotros mismos mientras permanecemos dormidos ante un hecho cierto del universo: nuestro yo ideal ya existe en nuestro interior; sólo aguarda a que se le despierte. Nuestro único cometido consiste en abandonar el equipaje de la vida y aceptar lo que ha estado ahí desde el principio: la luz de nuestro corazón y el poder que contiene.

Miguel Ángel solía decir que Dios había puesto una estatua en cada bloque de mármol y que su trabajo consistía en quitar lo que no formaba parte de la estatua. Decía que él se limitaba a liberar la estatua de la piedra. Yo he estudiado y practicado yoga durante casi toda mi vida y sé que puede ser un gran instrumento para ayudarte a liberar tu «estatua» personal. Es el motivo por el que enseño y por ello he escrito este libro. Porque tras las costumbres propias de nuestra manera de vivir tan materialista y tras la tensión y la exigencia que comporta mantener la identidad que nos hemos creado, se encuentra nuestro verdadero yo y una comprensión más profunda de la vida. Quiero compartir contigo ese proceso de ir quitando las capas que impiden que el brillo de tu magnífico cuerpo y de tu ser interno se manifiesten.

Yoga para estar en forma no pretende buscar respuestas en fuentes externas. No se trata de acumular musculatura ni conocimientos ni de encontrar una relación mejor que la actual. Toda la vida te han estado enseñando a mirar hacia fuera, a tus padres, a tus profesores, a los especialistas, incluso a los gurús, pero lo cierto es que todo lo que necesitas está dentro de ti. ¡Ha llegado la hora de integrar esa verdad! No tienes porque salir a fuera a buscarte a ti mismo; en realidad nunca has estado perdido. Olvidado, quizás; pero perdido, no.

Yoga para estar en forma trata sobre el proceso de excavar en ese yo sorprendente y radiante que ya existe en ti. En tu interior existe un poder perfecto, y en este viaje la auténtica esencia de la *búsqueda* es la *aceptación*. No creas que tu mayor poder ni tu mayor sabiduría ni tu suprema iluminación se van a presentar de súbito al cabo de diez o veinte años. Ya están ahí. Como en el caso de las estatuas de Miguel Ángel, en cada uno de nosotros mora nuestro auténtico cuerpo y nuestro yo natural y divino. Lo único que hay que hacer es ir cincelando, ir

quitando lo que no les pertenece para dejar que se revelen. Y aquí es donde mi programa de yoga hace su aparición.

El yoga es, en última instancia, un viaje hacia la verdad: la verdad respecto a quién eres en realidad, respecto a lo que eres capaz de hacer, respecto a la manera en que tus acciones afectan a tu vida. La verdad es la única «medicina» que siempre nos cura, es lo único que nos permite vivir de acuerdo con nuestro máximo e increíble potencial. En el nivel más básico, muchos de nosotros no vivimos la vida al cien por cien. Y cuando uno no vive en la verdad, se está engañando a sí mismo. Si vives en un cuerpo sobrecargado y enfermizo, te estás robando tu propia vitalidad. Si te sientes atormentado por la ansiedad o la inquietud, te estás negando una paz a la que tienes fácil acceso. Y si te ves controlado por tus propios temores y emociones, es que ya has sacrificado tu poder personal.

Si nos atreviésemos a ir más allá de nuestras cadenas, podríamos ascender a un nivel muy superior. Eso es lo que el yoga nos transmite y enseña. A lo largo del tiempo, todos los grandes maestros nos han enseñado lo mismo: disponemos del poder definitivo de atravesar nuestras propias barreras y, por consiguiente, de romper con lo que nos retiene.

En la primera noche de los campamentos siempre les digo a mis alumnos que los voy a exprimir como a una naranja. Cuando exprimes una naranja sacas zumo de naranja. La pregunta que les planteo es: «Si os exprimimos, ¿qué es lo que vamos a sacar?» Eso es lo que hace este proceso del yoga: retorcerte desde dentro hacia fuera. Hace surgir todo aquello que ya está dentro –los miedos, las dudas, las frustraciones, las toxinas, la fuerza, las creencias, el potencial– y lo pone sobre la mesa para liberarse de ello o para utilizarlo para crecer. Es algo que te desafía física, emocional y espiritualmente, y te ofrece la oportunidad de experimentar con todas las partes de tu ser a un nivel totalmente nuevo.

Todo empieza en el cuerpo, en la esterilla. Te enseñaré a dar marcha atrás, a regresar con más vida que nunca. Uno de mis alumnos, un atleta profesional, me llamó hace poco para contarme que estaba tan emocionado que sentía un intenso hormigueo en todo el cuerpo.

–¿Y que es eso tan emocionante? –le pregunté, pues sentía curiosidad por saber su opinión.

–Mi cuerpo nunca había estado tan vivo desde los dieciocho –dijo.

Ahora estaba en contacto con su cuerpo, un cuerpo que había permanecido extraviado desde que era un chaval. Su cuerpo era una máquina atlética, pero se había vuelto insensible. Ahora volvía a sentir. Las prácticas de yoga incluidas en el presente libro te permitirán hacer lo mismo: curarte y aumentar tus capacidades.

El Power Vinyasa Yoga es una forma de *fitness* sorprendente que esculpe un cuerpo fuerte y saludable. Los resultados son espectaculares porque es un sistema corporal completo que utiliza movimientos realizados con todo el cuerpo que lo estimulan para que se mueva tal como la naturaleza tiene previsto. Todos los músculos entran en acción en un trabajo de fuerza y equilibrio, y, por dicho motivo, el motor metabólico se enciende. Tonifica y cincela mediante isométricos e isotónicos. Pierdes peso porque el tejido muscular activo quema grasa –cuanto más fuerte es la musculatura, con más intensidad se quema carburante en el motor metabólico– y también porque no

vas a sentir la misma necesidad de alimentar tus miedos y mitigar tus ansias atiborrándote de comida. Después de las primeras sesiones de práctica el vientre estará más plano, las nalgas más firmes, los brazos ganarán tono y fuerza y sentirás un hormigueo burbujeante de pies a cabeza. Te sentirás fuerte y tranquilo, más energetizado, más vivo. Verás cómo tu cuerpo va tomando forma y va logrando un grado de agilidad que nunca antes habías experimentado. Aumentarás de estatura y se te verá más radiante, más erguido y delgado. Con el tiempo te despertarás en un cuerpo totalmente nuevo.

Los cambios físicos, sin embargo, sólo son un efecto secundario de un objetivo de más envergadura. La magia física se va presentando a medida que prosigues con la práctica, pero el verdadero milagro es lo que empieza a suceder por debajo, en tu interior.

Nosotros absorbemos la vida como una esponja, manteniendo las tensiones, los miedos y las ansiedades dentro de nuestro sistema corporal. Mediante la práctica del yoga, penetras en todos los rincones, grietas y bolsillos ocultos de tus tejidos y descubres todo aquello que no deseas y que te obstruye. Con las dificultades experimentadas en la esterilla te vas aproximando a lo que yo llamo tu límite, y empiezas a sacar todo lo que necesita ser curado y liberado dentro de ti. También descubres lo fuerte que eres en realidad, física y mentalmente. Como por arte de magia, se desvanecen temores que te han acompañado toda la vida, las emociones bloqueadas se liberan, la mente se aquieta y ganas una claridad meridiana, las heridas psíquicas salen a la luz desde lo más profundo para ser curadas. Experimentas transformaciones mentales que te liberan de tus antiguos esquemas de pensamiento. Comienzas a comprender a un nivel mucho más profundo qué es lo que te va bien y también lo que tienes que hacer. Todo eso, sencillamente, *lo tienes*. Estas vivencias y revelaciones cristalizan como algo permanente y muy real en tu interior.

Al mismo tiempo, y como el yoga elimina todo el exceso de material superfluo, te devuelve a un estado de dulzura, a tu inocencia. Te hace presente tu amor por los descubrimientos. Los niños poseen un cuerpo yóguico natural porque, a diferencia de los adultos, no han acumulado capas de vida intoxicada, reactividad, resentimiento, culpa y ansiedad. Aún no tienen bloqueos que les impidan caminar e instintivamente viven desde el centro de su ser. A mi hijo de ocho años, que tiene montones de amigos, una vez le pregunté quién era su mejor amigo y me dijo: «Yo mismo». Cuando éramos niños éramos seres completos teniéndonos a nosotros mismos, pero con los años empezamos a vivir de manera no natural. El yoga es un proceso de «desaprendizaje» muy eficaz. Tenemos que desaprender nuestros sistemas de pensamientos negativos, nuestros esquemas emocionales, nuestros modelos de movimiento, respiración y alimentación para retornar a nuestra propia naturalidad.

En un nivel más profundo, te das cuenta de la causa y el efecto. Empiezas a comprender profundamente que todas y cada una de las acciones que llevas a cabo generan un resultado. Ves que lo que das determina lo que obtienes a cambio. ¡Si no aportas abundancia, no te extrañes de que la abundancia no entre a raudales en tu vida! Empiezas a unir los puntos y a reconocer que la más insignificante de tus acciones cotidianas causa un efecto dominó. Comprendes que tu hiperreacción ante el estrés es lo que provoca hábitos alimenticios nocivos, los cuales afectan a su vez al cuerpo y a tu nivel de energía. Comienzas a percibir claramente lo que haces para limitarte o herirte y de qué manera puedes crecer. Descubres que si te abandonas a la reactividad, la cólera, el miedo o los celos alimentan círculos viciosos en tus relaciones, detectas el lugar en el que están tus responsabilidades. Empiezas realmente a entender que las circunstancias de tu vida no son más que la suma de las decisiones que has ido tomando en tu camino y que, en última instancia, eres la única persona capaz de transformar tu propia vida si vives entendiendo el nivel más profundo de las causas en lugar de estar luchando contra los efectos que se manifiestan en la superficie.

Si preguntases a diez personas qué pedirían si se les concediese un deseo, pero tan sólo uno, oirías distintas respuestas. Desde «un coche nuevo» hasta «buena salud», «una relación satisfactoria», «un cuerpo perfecto» o «dinero». Todas ellas, sin embargo, estarían limitando ciegamente sus oportunidades en esta vida. Si realmente tendiésemos a la realización, la paz del espíritu y la felicidad, escogeríamos algo muy diferente. Podríamos decir: «Si se me concediese solo un deseo, desearía que todo lo bueno que pudiere desear se hiciese realidad». Así utilizaríamos nuestro único deseo para el resto de deseos.

En la vida siempre disponemos de dicha opción. En la práctica del yoga aprendemos que el primer paso hacia cualquier cosa que valga la pena es responder conscientemente desde nuestros cimientos de verdad en cada momento. Cuando lo haces, empiezas a vivir desde la conciencia y desde la causa aplicada también en otras áreas de tu vida: la dieta, la salud, las relaciones, el trabajo, el dinero. Tus malas costumbres y tus patrones negativos se fundirán como la nieve bajo el sol del verano.

En último lugar, el yoga avivará tu espíritu. Al liberarte de las restricciones de un cuerpo débil y de las limitaciones de la reactividad emocional, empiezas a vivir en un lugar más elevado, empiezas a habitar en el espíritu, y desde ahí todo lo que no sea verdaderamente tú se desprende y desaparece. Llevas contigo un oasis interno de calma y serenidad, incluso inmerso en el caos de la vida cotidiana. La palabra *carisma* originariamente correspondía a un término espiritual cuyo significado es «el don de la gracia», y eso es lo que vas a irradiar. Los que te rodeen se darán cuenta de esos cambios y comentarán lo afortunado que eres, pero tú sabrás que la suerte no tiene nada que ver.

Cuando vivas desde el espíritu, el crecimiento será lo más importante para ti. Tu deseo de saber y evolucionar –de realizar sin ningún temor un inventario de ti mismo– se agudiza, y desde ahí tu camino se despliega hacia la infinitud. Una vez hayas descubierto la fuerza que te da el vivir desde tu propia verdad, nada te va a detener. La pregunta ya no será «¿cómo crecer?» sino «¿hasta dónde quiero llegar?»

El programa que contiene este libro se basa en mis campamentos llamados «Un viaje hacia el poder», que consisten en un programa intensivo de siete días diseñado para purificar el cuerpo, renovar la mente, recargar las pilas espirituales y despertar el poder interior. Ni que decir tiene que ya sé que no todo el mundo dispone del tiempo o los recursos necesarios para dejar de lado su vida durante una semana y consagrarse por completo al crecimiento; el objetivo del programa es adquirir las prácticas en el campamento e integrarlas permanentemente en un planteamiento de vida a largo plazo. El programa funciona con cualquier persona de cualquier edad, peso o estado físico. He comprobado que funciona con gente de dieciocho y con gente de ochenta, de todas las tipologías corporales posibles, pesos y grados de flexibilidad y fuerza. Desde principiantes absolutos hasta personas con veinte años de práctica de yoga en su haber; si lo sigues, funciona.

El programa consta de cinco partes:

La renovación de la mente
La práctica diaria del Power Yoga
La dieta de limpieza
La meditación para una vida sincera
El viaje hacia una vida auténtica

«La práctica diaria del Power Yoga» constituye el núcleo del programa. Para lograr una transformación eficaz y rápida te recomiendo que integres el programa completo, pero aunque no hicieses nada más que desenrollar la esterilla y realizar el flujo de yoga ya sentirás y verás algo mágico, milagroso y... resultados. Las demás partes del programa constituyen todas ellas llaves maestras que te abrirán la puerta de esa transformación a la que tiendes de manera natural una vez te empieces a despertar. Y cuando los antiguos esquemas y costumbres se vayan disolviendo, te irán soltando. Viviendo el yoga, sin esfuerzo y con la mayor naturalidad, empezarás a pensar mejor, a comer mejor, a meditar (para cultivar la quietud y la introspección) y a llevar tu práctica hasta el siguiente nivel. Si tu espíritu está preparado para crecer y de verdad deseas apartar de ti para siempre todo aquello que no te funciona, entonces pasa a la acción y atrévete con todo el programa en busca de una transformación total de tu vida.

Si percibes una cierta arrogancia, tienes que saber que no forma parte ni de mí ni de mi manera de enseñar: proviene de la fe en el poder de este proceso, que ha funcionado durante milenios y para millones de practicantes. Nada dura cinco milenios si no funciona. Yo me he limitado a simplificar y desmitificar la práctica y a desarrollarla como la vía definitiva que te permitirá sacarle el máximo partido a la vida –aquí y ahora.

En la primera parte, «La renovación de la mente», empieza todo. El yoga te enseña a dirigir tu propio estado mental y emocional, y dicho cambio se origina en la mente. Conforme vas avanzando en tu nueva práctica y empiezas a librarte de las capas defensivas con que has cargado durante años, te ayuda a prestar atención a las señales que la mente te envía. Todos albergamos creencias negativas en las que nos apoyamos, muchas de las cuales nos pasan desapercibidas por estar profundamente arraigadas en el subconsciente. Cuando estás espiritualmente dormido, esas creencias dirigen tu vida. Sin embargo, cuando estás despierto abres la puerta a nuevas posibilidades.

Los principios eternos que presento aquí son indicaciones para ayudarte en la práctica física, pero cada uno de ellos posee un significado más profundo que puede resultar de utilidad en el contexto de tu propio crecimiento personal y en la vida de cada día. De entrada, elige los que resuenen en ti, pero procura volver a leer esta parte asiduamente para ver si los demás principios cobran un nuevo significado al ir pro-

fundizando en la práctica. He trabajado muchos años con ellos y les sigo encontrando nuevos significados en cada etapa del crecimiento.

En la segunda parte, «La práctica diaria del Power Yoga», aprenderás todo lo que necesitas saber para iniciar una práctica de Power Yoga en casa. Te mostraré lo que necesitas y lo que cabe esperar de ella. Abordaremos todas las posturas en profundidad: cómo realizarlas, su poder de transformación y más cosas. Entenderás lo importante que es practicar cotidianamente aunque sólo sea unos minutos; aprenderás a utilizar los fundamentos de calentar, respirar y fluir, y a crear una práctica que encaje en tu horario.

Como trabajo físico, el Power Yoga es un yoga atlético, o sea que ¡prepárate a sudar! Es diferente de cualquier otra forma de ejercicio físico que hayas practicado antes. Supone un reto, pero su belleza consiste en que cada persona lo puede adaptar a su propio cuerpo. Es decir, aunque seas un principiante que nunca haya oído hablar del Saludo al Sol, lo podrás realizar. Cada cuerpo adopta las posturas de distinta manera, y, al ir avanzando en la práctica, empezarás a saber cuándo apretar y cuándo con menos se obtiene más, cuándo ir a por todas y cuándo descansar. Cuando estés practicándolo, sabrás lo que el cuerpo necesita.

La tercera parte es «La dieta de limpieza». No se trata de un régimen estricto hecho de recetas extrañas que haya que observar a rajatabla, sino simplemente de la exposición de los principios básicos de una dieta que te aportará salud y te limpiará, y de la psicología en la que se basa. Cuando empiezan a hacer Power Yoga, casi todos mis alumnos introducen cambios en su dieta. Comienzan a sentirse más ligeros y más limpios, y pierden el deseo de comer lo de antes; buscan alimentos y hábitos que mejoren su vitalidad recién descubierta. Lo aprenderás todo sobre el poder hipnótico de la comida y sobre cómo romper ese hechizo comiendo conscientemente; por qué es tan importante comer alimentos que contengan mucha agua, qué son los alimentos «integrales» y por qué el cuerpo los necesita, y cómo dejar que los hábitos alimenticios negativos se los lleve el viento.

En la cuarta parte, «La meditación para una vida sincera», aprenderás a cultivar la quietud en tu vida. Probablemente ya te habrán dicho que la meditación es beneficiosa; lo que quiero mostrarte exactamente es la razón por la que la meditación sea quizás lo único importante que puedes hacer por ti mismo cada día. La práctica regular de la meditación contribuye con una potente dimensión al Power Yoga, ya que frecuentemente te vacía la copa mental y emocional. La meditación elimina de tu mente lo viejo, te borra la pizarra, de manera que siempre puedas volver a tu centro y vivir en el ahora, siempre fresco, nuevo y lleno de descubrimientos.

Mucha gente cree que la meditación consiste en sentarse con las piernas cruzadas y cantar el «Om». Desde luego, esa es una forma de meditar, pero yo propongo una técnica de meditación indolora y extremadamente sencilla de la que obtendrás beneficios toda la vida. De hecho, te vas a preguntar cómo habías podido vivir hasta ahora sin ella. La fuerza de penetrar en la quietud te abrirá nuevas puertas.

La última parte del libro, «El viaje hacia una vida auténtica», lleva a la práctica todo lo aprendido. Presenta distintas formas de incorporar el Power Yoga a tu vida actual y da consejos sobre cómo pasar a la siguiente etapa de la práctica. Aprenderás a priorizar la práctica y lo que hay que recordar cuando uno se siente perdido; por último, aprenderás a resplandecer y a realizar cambios positivos en el mundo que te rodea, que te permitirán sanarlo.

Siempre he repetido que ni yo ni ningún otro profesor te puede indicar lo que es bueno para ti. Aquí te ofrezco unos principios que han funcionado con muchas otras personas que, de alguna manera, han hecho su propia adaptación del programa para sacarle el máximo rendimiento. No me sigas a mí, síguete a ti mismo. Te propongo que te dediques a tu propio crecimiento y que utilices como guía en el camino aquellos elementos del programa que resuenen en tu interior. Elige lo que te diga algo, y lo que no, tíralo. Al fin y al cabo, ese camino es *tuyo*, es único y personal; no es ni mío ni de nadie más.

Te prometo que si aplicas estos instrumentos eternos, tu vida se va a transformar. La basura psíquica desaparecerá, estarás en forma y fuerte, tu espíritu conocerá un despertar. Tu máximo poder siempre ha morado en ti. La única pregunta que debes hacerte es «¿Estoy dispuesto a ir a por él?» y «Y si ahora no, ¿cuándo?» Tu viaje hacia el poder se inicia dando ese primer paso, el más difícil, pero habiendo abierto este libro ya estás en camino.

Bienvenido al mundo de la dicha. ¡Vamos a empezar!

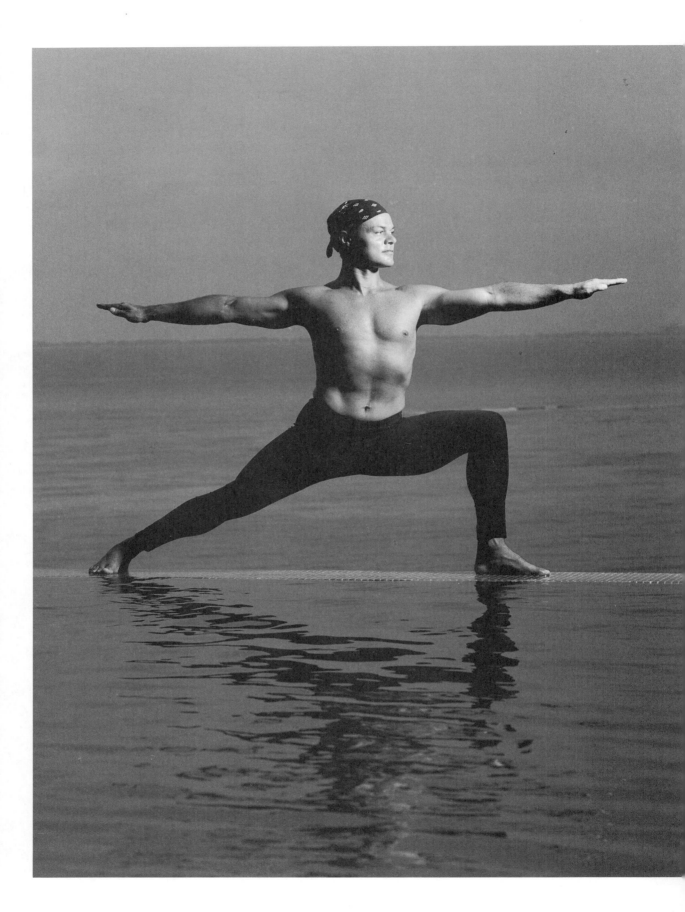

Tal como pensamos y actuamos, así deviene nuestro mundo.

El Dhammapadda

PRIMERA PARTE

La renovación
de la mente

Donde se inicia la transformación

Hace años le daba clases particulares a un hombre muy rico. Se trataba de un multimillonario con un pasado de extrema pobreza, que había amasado una fortuna desde lo más bajo sin utilizar nada más que su propia intuición, el sentido común y la determinación. Un día le pregunté cómo había aprendido a crear tanto a partir de tan poco, teniendo en cuenta de dónde provenía.

«La técnica es sólo un veinte por ciento. El otro ochenta es mi visión del mundo», me dijo.

Imagina: la mecánica del logro es sólo el veinte por ciento del éxito, el otro ochenta sale de tu psicología. Desde que la oí, esa idea siempre la he tenido presente y he comprobado lo cierta que resulta en todos los aspectos de la vida. El «cómo» no es el problema. Lo que determina lo lejos que podemos llegar es lo receptivos que seamos al crecimiento. Todo se reduce a escoger entre plantearse las cosas a lo grande o no, entre ser un instrumento de paz y poder o, por el contrario, un vehículo de dolor en este mundo.

El motivo por el cual nos es tan difícil cambiar es que nos enfocamos excesivamente en los pasos microcósmicos o en el «programa», y no lo suficiente en cambiar primero la perspectiva que nos metió donde estamos. Los cambios profundos y duraderos surgen de dentro a fuera y no al revés.

Podemos probar técnicas distintas para transformarnos, pero si no abordamos la estructura subyacente nos limitaremos a ir cambiando las piezas de sitio. Sólo con hacer afirmaciones o ponernos a dieta o alterar nuestras costumbres superficialmente no provocaremos cambios duraderos porque estaremos actuando sobre los síntomas en vez de ir a la raíz.

Las afirmaciones transforman los pensamientos pero no a quienes los piensan. Las dietas cambian la manera de comer pero no a la persona que come. La fuerza de voluntad puede poner en jaque las acciones negativas durante un período, pero a la larga no cambia a quien la aplica. Si sólo cambias lo que *haces*, lograrás alteraciones transitorias de tus propias acciones. Sin embargo, si cambias tu *punto de vista*, tu mundo se va a transformar.

El aspecto físico del Power Yoga cambiará tu cuerpo, no cabe la menor duda. ¿Y quién no desea tener un cuerpo más poderoso y pacífico? Pero la auténtica pregunta es: ¿Te basta con un cuerpo más fuerte y pacífico o también deseas una vida más intensa y pacífica? Yo te insistiré, te pincharé, te empujaré, te desafiaré a que utilices tu potencial, pero, en definitiva, lo lejos que llegues dependerá de ti y de tu punto de vista interno.

El camino occidental hacia la «automejora» se basa en atacar los problemas. Los vemos como el enemigo y a nosotros como las víctimas. Observamos la causa, analizamos el patrón y buscamos formas de «arreglarlos».

En el modelo oriental no existe esa necesidad de mejorarnos, pues nuestro auténtico poder emana de una fuerza que, pese a no pertenecernos, ya se encuentra en nosotros. El camino consiste sencillamente en entregarnos, nosotros y nuestros problemas, al supremo poder del universo. El modelo oriental nos dice que no luchemos contra los problemas, sino más bien que perdonemos y soltemos: resistir menos, esforzarnos menos, luchar menos y fluir más. Desde que nacemos nos enseñan a nadar contra corriente, pero en el yoga el objetivo es zambullirse en el río de la vida. La lucha simplemente nos agota y fortalece justo lo que queremos soltar.

Entregarse no es tan difícil cuando te has dado cuenta de que en ti ya existe un resplandor perfecto, sabio y sano. Los problemas no son más que aquellos lugares en los que nos hemos apartado de nuestro auténtico ser, y la única solución es tomar conciencia de aquellos pensamientos e imaginaciones que lo mantienen sepultado. Cuando cambias de enfoque y pasas de las limitaciones a las posibilidades ilimitadas, cuando abandonas la duda y el temor y penetras en el amor y la confianza, creas en tu mundo una apertura totalmente nueva. Dejas de preocuparte por arreglar lo malo que hay en ti y empiezas a vivir a partir de todo lo bueno que albergas.

Si te centras en los problemas, sacas más de lo mismo. De hecho, creas aquello en lo que te centras. Los problemas puedes analizarlos, reaccionar ante ellos, combatirlos y tomártelos a pecho como si a ti te sucediese algo. Pero eso es justamente lo que mantiene ese tiovivo de negatividad dando vueltas en tu cabeza, lo que te lleva una y otra vez a trazar otro plan, otro programa, otra solución del veinte por ciento. Como decía Einstein: «Los problemas no se pueden resolver en el mismo nivel de conciencia que los ha creado».

Cuando llevas a cabo un cambio interior profundo y pasas de esa mente dedicada a resolver problemas a esa otra que conoce la verdad, ya no necesitas buscar respuestas. La búsqueda de respuestas toca a su fin y da comienzo el proceso de aceptar y poseer con más plenitud lo que ya sabes. Todo lo que no es realmente parte de ti se desprende y dispones de un nuevo centro del ser que te permite ver con claridad meridiana qué es lo necesario para realizar un cambio en tu vida.

Parece que esté prometiendo un milagro, pero es absolutamente posible y está totalmente a tu alcance. El inicio de todo ello comporta una renovación de la mente desde dentro. La cirugía psíquica real se lleva a término entregándose a una actitud de buena disposición para ver las cosas de otra forma. Ya ha llegado el momento de salir de la caja mental en la que nos hemos metido; de darle un vuelco a nuestra perspectiva y empezar a ver desde una posición ventajosa nueva. Cuando abandonamos las creencias negativas y los sistemas de pensamiento basados en el miedo, la lucha y las limitaciones, dejamos entrar introspecciones espontáneas que nos curan y que están alimentadas por el amor.

El poder del yoga para renovar la mente

Mucha gente cree que el yoga es bueno para la mente porque reduce el estrés, pero la gestión del estrés no me interesa en absoluto. No se trata de hacerlo más llevadero. Eso es ponerle una tapa a una infusión de veneno hirviendo. Lo que me interesa es la *transformación total de la vida*, el trascender el estrés por completo. Yo no puedo cambiar los factores que provocan el estrés —no hay mucho que pueda hacer respecto al tráfico, tus relaciones, tu trabajo, tus hijos o aquello que te estrese. Pero sí que puedo enseñarte a remodelar la mente, la *reacción* que tienes ante dichos factores y tu

percepción de ellos. Ahí es dónde está el estrés. Se trata de que te eleves por encima de tus reacciones y empieces a vivir tu vida de veras en vez de ir reaccionando ante todo. Cuando aprendes a dar ese cambio interno, empiezas a vivir desde un lugar más profundo y tranquilo. Te despiertas a tu auténtica naturaleza y de pronto el mundo se abre ante ti.

Hay un relato sobre Osho, un maestro espiritual que vivió en la India y que guió a muchas personas en su camino espiritual. Un día, un político indio de primera línea acudió a Osho quejándose de que no podía conciliar el sueño. Al parecer, intentase lo que intentase, el hombre no paraba de dar vueltas en la cama y no conseguía dormir más que unas pocas horas cada noche. Estaba exhausto y desesperado, de manera que se fue a ver a Osho para pedirle consejo sobre cómo relajarse y poder dormir.

—Lo siento —le dijo Osho—. No le puedo ayudar. Pero hay otro maestro espiritual calle abajo que sí que puede. Vaya y dígale que va de mi parte. Dígale que necesita aprender a dormirse.

El político, lleno de alegría, se dirigió a casa del otro maestro espiritual. A las pocas semanas, regreso para darle las gracias a Osho.

—Osho, muchísimas gracias. El maestro me ha enseñado a meditar y ya puedo dormir. ¡Gracias, gracias, gracias!

—¡Maravilloso! —replicó Osho—. Me alegra mucho que haya aprendido a dormirse. Ahora, cuando desee aprender a despertar, venga a verme.

Este yoga es el mejor laboratorio para el despertar. La esterilla es el lugar al que invitar al estrés para reunirse con él cara a cara, el lugar en el que renovar la mente cada día. Ahí se encuentran todos los ingredientes necesarios: las dificultades, las dudas, las exigencias, las frustraciones, los miedos, las posibilidades. Te pones a prueba en el nivel de lo físico y las resistencias mentales surgen en tropel hacia la superficie. En ese momento puedes hacer dos cosas: o *te desmoronas* ante la dificultad o *te abres paso a través de ella*.

A veces, el llegar hasta tu propio límite y permanecer en él sólo comporta un esfuerzo de fe. Puedes sucumbir ante las creencias y los temores de tu mente que te limitan y atenazan, o bien puedes reelaborar tu conciencia y decir «¡sí!»: «Sí, soy capaz de renunciar a esos pensamientos, puedo soltarme, puedo abandonar la lucha y ser simplemente ligero». Esos momentos del «sí» son los avances, una estimulante liberación hacia tu transformación.

La oportunidad en el límite

Así pues, ¿dónde están esas oportunidades de transformación? En ese lugar que yo llamo «el límite».

El límite es el lugar en el que nos peleamos con nosotros mismos y con lo que podemos hacer y ser. Es la frontera entre el lugar en el que nos encontramos y el lugar donde crecemos, el lugar de la incomodidad cómoda, el espacio donde ocurre toda curación y crecimiento. El límite es ese punto en cada postura en el que todavía estás dentro de tus capacidades pero ya estás intentando ir un poco más allá. El acercarse al límite y atreverse a dar el salto es la manera de romper, de cruzar, de cortar con cómo se era antes.

Todos poseemos una zona de confort interna. Hay muchas personas que siempre mantienen su termostato al mismo nivel: van a los mismos sitios, ven a la misma gente, comen lo mismo, tienen los mismos pensamientos, las mismas reacciones... He oído decir que tenemos unos sesenta mil pensamientos cada día y que el noventa por ciento de ellos son los mismos que los del día anterior. Piensa: ¡sólo el diez por ciento de tus pensamientos de hoy son nuevos! Nos quedamos atascados en una especie de hipnosis mental y llegamos a tal punto de condicionamiento, que ni nos damos cuenta de las restricciones que nosotros mismos nos hemos impuesto.

En la India, lo que hacen para que las crías de elefante no salgan huyendo es atarles una pata a un árbol fuerte. La cría al principio luchará, tirará de la cuerda e intentará huir, pero al final dejará de intentarlo. En ese instante, el amo la desatará. Durante el resto de su vida, el elefante nunca se aventurará a ir más allá de la distancia que le permitía la cuerda que lo mantenía cautivo. Ni siquiera se da cuenta de que está libre, de que puede ir un poco más allá e incluso alejarse de árbol que lo aprisionaba. En general, todo el mundo puede realizar la mayor parte de las posturas del Power Yoga, pero sólo cuando uno se siente fatigado y va a abandonar la que está haciendo llega el momento en que la postura da comienzo. Te tropiezas con el cansancio, la resistencia, el miedo, todo desde la mente. Puede que el instinto te diga que abandones, te dice «duele... no puedo hacerlo... me largo...» Pero es justo en ese momento cuando se te ofrece la oportunidad de romper. Ahí está el límite. Ese es el momento de la verdad, en ese instante puedes rebasar tus limitaciones y crecer.

Sabes que estás en el camino cuando sientes que en ti surge algún tipo de resistencia, independientemente de cómo se presente. ¡Es *tan* intenso cuando de veras lo captas y empiezas a ver esos momentos como oportunidades de crecimiento más que como algo que te dice que abandones! Son esos momentos, precisamente, lo que desarrolla la fortaleza y la serenidad.

La disolución de los bloqueos internos

Todos albergamos creencias que nos limitan, que nos retienen; ni tan sólo somos conscientes de la mayor parte de ellas. Sin embargo, dichas creencias son tan relevantes respecto a quiénes somos, que ni nos las llegamos a formular como pensamientos conscientes. Mientras se van ulcerando en nuestro inconsciente más profundo, se mantienen invisibles a simple vista pero son lo bastante poderosas para dirigir nuestra vida. Se trata de esos pensamientos que nos sabotean en los momentos que representan grandes oportunidades. Nos susurran: «No puedes... ¿Pero quién te crees que eres?... No tienes lo que hay que tener...» El ver cómo o por qué las hemos desarrollado no tiene mayor importancia, lo importante es reconocerlas y soltarlas.

Gran parte de la vida se reduce a nuestras creencias (es decir, bloqueos) sobre lo que somos y no somos capaces de hacer, y nuestra mente subconsciente muy ocurrentemente nos complace manifestando circunstancias y condiciones que reflejan nuestras creencias fundamentales. Pero cuando te pones a prueba y respiras a través de esos mismos límites, los bloqueos empiezan a moverse y acaban por disolverse. Ni que decir tiene que si lo deseas, puedes realizar una práctica de «pues, vaya... mira qué bien» y evitar totalmente el llegar hasta el límite. Incluso sacarás algún provecho de dicha práctica. Pero si lo que quieres obtener son *grandes* resultados, entonces tienes que llegar hasta el límite en cada posición y te garantizo que serás testigo de grandes cambios en tu cuerpo y en tu vida.

En yoga, el moverte en tu límite no siempre significa tener que «ir a por ello» u obligarte a hacer algo que te supere. Eso es cosa del ego y puede comportar lesiones. Estamos hablando de ir logrando que *se desprendan* tus propias capas como las de una cebolla y no de arrancarlas por la fuerza. Hay muchos alumnos que lo que quieren es desenvainar el machete y partir su propia cebolla por la mitad para llegar al núcleo. Desean la perfección y la desean ¡YA!

Yo me refiero a transformaciones sutiles –quizás mantener una postura durante una respiración más de lo que crees que puedes, o estirarte medio centímetro más que antes, o incluso intentar una versión modificada de alguna postura que parezca más difícil. A veces, tu propio límite consiste en aprender a hacer menos, a ser más tolerante, más paciente, más compasivo contigo mismo. En el fondo, tu intuición sabe perfectamente lo que necesitas. Tal como he repetido hasta la saciedad, tu intuición siempre, *siempre*, está en lo cierto y jamás de los jamases se equivoca.

El peligro consiste en dar pábulo a la voz del ego que nos dice: «Basta... No puedo... Déjame en paz», cuando en realidad nuestra voz nos está diciendo: «Sigue hasta el límite... rompe la cáscara que te aprisiona... cruza el umbral...» Los «ocho principios para aproximarse al límite», que aquí presento te ayudarán a discernir entre ambas voces. En la parte del libro titulada «La práctica diaria del Power Yoga» se encuentran las directrices para que puedas alcanzar tu límite con seguridad en cada posición. Pero de nuevo, sólo tú puedes saber a qué punto has llegado y si deseas ir más allá.

Lo bello de este proceso es que en cuanto cruzas un límite se crea otro nuevo. Siempre existe un nuevo reino que explorar, otro límite al que llegar. Cada capa constituye un manojo de energía e informaciones antiguas e inútiles que hay que soltar. Los músculos físicos, emocionales y mentales aumentan y se estiran, pero entonces se adaptan a un nuevo umbral y llega la hora de volver a levantar el listón. Es un proceso de crecimiento constante que dura toda la vida. Tengo alumnos que acuden a mi centro o a los campamentos con más de quince años de yoga a cuestas y aún realizan progresos en cuanto ponen los pies en la esterilla. Tal como uno de ellos apuntó: «No es un crecimiento que se dé una vez y luego se detenga. Es un proceso ilimitado de progresos carente de final».

El límite tiene tanto que ver con tu visión del mundo como con tu potencial físico. Ambos están entrelazados; la clave de este programa, «Viaje hacia una vida auténtica», consiste simplemente en desenrollar la esterilla, realizar la práctica y vivir según los principios. El despertarse en uno de los ámbitos alimenta a los demás y viceversa. Puedes dedicarte a leer e intelectualizar la idea de renovar la mente todo lo que te plazca, pero si quieres ver resultados hay que poner en marcha el proceso.

Los ocho principios universales para aproximarse al límite

Cuando enseño, hablo en profundidad con mis alumnos acerca de las posturas y el proceso. Los fuerzo un poco hasta su límite, ayudándoles a utilizar un grado más de fuerza y serenidad. Les hablo al cuerpo y a la mente. Los conduzco por una práctica que es meditación en movimiento. En dicho proceso comparto con ellos los Principios universales que les permiten aproximarse al límite. En los momentos de dificultad de las posturas, los principios harán por tu mente lo mismo que un mapa cuando te has extraviado por la calle. Te guiarán, te darán poder y te animarán a cruzar fronteras que una vez te parecieron insalvables. Pueden ser la luz que ilumine tu camino.

Los principios universales quizá no entren en sintonía contigo hasta que estés listo para ello. Ahora mismo no son más que unas cuantas palabras en las páginas de un libro, y está bien que así sea. Cuando vayas creciendo y tu práctica de yoga evolucione, los principios te afectarán de manera totalmente nueva aportándote significados nuevos y distintos. Son universales, es decir, leyes naturales permanentes que nunca cambian, como la gravedad.

¿Funcionan, esos principios universales y eternos? A mí me han funcionado y he sido testigo de milagros en mis alumnos. O sea que, abre la mente, deja de lado el escepticismo y contempla cómo la magia se despliega ante ti.

Principio 1: O estamos aquí y ahora, o no estamos en ninguna parte

«Aquí y ahora» o «en ninguna parte». ¿No te parece interesante ver que la única diferencia consiste en un diminuto espacio extra?[1]

1. En inglés: «*Now here*» or «*nowhere*». Juego de palabras intraducible. (N. del T.)

Toda la vida sucede en el momento presente. Todo lo que realmente tenemos es este momento que se encuentra ahora mismo, aquí mismo, ante nosotros. Cualquier otro momento del pasado no es más que un recuerdo y cualquier momento del futuro no es más que fantasía. Los recuerdos y las fantasías pueden ser muy bonitos, pero no nos conducen más que al pasado, que ya no existe, o al futuro, que aún no existe. El pasado y el futuro no son lugares. Son, esencialmente, ninguna parte. Ya lo ves, o estás aquí y ahora o no estás en ninguna parte.

La psicología del crecimiento consiste en estar en el proceso y en tomar sólo un momento a la vez. Normalmente, el cambio no se produce de un solo golpe, a menos que estemos hablando de terremotos o de que te toque la lotería. Ocurre poco a poco, paso a paso, respiración a respiración, momento a momento. A fuerza de años, un goteo constante de agua es capaz de erosionar un canto rodado. Cuando entras en el ahora, te haces presente para un momento y llevas a cabo un ligero cambio; luego el próximo y el próximo, y, antes de que te des cuenta, has cambiado de sitio una montaña.

No estar en ninguna parte al practicar yoga es una de las maneras más seguras de hacerte daño. En la vida, los accidentes ocurren cuando uno se despista. Puedes estar conduciendo a 150 por hora sin problemas, y luego, a 20 por hora, puedes sufrir un accidente, todo depende de tu atención. Si tu energía está dispersa por doquier, resulta difícil prestar atención a lo que estás haciendo. He visto producirse muchas lesiones así. Hace poco una alumna me pidió que la guiase en una flexión hacia atrás desde la posición de pie. Tenía fuerza y flexibilidad suficientes para realizar el ejercicio, pero no paraba de hablar. Tiré suavemente de ella hacia arriba para ponerla de pie y le dije: «Tu cuerpo esta preparado, pero tú no. Tu mente está dispersa y esa es la manera más rápida de lesionarte en una flexión hacia atrás».

Entrar en el cuerpo y prestar atención a la respiración es la llave maestra para anclar la mente en el instante presente. La respiración está ahí mismo, aguardándote. Es ese guía constante y paciente que te llevará directamente desde el ninguna parte hasta el *ahora*.

En cuanto te descubras luchando es que te has quedado adormecido en tu mente, pensando en el pasado o preocupándote por el futuro; en esos momentos, vuélvete a anclar, recuerda, mantente atento al premio del momento presente. Limítate a seguir tu propia respiración de vuelta al instante presente y desentiéndete de todo lo que no esté sucediendo aquí y ahora. Sintonízate con la sensación del aire penetrando en tu cuerpo y en la sensación del aire saliendo de él. Tan simple como eso: respira y date cuenta de que estás respirando. No me refiero a que pienses en la respiración, sólo la conciencia esencial del aire entrando y saliendo por las ventanas de la nariz.

Principio 2: Permanece en el *ahora* y sabrás cómo

La respuesta a «¿cómo?» siempre es la misma: «quédate en el ahora». Al conectar con el momento presente te enfocas de nuevo en el interior sin dejarte llevar por las distracciones que te rodean, y al cambiar de dirección, es decir, pasar de prestar atención hacia fuera a prestar atención hacia dentro, estarás en condiciones de oír lo que el cuerpo te tenga que decir. Tu cuerpo se comunica contigo mediante un lenguaje que todos comprendemos. Se llama sensación. Y lo mismo que en cualquier otra buena relación, aquí también hay que saber escuchar. El oír la voz del cuerpo te conduce directamente al aquí y al ahora. ¿Sientes dolor? ¿Te cuesta mantener un flujo respiratorio regular (que indica que has ido demasiado lejos y que has cruzado tu límite y te estás agobiando)? ¿Qué modificaciones tienes que hacer para que la postura te resulte más cómoda o para que funcione?

Cuando estás en el ahora, todo un mundo de posibilidades se abre ante ti. Dispones de más opciones: modificar, diluir, tirar, empujar... lo que necesites. Si permaneces en el presente, sabrás perfectamente hasta dónde llegar, cuándo empujar y cuándo rendirte. Sabrás lo que necesitas por la sencilla razón de que te estarás centrando en la realidad tangible de todos y cada uno de los segundos.

Tracy no podía mantener el equilibrio cuando realizaba el Triángulo Girado (pág. 121). Podía llegar con la palma hasta el suelo, pero cada vez que giraba el brazo hacia fuera y giraba la cabeza, perdía el equilibrio y se caía. Se cayó tres o cuatro veces en cada dirección, y, lógicamente, la frustraba realizar esta postura. Yo opté por darle algunos consejos sobre cómo modificarla o cómo introducir ligeros cambios que sí que podía realizar, pero en última instancia, le dije, lo que tenía que hacer era conectar con su propio cuerpo para saber cómo realizar la postura. Pero estaba muy claro que esa no era la respuesta que deseaba oír, por lo que pareció que su frustración iba en aumento. Sin embargo, Tracy continuó yendo a clase e intentando esa

postura. Un día floreció. La realizó como si llevase toda la vida haciendo aquel Triángulo Girado. Cuando finalizó la postura me miró con una sonrisa de oreja a oreja y moviendo los labios en silencio exclamó: «¡Lo he logrado!».

Me dijo que toda la diferencia estribaba en una simple modificación para aumentar la distancia entre las puntas de los dedos. Esa ligera modificación en la distribución del peso ni yo ni ningún otro profesor se la podría haber indicado porqué cada cuerpo es único y distribuye el peso de manera distinta. Sólo necesitaba conectar y escuchar con atención lo que su cuerpo le decía que tenía que hacer.

En tu interior ya existe la respuesta al cómo; nuestro cuerpo posee codificado ese conocimiento innato. La clave para acceder a él es penetrar en el instante. Cada vez que piensas que no sabes «cómo» es un indicio de que no estás dispuesto a confiar en tus propias intuiciones. Utiliza esa misma pregunta como advertencia de que debes conectarte a tu interior y confiar en la luz de tu conocimiento interno.

Principio 3: El crecimiento es lo más importante

He llegado a un punto en mi vida en que para mí no hay nada más importante que mi propio crecimiento. Tengo tres hijos a los que amo muchísimo, son mi mayor alegría; sin embargo, mi propio crecimiento es incluso más importante que ellos. ¿Cómo puedo afirmar tal cosa? Pues porque si yo no crezco, ellos sufrirán. Si yo no crezco, la gente con quien trabajo sufrirá. De alguna manera, todos estamos interconectados y nos influimos mutuamente con gran intensidad.

Se nos presentan dos opciones: crecer o morir. Es así de sencillo. Crecer es moverse hacia delante; cualquier otra cosa es estancarse o, aún peor, emprender una regresión. Incluso osaría decir que el crecimiento es la respuesta a la antiquísima pregunta del significado de la vida. Ese es el sentido de nuestro viaje: crecer y evolucionar para quitarnos de encima aquellas partes de nosotros mismos que nos impiden vivir en la luz, vivir desde nuestra esencia, vivir como nuestro más auténtico yo. Al eliminar los bloqueos, creas un flujo en tu vida y traspasas nuevos umbrales de potencial personal. *Esa* es la meta y crecer es la única manera de llegar a ella.

La práctica del yoga es una de las grandes vías para perpetuar el crecimiento en todas las áreas de la vida comenzando por la física. El yoga nos pincha y nos empuja hasta llegar a nuestros límites físicos, nos obliga a experimentar fronteras que habitualmente no vivimos. Puede que al principio no alcances a tocarte los pies al doblarte hacia delante, o quizá la parte superior de tu cuerpo aún no esté lo bastante fuerte para sostenerte en *Chaturanga* (postura de la Tabla Baja, página 87). Al llegar a ese límite se te presentan dos posibilidades: o sigues o abandonas. La elección siempre es tuya. Lo bueno de seguir una práctica cotidiana de yoga es que esa alternativa te la regalas una y otra vez, y ese ir en cada ocasión un poco más allá de tus propios límites es la esencia del crecimiento. Desde el punto de vista físico, lo que haces es entrenar el cuerpo para que cruce sus umbrales y así un día poder llegar a más. Sin embargo, las lecciones psicológicas que surgen de esa dinámica son lo que de verdad te van a catapultar hacia delante en tu vida. Oliver Wendell Holmes Jr. en una ocasión comparó la mente de una persona con un trozo de tela empapada: si la estiras, cuando se seca su tamaño es mayor que antes.

Lo divertido del crecimiento es la paradoja que contiene. El crecimiento no se inicia mediante un impulso ni siquiera con la voluntad: comienza con la aceptación. Sólo se puede crecer hasta llegar más allá de donde se está si, antes que cualquier otra cosa, uno acepta que está donde está. Sólo se pueden empezar a desplazar los propios límites cuando se observan y se aceptan. Lo que los moverá no es ni la fuerza de voluntad ni la rabia de sentir las propias limitaciones, sino la aceptación. Nunca vamos a crecer más allá de nuestros límites si no los miramos con claridad y plena disposición.

Muchos alumnos nuevos experimentan una gran frustración cuando intentan adoptar la postura del Águila (página 109), una postura de equilibrio a la que a los principiantes le tienen que dedicar un buen rato antes de dejarla entrar en su cuerpo. En una clase de nivel intermedio, sin embargo, la mayoría la adopta sin esfuerzo alguno y con suma elegancia. En una clase básica de principiantes, se ve a la gente cayéndose por todas partes, como el pescado en el muelle. Los veo frustrarse y enfadarse y les recuerdo que enfadarse consigo mismos por encontrarse donde se encuentran no sirve para nada más que para alimentar su frustración y para reforzar sus propios límites, que ahora perciben. Si luchas contra tus límites, lo único que conseguirás es que sigan tal como están. Todo el mundo empezó siendo principiante, les digo, y los que ahora pueden realizar tal postura o tal otra son los que en su momento aceptaron lo poquito que podían hacer y trabajaron desde ahí. Haz lo que puedas desde donde estés y con las capacidades que ahora tengas. Cuando te calmes y atiendas, verás nítidamente dónde se halla tu límite y a partir de ahí podrás llegar hasta él. Ahora bien, bloquearte ante lo que no puedes hacer te va a impedir descubrir lo que sí puedes hacer.

En otras palabras, cuando alcances tu límite en una postura –o en tu vida cotidiana– en vez de ceder ante la frustración o cualquier otra reacción que surja, céntrate en tu compromiso de crecer y pregúntate: «¿Dónde estoy ahora mismo, y cómo puedo aceptar, soltar y crecer?»

Principio 4: Supérate para hallar tu yo capaz de superarse

Si sigues haciendo lo que siempre has hecho, lo que vas a tener es lo que siempre has tenido. Pero si de verdad deseas crecer e ir más allá de donde ahora estás, si quieres transformar tus costumbres, tu cuerpo, tu mente y/o tu vida, tienes que superarte. Para encontrar lo auténtico que tú mismo enterraste, deberás pisar nuevos territorios. Y esas nuevas fronteras están en nuestro interior; el auténtico ir más allá es siempre interno. Tú ya sabes lo que puedes alcanzar si actúas como estás actuando ahora mismo. Tu manera de pensar, que es la mejor que tienes, te ha traído hasta aquí, hasta dónde estás ahora mismo. Pero, ¿sabes lo que podrías obtener si fueras un poco más allá de lo habitual?

La ironía de la superación es que suele darse tras un fracaso. En ese momento en que crees que se te ha agotado la energía, en que piensas que tus capacidades ya no dan más de sí, en que llegas al convencimiento de que hay que abandonar, es cuando se experimentan los progresos más

profundos. En el entrenamiento con pesas, es en las dos últimas repeticiones, con la musculatura temblando de pura fatiga, cuando se produce un nuevo crecimiento. Se llama adaptación. Durante esas dos últimas repeticiones las fibras musculares por fin se desgarran microscópicamente, de manera que por sí mismas se reparan y se reconstruyen, siendo más fuertes que antes. Todas las repeticiones efectuadas hasta ese punto te han preparado para ese instante en que se percibe el fracaso y la oportunidad.

En una práctica yóguica realmente estimulante, las mejores posturas se realizan al punto del agotamiento simplemente porque ya no hay fuerzas para resistirse al cambio. Llegados a cierto punto, por fin se produce la rendición: pero no ante la derrota, sino ante el poder del universo que da apoyo e impulsa a seguir adelante. En dichos momentos, el cuerpo está débil, pero como el espíritu está dispuesto, uno se aventura a explorar nuevos territorios de fuerza, poder y paz.

En un campamento, cuando estábamos repasando el alineamiento de la postura del Cuervo (página 107) pregunté si a alguien le estaba resultando especialmente difícil. Una mujer llamada Alicia levantó la mano tímidamente. La invité a adelantarse para realizarla conmigo. Alicia se alineó perfectamente pero temía levantar los pies del suelo; tenía miedo de inclinarse hacia delante y acabar cayendo de cabeza (un temor habitual en la postura del Cuervo). Lo intentó una y otra vez, y con cada intento aumentaba su frustración. Me miró con los ojos llenos de lágrimas y dijo: «Es que no puedo».

Pese a que sus palabras proclamaban su derrota, sus ojos decían algo muy distinto. Había una chispa de voluntad. «Sí que puedes», la animé. «Vamos a hacerlo juntos».

Lo intentó de nuevo y de nuevo retrocedía antes de levantar su segundo pie. Aun así, estaba resuelta, e incluso con las lágrimas corriendo por sus mejillas se volvió a alinear. Lentamente la guié hasta la postura y la mantuve en ella con firmeza durante un par de segundos, luego la solté. ¡Y se aguantó! Al cabo de unos diez segundos descendió y toda la sala prorrumpió en aplausos. Su rostro estaba radiante y durante el resto del campamento cada vez que hacíamos la postura del Cuervo ella se elevaba hasta completarla y la mantenía luciendo una enorme sonrisa. Había traspasado sus límites y había descubierto un plano totalmente nuevo de sí misma.

Cuando alcanzas tu límite en una postura, ha llegado el momento de pedirte un poco más. Si te puedes relajar en ese límite, te darás cuenta de que eres más fuerte de lo que creías. Tu capacidad es mayor de lo que pensabas. Si respiras y mantienes la ecuanimidad ante la adversidad, podrás ir más allá de tus mayores sueños sobre tu propio cuerpo y tu vida.

Principio 5: Para curarte tienes que sentir

La auténtica ironía del crecimiento espiritual es que en lugar de consistir en una experiencia milagrosa, es sentida como una especie de despedazamiento. En cuanto nos abrimos y abrimos nuestra vida a la curación, de repente surgen todo tipo de sensaciones desagradables. Experimentamos el miedo, la decepción, la vergüenza, incluso la rabia. ¡Desde luego, no se trata en absoluto de las deslumbrantes y sonrosadas epifanías que nos prometían en el folleto!

Si lo que buscas es la sabiduría y elevadas virtudes, entérate de que sólo pueden alcanzarse mediante desgracias y tribulaciones. Si lo que anhelas es la paz interior, Dios te enviará una tormenta en la que practicar y cultivar la paz. Obtenemos lo que deseamos a base de práctica. En el reino de lo espiritual no existe nada parecido a comidas gratis. Por supuesto, te puedes quedar estancado en tu zona de comodidad, en la esterilla o fuera de ella, pero para trascenderte y obtener sabiduría tendrás que atravesar el fuego, caminar sobre las brasas ardientes, cruzar el desierto de tu propia mente y llegar al otro lado transformado.

Para sanar primero hay que sentir. Nos pasamos la vida entera hinchándonos de heridas emocionales y físicas. La memoria celular es algo muy potente y en nuestro ser más profundo quedan registradas todas las sensaciones que hemos intentado suprimir, todas las cicatrices emocionales que mantenemos enterradas, todas las enfermedades físicas que creíamos curadas. Para curarse de verdad desde dentro, hay que traer a la superficie todos esos residuos psíquicos para poderlos soltar.

Lo que te surja en la esterilla no siempre será fácil. Como dije antes, lo que me gusta del yoga es que sea lo que sea lo que haya, el yoga lo encontrará. En el plano físico, puede que sintamos reavivarse antiguas lesiones de manera que se puedan curar y liberar. Se pueden experimentar sensaciones intensas, como tirantez, e incluso dolor cuando la musculatura se estira para disolver los nudos emocionales y se sueltan los patrones de tensión que el cuerpo ha estado reteniendo. Quizá afloren dolores y molestias nuevas mientras el cuerpo se libera de años y más años de toxinas y estrés. La auténtica verdad del estilo de vida que llevamos se siente en el cuerpo. Está ahí. Los pensamientos, las reacciones, los patrones emocionales están justo ahí, en el cuerpo. Mientras vamos entrando en las distintas posturas, se revelan como instrumentos de exploración y luego como oportunidades para soltar.

También puede que afloren dolores emocionales, porque nuestro cuerpo almacena los restos energéticos de dichas emociones en lo más profundo de sus tejidos. Las flexiones posteriores simbolizan el miedo de mirar hacia el pasado; la postura del Camello (página 131), por ejemplo, puede despertar algún recuerdo oculto y doloroso o quizás una experiencia traumática ocurrida muchos años atrás. Las caderas son almacenes emocionales; así pues, las posturas que las abren, como la Paloma, pueden hacer aflorar sentimientos de ira que ignorábamos. Las posturas que abren el pecho, como la Rueda (página 134), pueden hacer aflorar penas escondidas o inundarnos de amor y cariño por alguien. Aunque el instinto nos lleve a ocultar de nuevo todos esos sentimientos que surgen, lo cierto es que están surgiendo ahora y es ahora cuando los podremos sentir por última vez, dejarlos ir y liberarnos. A fin de cuentas, de lo que se trata es de liberarse de ese «exceso de equipaje». Como dice Khalil Gibran: «El dolor que sientes es el quebrarse de la concha que te encierra».

Si de verdad estamos dispuestos a sentir, seremos capaces de provocar cambios reales en nuestra vida. En la otra cara del dolor que conlleva la purificación se halla la auténtica paz. Se cuenta una famosa anécdota sobre Renoir y Matisse, que eran ami-

gos. Un día, Matisse fue a visitar a su amigo Renoir y lo estuvo observando mientras pintaba. Renoir padecía una artritis terrible y cada pincelada le producía un intenso dolor.

—¿Pero por qué te haces esto? —le preguntó.

—Porque cuando el dolor desaparece, la belleza sigue ahí —replicó Renoir.

Afortunadamente, la mayor parte de los dolores que sentimos acabarán por desaparecer. Hay un principio de yoga que afirma que todo es fugaz: no hay nada permanente, ni el dolor. El camino a la iluminación siempre atraviesa zonas de confusión, frustración y dolor. La gente sabotea su propia práctica –y su propio crecimiento– cuando decide abandonar justo en esos momentos difíciles. Pero si nos quedamos en el instante, abiertos y relajados, y respiramos, se manifiesta la ruptura que se encuentra *justo allí*, al otro lado. Todo problema tiene su solución, y permanecer en nuestro centro de calma nos permite recibirla.

Podemos sentirnos ligeros incluso frente a la adversidad y el dolor. Si podemos decir: «Dentro de cinco años me voy a reír de esto», ¿por qué no reírse ahora? Si crees que abrirse, soltar, tranquilizarse, sentir y suavizar los momentos de adversidad es difícil, ¡prueba a vivir tu vida entera sin ello!

Principio 6: Pensar menos, ser más

Siempre puedo detectar a aquellos alumnos que han hecho Iyengar antes (un estilo de yoga desarrollado por B. K. S. Iyengar que se centra casi por completo en el alineamiento). Realizan unas posturas refinadas y de gran belleza, con cada músculo y articulación en su lugar, pero nunca tengo la impresión de que estén disfrutando. Que no se me interprete mal. En mi opinión, Inyegar constituye una base excelente para aprender a alinearse. Siento un gran respeto por dicho método. Mi única crítica es que estos alumnos siempre parecen que estén en su cabeza y que jamás salen de ahí. Dominan la mecánica, pero no poseen ese fluir que surge cuando se abandona la cabeza y se entra en el cuerpo. A los practicantes de Iyengar que acuden a mis campamentos siempre les digo lo mismo: «Habéis aprendido a afinar perfectamente vuestro violín, ¡ahora os voy a enseñar a tocar música!»

Una vez aprendida la mecánica de una postura –qué va aquí y qué va allá, cómo rota esto o lo otro, etc.–, lo que queda es quitar el cerebro de en medio y relajarse. Te puedes mentalizar para hacer o dejar de hacer lo que sea, por ejemplo, plantéartela mentalmente hasta el punto de dejarla muerta. La parálisis analítica es la manera que tiene el ego de mantenernos anclados en nuestro intelecto en vez de en nuestro espíritu. Pero si dejamos estar el cerebro, en realidad le ofrecemos al cuerpo y al alma la oportunidad de brillar.

Desde el punto de vista de la aerodinámica, el abejorro es incapaz de volar, pero como los abejorros lo ignoran, simplemente vuelan. Abren sus alas y despegan, inconscientes de que sus rechonchos cuerpos no están diseñados para el vuelo. ¿No sería fantástico que fuéramos como abejorros y que no nos afectase lo que pensamos sobre nuestras propias limitaciones?

En el aprendizaje de las posturas de yoga, la clave es quitar el cerebro de en medio. Te alineas, aceptas mis sugerencias y haces lo necesario para que la postura resulte cómoda, y desde ahí, ¡suéltate y resplandece! A ver si la puedes realizar mientras piensas. Sal de tus pensamientos –tus dudas de «no puedo hacerlo», tus preocupaciones de «¿lo estaré haciendo bien?», tus temores de «me voy a caer», tu frustración de «¿y a mí por qué no me sale tan bien como a ella?», y de la resistencia de tu ego de «o lo hago perfecto o paso de hacerlo»– y limítate a estar en tu cuerpo.

Cuando te sueltas mentalmente, se produce un cambio físico. Pon en duda tus dudas y se desvanecerán. Siente tus temores y se evaporarán. Suelta tus preocupaciones y no llegarán a materializarse. ¿Cuánto nos va a costar el darnos cuenta de que la vida se basa en ir soltando aquello que nos atenaza?

Mi amigo Krishna Das, maestro de *kirtan* (cánticos), decía que el músculo más importante que hay que cultivar es el «músculo de soltar». Es el más difícil de localizar pero también el más esencial para desarrollar la paz interior y el resplandor físico.

Sólo hay que pensar menos y ser más. Soltar y dejar que ese flujo penetre. Suelta y crecerás de muchas y distintas maneras que incluso tu propio cerebro desconoce. Ahí está la belleza: en este universo existe una fuerza que, en cuanto dejes de intentar controlarlo todo y le permitas entrar en ti, te va a otorgar su apoyo y protección.

Principio 7: Somos la suma total de nuestras reacciones

Hay un relato sobre un campesino chino que poseía un garañón salvaje y que un día se le escapó. Sus vecinos acudieron a verle y chasqueando la lengua comentaban:

–¡Qué mala suerte!

–Mala suerte, buena suerte –repuso el labrador–: ¿quién sabe?

Al cabo de unos días, el garañón volvió acompañado de una manada de caballos salvajes. El campesino encerró a todos los caballos en su establo. Entonces, sus vecinos se acercaron a verle y le dijeron:

–¡Qué buena suerte!

–Mala suerte, buena suerte –replicó el labriego–: ¿quién sabe?

A la semana, el hijo del campesino se rompió una pierna mientras intentaba domar uno de los caballos salvajes. Sus vecinos volvieron a la casa y dijeron:

–¡Qué mala suerte!

–Mala suerte, buena suerte ¿quién sabe? –respondió.

Transcurrieron varias semanas y el ejército chino, que estaba llevando a cabo un reclutamiento, se presentó en la aldea; buscaban a todos los jóvenes físicamente capaces de alistarse y partir hacia el frente. Cuando le llegó el turno a la casa del labriego y vieron que su hijo tenía una pierna rota, lo dejaron en paz y se fueron.

–¡Qué buena suerte! –exclamaron todos los vecinos.

Técnicamente, este es el final del relato, pero podría proseguir indefinidamente. ¿Existe un final? ¿No es esa historia como la de cada uno de nosotros?

En realidad, en la vida no tenemos experiencias, sino reacciones ante experiencias. Las cosas no nos suceden. Las cosas suceden en sí mismas y por sí mismas, y lo que hacemos es reaccionar ante ellas. Lo que nos afecta no es la existencia de un embotellamiento, porque, por ejemplo, si el embotellamiento se produce en la otra punta de la ciudad y ni siquiera nos hemos enterado, no nos molesta. Pero si precisamente la calle por donde tenemos que pasar está repleta de coches parados, de repente

nos activamos y reaccionamos ante la existencia del tráfico. No es el tráfico lo que experimentamos, sino nuestra reacción a él.

En los circuitos que poseemos como humanos está inscrita la respuesta de luchar o huir que necesitábamos en la era de las cavernas para mantenernos seguros. Pero hemos evolucionado y, aunque la amenaza de depredadores sea mínima, ese sistema de respuesta perdura con pleno vigor. Cuando aparece el estrés, se activa el mecanismo de luchar o huir e instintivamente nos preparamos para combatir o salir corriendo. Eso es igualmente cierto cuando nos vemos enfrentados a una gran crisis, como ser atacados por un león de montaña, como cuando el grado de estrés es mucho menor, como por ejemplo, en una riña con un dependiente, con nuestra esposa o con un extraño. Desde luego hay grados, pero el cerebro interpreta de la misma manera cualquier suceso estresante y desencadena una respuesta automática.

Sin embargo, existe una tercera opción, que no es ni huir ni luchar y que consiste en *permanecer ahí y respirar*. Cuando empieces a percibir el surgimiento de la reacción y sientas que tus plumas emocionales comienzan a erizarse, distánciate de ti mismo, regresa a tu cuerpo, observa tu respiración y siente que tu tendencia a reaccionar se disuelve. Si las reacciones afloran, deja que se vayan, sal de la cabeza y ánclate en el cuerpo.

No quiero decir que te conviertas en un zombi, el propósito no es llegar a ser emocionalmente neutro, sino hallar una salida ante la posibilidad de quedarte atrapado en una respuesta automática por culpa de tu tendencia a reaccionar. Detener el ciclo de reacción te permitirá disfrutar de un cambio de perspectiva y así podrás responder de forma más positiva y mejor. Con un cambio de perspectiva, un embotellamiento de tres cuartos de hora se puede transformar en un abrir y cerrar de ojos en cuarenta y cinco minutos contigo mismo para cantar a voz en grito, para meditar o para hacer cualquier otra cosa que tu rutina diaria no te permitiría hacer por falta de tiempo.

La práctica del yoga te ofrece la oportunidad de crear un espacio entre el estímulo y la respuesta. Ese espacio se irá ensanchando y ahí es donde vas a poder elegir tu respuesta, en lugar de poner el piloto automático como un zombi. Ante ti se abre todo un mundo de distintas formas de hacer las cosas. De pronto, tienes la posibilidad de leer las situaciones en vez de lanzarte a la acción o a la reacción (que en realidad no es más que la repetición automática de una antigua acción). Así es como en última instancia aprendemos a manejar y transformar nuestros estados emocionales y cómo el estrés nos puede hacer mejores personas en vez de amargarnos más la vida.

Habrá posturas que al principio nos resultarán incómodas. Si las caderas están rígidas, por ejemplo, mantener un rato la postura del Guerrero I o del Guerrero II puede resultar difícil. Esos músculos aún no los has estirado ni fortalecido y enseguida empiezan a quemar. Probablemente, tu reacción inmediata sea salir de la postura... ¡ya! En ese momento se te presenta una elección. O sigues con tu respuesta (y reacción) automática y sales de la postura, o te acuerdas de que toda postura da comienzo justo en el instante en que quieres salir de ella, ensanchas el espacio, respiras atravesando tu propia reacción y te quedas en la postura. Un poco de quemazón en la musculatura nunca ha matado a nadie. Lo peor que te puede pasar es que acabes con un cuerpo bien tonificado y con una profunda sensación de realización.

Cada día reaccionamos miles de veces, normalmente sin tener conciencia alguna de ello. Como por reflejo, nos molestamos si el tren se retrasa, nos desanimamos si el jefe nos echa una bronca o nos enfadamos si los críos no se portan bien. Instintivamente nos sumergimos de lleno en la cólera y el miedo. Esas reacciones, sin embargo, nos tienen atrapados en un comportamiento inconsciente. Cuando empezamos a abrir los ojos y vemos aparecer nuestros patrones de reacción en la práctica del yoga, nos ayuda a reconocer y reducir nuestra tendencia a los ciclos de reacción de la vida diaria. Trabajar sobre nuestros límites nos enseña a superar el estrés que sentimos y a avanzar hacia la ecuanimidad. Al hacerlo, actuamos desde nuestro centro, desde la causa más que desde el efecto. El yoga no te quitará el estrés, pero te enseñará a utilizar determinadas herramientas para superarlo.

Quizás el mejor ejemplo contemporáneo de no reactividad sea la figura de Gandhi. En una ocasión, durante el período más polémico de sus protestas, un oficial inglés se le acercó y le dijo que lo sentía mucho pero que tenía que detenerlo. Con una calma y seguridad completas, Gandhi replicó que él no lo sentía en absoluto.

Cuando lo encarcelaron, Gandhi no reaccionó con rabia o indignación. Y cuando la gente le preguntaba cómo podía permanecer en calma en tales circunstancias, respondió que era porque él no permitía que nadie hollase su mente con los pies mugrientos. Estaba convencido de que las acciones de los demás les pertenecían a ellos y no a él. Él seguía su camino, se centraba en sus metas y no se dejaba atrapar por reacciones que le habrían hecho descarrilar. Como consecuencia, lo que cambió al final no fue únicamente su propia experiencia, sino la del mundo entero.

Principio 8: No te esfuerces mucho, esfuérzate poco

Esforzarse mucho es abrir las puertas a la tensión y a la lucha. En cambio, esforzarse poco confiere la ligereza y la libertad necesarias para alzar el vuelo. Cuando te esfuerzas mucho, lo que utilizas es la fuerza de voluntad, pero la fuerza de voluntad nunca funciona y siempre acaba por fallar. La fuerza de voluntad se basa en la fuerza bruta como contrario a la fuerza del alma. La fuerza bruta es como intentar levantar un camión a pulso. La fuerza del alma es como disponer de una polea para levantarlo. La fuerza de voluntad proviene del intelecto, mientras que lo que alimenta la fuerza del alma es la conexión que te une al universo infinito. La musculatura resulta de ayuda para trasladar un mueble pesado, pero tu alma te va a ayudar a mover la Tierra. En el universo existe un poder muy superior al tuyo, y para acceder a él basta con *relajarse, respirar y entregarse*. La raíz latina de 'universo' es 'uni' que significa 'uno' y 'verso' que significa 'paso' o 'camino'. Un camino: para mí significa que cada uno de nosotros tiene un camino propio y auténtico. Sólo hay que dejar de intentar, parar de desear y dejar que las cosas sucedan. El mejor lugar para apreciar esta diferencia entre la fuerza bruta y la fuerza del alma es en tu vida laboral. Si te gusta lo que haces, si es una extensión natural de lo que eres y de quien eres y si te alegra el corazón hacerlo, entonces incluso los esfuerzos más pesados

te parecerán ligeros. El universo trabaja contigo en tándem y todo fluye. Para mí, la enseñanza del yoga no es ni siquiera un trabajo para el que estuviese destinado al nacer, o sea que no la tengo que soportar como si fuera una tarea rutinaria. Sin embargo, cuando no estás en buena sintonía con tu trabajo –cuando no refleja tu auténtico ser– de repente todo se vive como una obligación, como algo difícil, algo que requiere esfuerzo, algo que te agota, y el éxito *auténtico* parece hallarse a kilómetros de distancia.

¿Qué significa en yoga 'esforzarse poco'? Significa pasar de buscar una postura mejor a simplemente estar en ella. Consiste en una profunda sensación de soltar, no el esfuerzo sino la lucha. Mediante la lucha se puede adoptar tal o cual postura, pero en sí misma la lucha limita tanto la apertura inmediata, como lo lejos que vayas a llegar en tu crecimiento en yoga. La lucha provoca tensión en la musculatura, lo cual te oprime, y en la mente, lo cual te limita. Si te relajas y dejas de resistir y reaccionar, sabrás lo que tienes que hacer en la postura.

El esforzarse poco es un estado mental que te permite penetrar en el fuego, pero también descubrir su centro de calma y frescor. Ni que decir tiene que la intensidad física es clave cuando ha de alcanzarse el siguiente nivel. Buda dijo: «Hazte ligero». No dijo que fuésemos pesados o que luchásemos. Tómate las posturas en serio, pero a ti mismo no te tomes demasiado en serio. Sonríete. Ríete por dentro.

John, un alumno de mi centro, se pasó una buena temporada luchando con la postura del Bailarín (página 116). Cada vez que la intentaba, se caía casi de inmediato. Yo veía que con el paso de los días su frustración iba en aumento y que cuando anunciaba a la clase que íbamos a hacer la postura del Bailarín su rostro se agriaba. Luego se ponía tenso y perdía el equilibrio a los pocos segundos.

Una mañana, mientras hacíamos la postura del Bailarín y John estaba inmerso en su batalla habitual, al pasar junto a su esterilla le dije: «No te esfuerces tanto; limítate a soltarte a ver lo que pasa». John parecía escéptico, pero se encogió de hombros y dijo: «¿Por qué no?».

Se estiró hacia atrás, se cogió el pie, y con suma elegancia se arqueó hacia delante para adoptar una postura del Bailarín de gran belleza. Me quedé detrás suyo recordándole que no se tensase, que no luchara, que respirase y confiase en su cuerpo y en su propia capacidad. John mantuvo la postura durante las cinco respiraciones completas y salió de ella con lentitud y plena conciencia en lugar de desplomarse, como venía siendo habitual. Su inmensa sonrisa lo decía todo.

Cuando detectes que te estás tensando, sea en el yoga, sea en la vida, lo más seguro es que te estés esforzando demasiado. Ahí está tu ego, y lo que te impulsa es una ambición que al final acabará por provocarte desequilibrio y sufrimiento. En ese instante deberías preguntarte: «¿A qué me estoy aferrando? ¿Me estoy aferrando a la tensión? ¿A mi ideal de lo que "se supone" que debería estar haciendo? ¿Dónde puedo soltar más? ¿Dónde puedo luchar menos? ¿Dónde me puedo rendir?».

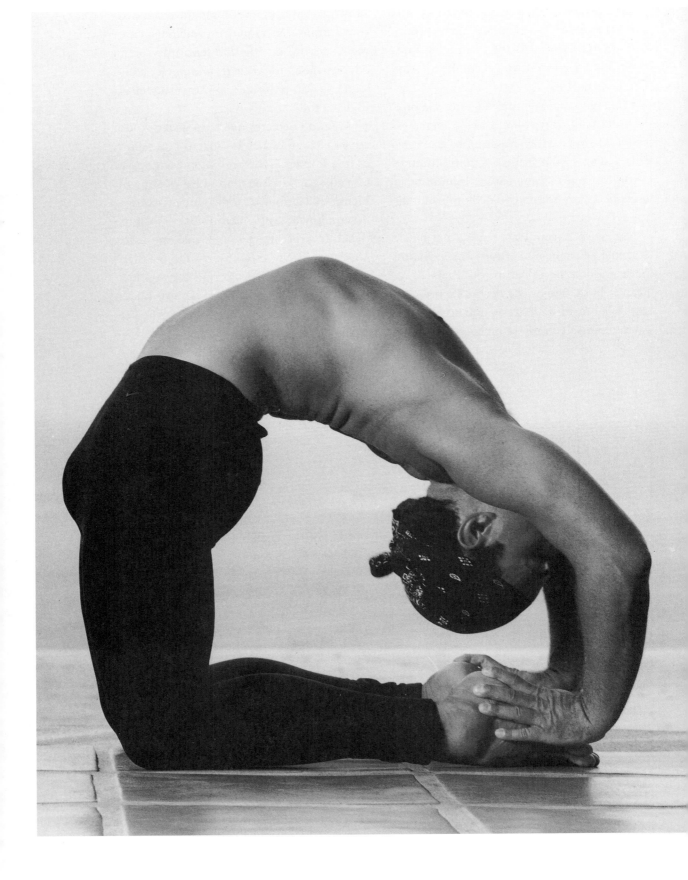

*No sé nada que estimule tanto como la
incuestionable capacidad del hombre para elevar
su vida mediante un esfuerzo consciente.*

Henry David Thoreau

SEGUNDA PARTE

La práctica diaria
del Power Yoga

A menudo me preguntan cómo desarrollé el Baptiste Power Vinyasa Yoga. A decir verdad, nunca lo «desarrollé», fue más bien una evolución, una progresión natural hecha de estudiar, investigar, practicar, enseñar y vivir mi propia vida. Durante muchos años fui alumno de las formas tradicionales de yoga –Iyengar, Ashtanga, Bikram, Krishnamacharya, Raja–; también estudié sistemas tradicionales de *fitness* y artes marciales, y he preparado a centenares de atletas profesionales que buscaban su máximo rendimiento. Con los años, he combinado lo que he creído que era lo mejor de Oriente y de Occidente y he prescindido de lo demás. Lo he entretejido todo en una práctica potente que lo incluye todo.

Mi estilo de yoga se llama Baptiste Power Vinyasa Yoga, «Power Yoga» (yoga de poder) para abreviar, y es exactamente lo que el nombre indica: vigoroso y potente.

La fuerza es uno de los pilares de mi estilo. La palabra *vinyasa* significa «flujo», o el enlace de un movimiento con el siguiente, de una respiración con la siguiente, la presencia de la mente de un momento al siguiente; ese es otro de los pilares. Al combinar estos factores con el calor, se obtiene lo que yo considero una de las formas más dinámicas de *fitness* físico y espiritual, capaces de transformar la vida de una persona. Es la mezcla perfecta de sudor y serenidad.

Si tuviese que describir el Baptiste Power Vinyasa Yoga en dos palabras, diría que es un estilo libre. Consta de cincuenta y tres posturas (o *asanas*) enlazadas mediante una dinámica de enlace. Yo no me siento apegado a ninguna tradición que estipule normas rígidas. He llegado a comprender que para cada persona existe un proceso perfecto, independientemente de su edad, peso o nivel de forma física, y para mí respetar eso es más importante que adherirse a un camino rígido y angosto. Yo sigo las leyes naturales del cuerpo, las que dictan el equilibrio y el contrapeso, el controlar y el entregarse, la postura y el reposo, la modificación y la aceleración. Así es posible obtener todos los beneficios de los métodos más tradicionales y disponer de espacio para la creatividad y el disfrute.

Lo que *no* es el Power Yoga

El Power Yoga es distinto de los sistemas típicos de yoga. No intentamos que te dobles hasta convertirte en un pretzel ni te vamos a obligar a entonar cánticos. Yo, la verdad, siento menos interés por quemar incienso que por quemar el exceso de equipaje que sobrecarga tu cuerpo y tu espíritu.

Sé por experiencia que mucha gente se siente intimidada por el yoga, y que el yoga tradicional hace mucho por perpetuar dicha situación. Yo he dedicado toda mi vida a investigar y perfeccionar un estilo de yoga que resulta auténticamente práctico sin por ello perder la esencia del poder de transformación del yoga. Ni siquiera hay que tener una mentalidad muy abierta para practicarlo; pero hay que *practicar*. Los resultados hablarán por sí mismos.

Mi estilo de yoga no apunta únicamente a los que van en pos de la conciencia cósmica. He enseñado a todo tipo de personas, desde políticos a jugadores profesionales de fútbol americano. A mis campamentos y centros acuden desde hombres de negocios que salen de Harvard y amas de casa hasta famosos y estrellas del rock. El Power Yoga es para todo el mundo, busquen lo que busquen. Mi cometido es traer desde la cima de las montañas esa práctica que cuenta con más de cinco mil años de antigüedad y hacerla asequible a todo el mundo, a cualquier persona de cualquier origen y clase, en busca de una transformación física, mental y emocional total. Mucha gente da por supuesto que el yoga es suave y pasivo y, desde luego, no es un ejercicio que vaya a provocar una transformación física. Lo cierto es que es cualquier cosa menos plácido. El Power Yoga es una forma de ejercicio dinámica y energetizante que esculpe, afila y tonifica todos y cada uno de los músculos del cuerpo. Te espoleará, pero independientemente de tu estado de forma o de las limitaciones que creas tener, es seguro que lo puedes practicar. Es algo deliberadamente desafiante y activo que puede catapultarte desde donde te halles en este momento hasta alcanzar nuevos umbrales de poderío físico y mental.

No tienes por qué ser una versión superflexible de Spiderman para hacer Power Yoga. Cualquier palurdo puede llegar a poner las piernas detrás de la cabeza, pero eso no tiene nada que ver con la salud. En el mundo del yoga hay mucho de espectáculo y hay a quien le encanta demostrar hasta dónde puede contorsionar el cuerpo; sin embargo, hasta la fecha ningún estudio médico ha demostrado que ponerse las piernas detrás de la cabeza produzca una mejora de la salud, y, francamente, no creo que eso nos vaya a convertir en mejores personas. Tampoco se ha comprobado que el ser superflexible sea beneficioso. De hecho, la hiperflexibilidad puede constituir un síntoma de debilidad y, con el tiempo, conducir a una hiperextensión de ligamentos y tendones que sea causa de desequilibrio e inestabilidad corporal.

Las contorsiones me traen sin cuidado. Lo que yo persigo es lograr una fuerza real y flexible y la estabilización e integración de todo el cuerpo. No veo nada malo en sentirse orgulloso del propio cuerpo y de lo que es capaz de realizar: un poco de vanidad puede resultar incluso saludable. La distinción la sitúo entre practicar por razones de ego y autoimagen y practicar por la inspiración y la utilidad práctica.

Yo ni soy ni quiero ser un gurú, ni creo que haya que seguir a un gurú para hacer yoga «correctamente». El yoga es un camino compartido por mucha gente, pero cada persona experimenta a su manera su propio proceso de crecimiento. Lo que deseo es proporcionarte las herramientas para que aprendas a seguir tu propia sabiduría, tu propia intuición, tu corazón. Quisiera que al final tú fueses tu propio profesor, que tuvieses una conexión y una percepción sobre tu propio cuerpo y sobre lo que te va bien. El yoga versa sobre el descubrimiento de *tu* ser auténtico y esencial, no sobre el de otra persona. Todo el mundo puede hacer Power Yoga. *Todo el mundo.* No importa si estás en forma o no; no importa ni tu peso ni tu estructura genética: puedes. Todo el mundo es distinto, y todas las posturas se pueden realizar de manera que se adapten a cualquier cuerpo. Como ya se lo he dicho miles de veces a mis alumnos, empiezas desde donde estás y con la capacidad que tengas. A partir de ahí, el cielo es el límite. La fuerza y la flexibilidad llegan con el tiempo mientras la buena disposición continúe presente.

Por qué funciona el Power Yoga

El Power Yoga me encanta porque parece arte de magia. No tienes por qué creértelo así como así; de hecho, hazme el favor de no creértelo así como así. Lo que sí puedes hacer es demostrarte a ti mismo lo eficaz que resulta el Power Yoga para cambiar. La mejor manera de demostrar el valor de algo –de cualquier cosa– es verlo funcionar por uno mismo.

El Power Yoga funciona por multitud de razones. Funciona porque es simple y está creado conforme a la manera de moverse y actuar del cuerpo. Desarrolla una fuerza funcional intrínseca en lugar de una fuerza superficial. Te da el poder de usar y entrenar deliberadamente el cuerpo tal como lo haces en la vida cotidiana –doblar, estirar, levantar, extender, girar– de forma que tus movimientos cotidianos los realizarás con más facilidad, agilidad, potencia y elegancia. ¿Con qué frecuencia utilizas el movimiento de un *curl* de bíceps o de una patada de *kick boxing* en la vida cotidiana?

En el *fitness* tradicional se tiende a separar los componentes de fuerza, flexibilidad, resistencia y trabajo cardiovascular y atribuirles niveles de importancia en función de los objetivos pretendidos, y a colocar la relajación, la meditación y la psicología en esa otra categoría de las cosas que haríamos si tuviésemos tiempo. Este sistema para mí es comparable a hacer un pastel: tienes todos los ingredientes necesarios –harina, azúcar, huevos, leche, etc.– pero nunca los llegas a mezclar. ¡Si te invitase a mi casa no te ofrecería una taza de harina! En el Power Yoga se mezclan todos los ingredientes clave en lo que yo califico de entrenamiento global, es decir, un entrenamiento para la totalidad de la persona. Incluye fuerza, flexibilidad, estabilización, resistencia, cardio y fuerza mental, todo en una sola sesión.

Los beneficios para la salud se manifiestan a múltiples niveles y van más allá de lo externo. Todos los sistemas corporales internos se activan y mejoran. Según se necesite, por ejemplo, el sistema nervioso se tranquiliza o se energetiza (mediante una respiración profunda y rítmica); el sistema glandular se equilibra creando una armonía hormonal (gracias a las posturas invertidas); los sistemas cardiovascular y respiratorio cobran vigor (como resultado del flujo); los sistemas metabólico y digestivo se estimulan (gracias al calor que genera el fuego interno); y el sistema de eliminación se activa y regula (gracias al sudor y al movimiento de la linfa, la red de alcantarillado del cuerpo). Todas y cada una de las células del cuerpo se benefician de la práctica.

Para muchas personas a quienes otros sistemas de *fitness* y métodos terapéuticos no les han funcionado, el Power Yoga les funciona porque sus resultados son inmediatos, y eso les hace aumentar su motivación para seguir adelante. No hay que aguardar semanas antes de ver o sentir resultados positivos. Desde la primera sesión de práctica, se experimentan cambios energéticos, musculares, mentales y emocionales. La musculatura hormiguea de pies a cabeza, la sangre fluye, la mente está clara, el espíritu se reanima, uno se siente pletórico de resistencia y fuelle; *¡te sientes vivo!* En cuanto se experimenta una mínima parte de esos resultados, ya se consigue la motivación necesaria para continuar.

El Power Yoga se revela eficaz en los niveles más profundos porque nos confiere una nueva conciencia corporal. Lleva la respiración y la conciencia a todos los músculos y tejidos de manera que el practicante conecta su mente y su cuerpo. A partir de ahí, empiezas a estar en mejor sintonía con lo que tu cuerpo necesita, tanto en la esterilla como fuera. Adoptas nuevas costumbres que luego te van a modelar. Empiezas a darte cuenta de que tu cuerpo necesita que lo quieras, que le des cariño, atención y cuidados. En cuanto le prestas una atención positiva a algo –a una flor, a una criatura, a tu cuerpo–, se desarrolla y florece.

A veces, sucede que el despertarte a tu cuerpo es como si te despertases en plena noche con la casa envuelta en llamas. De repente, ves el peligro asediándote por doquier: ves todo el daño que te haces a ti mismo, las situaciones que tu manera de vivir ocasiona, la energía negativa que te aplasta, ves que a tu cuerpo le das un trato cruel y nada saludable. En cuanto te despiertas a la verdad de lo que sucede en tu interior, ya no es tan fácil volver a conciliar el sueño. De manera natural y con toda facilidad, comienzas a escoger opciones que van a limpiar, curar y liberar a tu cuerpo y a tu alma.

Los pilares del Power Yoga

En mi Power Yoga existen cinco pilares básicos, cinco piedras angulares: la respiración, el calor, el flujo, la mirada y el cierre abdominal. Los cinco son componentes esenciales para realizar una práctica de Power Yoga dinámica y saludable. Cada uno de ellos te permite vivir las más intensas experiencias cada vez que despliegues la esterilla, pero integrados en un todo te catapultarán a una nueva dimensión.

La respiración

La respiración es la clave para liberar el potencial que alberga tu cuerpo. El mantenimiento de una respiración constante y rítmica es *el elemento más importante* de la práctica del yoga. Tu respiración es lo que une tu mente a tu cuerpo, y a ti con el instante presente. Según vayas adquiriendo destreza en coordinar tu respiración con el movimiento, ya no se sentirán como cosas separadas, sino más bien como un solo hilo conductor que te lleva por el tejido de la práctica.

Tu respiración es una energía en bruto que te recorre como un viento purificador. La respiración transporta el prana, o fuerza vital, a todas las moléculas de tu ser. Con cada inspiración, literalmente, aportas vida nueva a tu cuerpo; con cada expiración limpias tu hogar.

Gracias a la coordinación y el reflejo de tus movimientos con la respiración, vas eliminando capas de resistencia. La respiración es lo que te mantiene en tu límite y te permite atravesarlo para adentrarte en nuevos territorios mentales, emocionales y físicos. De esta manera, te enfrentas a la resistencia interna con una fuerza neutralizadora. Si puedes permanecer en calma y respirar en la postura, la capa de resistencia se disuelve.

Para la práctica de las *asanas* utilizamos una respiración llamada *ujjayi*. La respiración *ujjayi* es una respiración audible que posee una cualidad tranquilizante, rítmica y oceánica. Se realiza contrayendo el músculo del susurro situado en la garganta, para producir una respiración prolongada y fina como un cabello. No se trata de llevar la respiración hasta el abdomen, sino más bien al pecho, pulmones y espalda. De hecho, si respiras en el abdomen tu potencia se pierde.

A continuación, se presenta una descripción desglosada paso a paso de cómo hacer la respiración *ujjayi*:

- Coloca el índice o el corazón en el espacio blando situado entre las clavículas.
- Con la boca cerrada, inspira por la nariz sintiendo que los músculos en contacto con el dedo efectúan una suave retracción. La sensación debería ser como suspirar al revés. Estás cerrando ligeramente los conductos respiratorios, por lo que es un poco como respirar a través de una pajita. Imagínate la respiración como un viento purificador que lo barre todo pasando por ese punto blando de la base de la garganta.
- Para la espiración, pon la mano frente a tu cara como si fuera un espejo. Con suavidad retrae el vientre y, con la boca cerrada y los músculos de la garganta todavía contraídos, espira por la nariz como si quisieras empañar ese espejo. La espiración es exagerada y prolongada. Es importante mantener la boca cerrada o se perderá la energía de la espiración.

Esto es la respiración ujjayi. Dentro, fuera, dentro, fuera... profunda y libre, rítmica y regular. El volumen del aire inspirado tiene que ser igual al volumen de aire espirado. En general, se inspira cuando se llega a la postura y se abre, y se espira cuando se repliega o se cierra.

Si te mareas, probablemente la estás forzando demasiado. Relájate y respira sin esforzarte –sin tomar ni demasiado aire ni demasiado poco al inspirar. Es como una estufa de leña: cuando entra demasiado oxígeno, la leña arde con demasiada rapidez; pero si es demasiado poco, el fuego se apaga. Para mantener encendida la llama interna, el flujo tiene que ser regular.

Cuando estés practicando, acuérdate: *¡respira profunda y libremente!*

El calor

Si a un vidrio le intentas cambiar la forma en frío, se hará añicos. En cambio, si lo calientas, podrás modelarlo, doblarlo y darle cualquier forma que desees. Lo mismo ocurre con el cuerpo: cuando se calienta se vuelve flexible. El movimiento muscular provoca un calor que ablanda los tejidos y te vuelve maleable.

El intenso flujo del Power Yoga alimenta tu horno interno, y la respiración aviva ese fuego durante la práctica. La combinación del movimiento y la respiración origina lo que yo llamo calor curativo, ese calor que derrite la tensión y concentra décadas de crecimiento y liberación en pocos días. Al fin y al cabo, la tensión no es más que energía bloqueada, y cuando se pone en funcionamiento el calor interno, todo lo que no tiene un lugar queda consumido. La intensidad del fuego interno consume toda resistencia.

Un espacio bien caldeado puede avivar ese fuego purificador, por eso, en mis centros caldeamos la sala hasta 32°, lo cual ayuda a los alumnos a generar y mantener una cualidad líquida en sus movimientos. El calor también ayuda a sudar. Sudar es uno de los mecanismos más importantes de curación natural por cuanto permite que el cuerpo se libre de toxinas, de deshechos metabólicos y del exceso de fluidos. También facilita que el hígado y los riñones descansen –lo cual es muy necesario– al no tener que esforzarse tanto para desintoxicar y purificar la sangre. La piel constituye el mayor órgano de desintoxicación del cuerpo humano. Cuanto más se suda, de más toxinas se desembaraza uno. Además, ¡te sientes tan bien cuando te pones a sudar a mares!

Los indios norteamericanos consideran que la purificación del cuerpo es inseparable de la purificación del espíritu, y durante miles de años han utilizado la cámara de sudor como un potente proceso de regeneración física y espiritual. Yo mismo he experimentado el poder de transformación de dicho ritual. En un campamento, un anciano Great Lakota guió a los participantes en un potente rezo de sudor en las montañas de Montana. Durante el ritual, muchos de ellos tuvieron profundas revelaciones y pasaron por experiencias que provocaron cambios en su vida.

Al principio, puede que el calor no te guste demasiado; incluso puede que te resulte incómodo. Pero enseguida su poder purificador te alcanza y te sientes tan bien que no comprendes cómo has podido estar practicando sin él. Cuando doy talleres en lugares en los que no puedo caldear la sala, los antiguos alumnos, habituados al calor, siempre comentan que sus movimientos resultan mucho menos fluidos en una sala sin calentar. Se sienten más rígidos y menos capaces de entrar profundamente en las posturas. Entonces, se repente se dan cuenta de hasta qué punto el calor les ablanda la musculatura y de lo mucho que aprovechan la práctica cuando la realizan en un espacio caldeado. El calor cura; el calor protege de las lesiones; el calor libera.

Cuando practiques en casa, hazlo en la habitación más cálida que tengas. Desde luego, lo ideal sería practicar en una habitación en la que pudieses elevar la temperatura, pero si no es posible, como mínimo apaga el aire acondicionado y cierra las ventanas. Mantén el flujo de la práctica para conservar el calor interno; eso te ayudará a evitar lesiones y te permitirá llevar las posturas un poco más lejos.

El flujo

En mi estilo de Power Yoga, cada postura fluye hasta desembocar en la siguiente. Se hace pasar al cuerpo sinergéticamente por numerosas posturas, ángulos y planos canalizando toda la energía en una sinfonía sincronizada. Es una maravillosa fusión de potencia fluida y flexible, foco mental, respiración profunda y estabilidad en movimiento.

El flujo es la ausencia de resistencia. Cuando se introduce la fluidez en la práctica, uno se suelta en el movimiento y se crea una cualidad líquida que comporta una profunda liberación. Permite generar un magnífico ímpetu y calor e ir avanzando en la práctica sin esfuerzo y sin interrupciones.

En el nivel más básico, el fluir crea una energía dinámica que conserva el calor interno elevado y el corazón bombeando con regularidad. Eso introduce en la práctica un elemento cardiovascular que facilita la pérdida de peso e incrementa globalmente la salud.

Drishti

Drishti significa «mirada». En la práctica del yoga, eso significa fijar la mirada en un punto. Este foco envía mensajes tranquilizadores al sistema nervioso, despierta la mente y le confiere una dirección. Los ojos son los objetivos de la mente, y con *drishti* enfocas tu conciencia. *Drishti* permite ralentizar la mente e introducirse más profundamente en la práctica.

Es muy sencillo. En el inicio de cada postura relajas los ojos y los fijas en un punto que puede ser cualquier cosa: un punto de la esterilla o de la pared. La mirada tiene que ser suave y delicada. Luego, mantén la mirada estable durante toda la postura. Eso es todo.

Samadhi es una parte de *drishti*. *Samadhi* expresa la «visión neutra». *Sama* significa «uniforme» o «neutra»; *dhi* significa «visión» o «ver». Visión neutra, pues, significa ver sin juicio, sin ego, sin impaciencia. *Samadhi* es ver a través de un cristal nítido en lugar de observar la propia experiencia a través del espejo retrovisor de las percepciones pasadas. El cultivo de *samadhi* en la esterilla nos ayudará a traer esa cualidad de la mente hasta la vida diaria.

Drishti se revela clave en todas las posturas que comportan equilibrio. El equilibrio proviene de una mente en calma y no reactiva. Siempre les recuerdo a mis alumnos que la concentración de la mente comienza en los ojos. Cuando nuestra mirada es estable y está bien enfocada, nuestra mente también poseerá dichas cualidades y será más fácil mantener la ecuanimidad. Unos ojos erráticos indican una mente errática; unos ojos centrados indican una mente centrada.

Uddiyana: la estabilidad del núcleo

En toda postura activamos lo que se ha dado en llamar *uddiyana bandha*, o «cierre ascendente». Un *bandha* es un cierre que te ancla en tu propia fuerza y estabilidad. Este *bandha* consiste en una contracción muscular estática que se utiliza para concentrar la atención, estimular el calor y controlar la fuerza vital interior. *Uddiyana* es una suave elevación de la boca del abdomen en dirección a la columna. Gracias a *uddiyana* la atención se centra en el núcleo del cuerpo, el epicentro de todos los movimientos. Convertir ese núcleo en el centro de atención hace que nos movamos, respiremos y tengamos nuestro ser desde el centro. A partir de esa conexión, el cuerpo se enraíza para elevarse posteriormente a un estado de ingravidez.

Uddiyana tonifica los órganos internos y desempeña un papel vital en la protección de la parte baja de la espalda. Al meter el vientre hacia la columna, en las posturas se logra mayor estabilidad y apoyo para la parte baja de la espalda y el tronco. Así pues, mucha gente que sufría de dolores de espalda crónicos ha experimentado espectaculares mejorías gracias a haber generado esa fuerza central, de manera que el estrés de la parte baja quedaba eliminado. La base de la auténtica fuerza corporal reside en un centro fuerte, es decir, en un torso fuerte, lo cual incluye la musculatura de la espalda y la del abdomen. De la misma forma que una cadena es tan fuerte como el más débil de sus eslabones, nosotros somos tan fuertes como lo es nuestro centro. En la práctica del Power Yoga nos centramos en construir esa fuerza nuclear y la estabilidad del torso, y para ello *uddiyana* es la llave maestra.

Uddiyana es fácil de explicar, pero para comprenderlo de verdad hay que investigar. Básicamente se trata de contraer el vientre y llevarlo hacia arriba y hacia la columna. Al meter el ombligo, los abdominales le siguen creando un hueco bajo las costillas y guiando la respiración al pecho y a la parte superior del torso. Recuerda, en todas las posturas vas a utilizar *uddiyana*, de ahí la necesidad de ser suave para poderlo mantener durante toda la práctica.

¿Por qué cada día?

Cuando inauguré mi centro en Cambridge, puse unos carteles que decían: «Para obtener buenos resultados, tres veces por semana. Para obtener resultados que produzcan un cambio en tu vida, de cinco a seis». Si pretendes alcanzar resultados decentes, con tres veces por semana ya vale, pero si lo que buscas es transformar de verdad tu cuerpo, tu espíritu y tu vida, haz Power Yoga cada día y te asombrarás de lo que ocurre.

La práctica regular nos mantiene en el camino. Practicar a diario es una comprobación constante del estado de tu cuerpo. El cuerpo se comunica mediante el lenguaje de las sensaciones. Escúchalo. ¿Hoy cómo se siente? ¿Qué punto está rígido, tenso, clavado...? ¿Qué significa eso? ¿Estás bien equilibrado? ¿Te sientes fuerte o estás agotado? ¿Tu respiración es suave y libre o desigual y congestionada? Cuando la conexión entre cuerpo y mente va ganando en claridad, entonces empiezas a ver de verdad lo que te pasa; empiezas a ver de qué manera tus propios hábitos y acciones se manifiestan en tu organismo.

Cuando te sitúas en la esterilla, el resultado de cómo has tratado a tu cuerpo durante el día anterior se manifiesta con claridad, para que te des cuenta. La esterilla es un espejo; una vez en ella, tus acciones se reflejan hacia ti. Experimentas directamente lo que son las causas y los efectos, tanto los buenos como los malos. Sientes que una alimentación pesada genera una energía pesada y que, en cambio, comer ligero da vitalidad. Puede que sientas los efectos de aquella segunda copa de vino, de la chocolatina o del tercer café y te des cuenta de que en realidad tampoco tienes ninguna necesidad de todo eso. Quizás empieces a ver cuántas horas de sueño precisas para poder funcionar a un nivel óptimo. Toda la retroalimentación sobre lo que tu cuerpo requiere y tolera estará ahí. Nunca más vas a tener que recurrir a «expertos» para saber lo que necesitas, puesto que estarás cultivando una conciencia sobre tu propio bienestar, aprendiendo a escucharlo y haciendo caso de tu intuición.

Una práctica de tres veces por semana ayuda, pero la vida se vive cada día. Así pues, ¿por qué hacer que tu energía fluya sólo tres días de cada siete? Despertar es muy difícil si sólo te conectas tres veces por semana. Teniendo en cuenta que el yoga genera todo un nuevo cableado en ti, resulta más difícil ir empezando y parando porque se pierde el impulso logrado y los efectos acumulativos de practicar constantemente. El yoga mueve la energía; si no la mueves se estanca, con lo que luego tienes que gastar más para volverla a poner en circulación. Es como un coche: gasta mucha menos gasolina si lo mantienes todo el rato en marcha que si lo estás parando y arrancando cada vez. Cuanto más se practica, más fáciles resultan las *asanas* y más beneficios se obtienen. Cada ocasión que te pones en la esterilla puede ser una oportunidad para estar más fuerte y flexible; al final acabas asombrándote de ti mismo mientras fluyes de unas posturas a otras que antes te parecían imposibles. La norma es simple pero fundamental: con cada nivel de transformación culminado por el éxito, hay que desarrollar un espíritu de repetición y constancia. La repetición es la madre de la destreza, y la destreza es la madre de la maestría.

Incluso para los principiantes recomiendo una práctica diaria de Power Yoga. No es como otras formas de ejercicio, no existe peligro de pasarse practicando mientras la práctica sea equilibrada. Cuanto más se practica, mejor aspecto se tiene y mejor se siente uno, más fuerza se gana y se resplandece con más intensidad.

¿Cuánto hay que practicar cada día?

Es mejor que sea un poco cada día en vez de un hartón de yoga de vez en cuando. O sea, que en lugar de una sesión semanal de dos horas, sería mejor hacer veinte minutos al día. Lo ideal sería una hora y media de Power Yoga diario, pero si no es posible, hay que hacer lo que se pueda. Yo, hay días en que hago una hora y media larga por la mañana; otros, tres cuartos de hora por la mañana y otros tres cuartos más tarde. A veces, únicamente veinte minutos por la mañana.

La sesión de práctica perfilada en el presente libro es el equivalente a una clase de noventa minutos. Al final de esta parte, hay una fórmula para ayudar al lector a confeccionar una práctica diaria a medida para que pueda encajar en su programa de actividades. Es importante que se siga uno de estos programas en lugar de ir saltando de uno a otro o bien diseñar una sesión por su cuenta. En los programas de Power Yoga no hay nada dejado al azar; la secuencia de posturas está diseñada de manera que cada una prepara para la siguiente. Ir directamente a las flexiones hacia atrás, por ejemplo (que en la secuencia aparecen hacia el final de la práctica), podría causar el desafortunado efecto de dañar un músculo, provocar un tirón en un ligamento o torcer una articulación.

La mejor hora del día para practicar es, en primer lugar, por la mañana antes de cualquier otra actividad. La práctica prepara, centra y da fortaleza y claridad para el resto del día. Si por la mañana no es posible, hay que elegir una hora en que el despacho o la casa tengan la máxima tranquilidad y se pueda trabajar sin distracciones. Es importante. Si por la tarde es mejor, entonces que sea a una hora razonable y no después del último telediario. Cuando la mente está cansada no absorbe bien. Cuando el cuerpo está cansado no se mueve bien. Además, por la noche la conciencia tiende a estar menos alerta, con lo que el riesgo de lesión es mayor; y desde luego, se necesita una buena cantidad de energía, tanto mental como física, para mantener las posturas.

Hay que encontrar el mejor horario y el mejor esquema de práctica posibles. Yo animo a todo el mundo a encontrar a diario una hora para ponerse en la esterilla, principiantes inclusive, aunque sólo sean veinte minutos. La regularidad es la clave para despertar ese poder centelleante que la práctica confiere. Posteriormente, al ir entrando en sintonía con el cuerpo, las propias necesidades de duración y frecuencia de las sesiones se tornan evidentes.

Las posturas sanas
Los principios maestros del alineamiento

Los pilares del Power Yoga –respiración, calor, fluidez, *drishti*, *uddiyana*– te aportan las herramientas necesarias para crear una práctica potente y elegante que integra todo el cuerpo y la mente. Todos esos fundamentos los vas a utilizar para construir sobre ellos una práctica saludable. Muy concretamente: cada postura individualmente considerada tiene que ser sana. Los elementos constituyentes de una postura segura son lo que yo llamo «principios maestros del alineamiento».

Los principios maestros del alineamiento son de gran ayuda con respecto al «cómo» de la práctica. Es lo relativo a «qué es lo que va aquí, qué es lo que gira y de qué manera, qué músculos y qué articulaciones hacen qué». Las posturas no tienen que ser perfectas, pero sí que tienen que ser sanas. Los principios mencionados nos van a ayudar a comprender los mecanismos de eso que nos estamos esforzando por lograr cuando nos ponemos sobre la esterilla.

Los principios maestros del alineamiento te devuelven a tu alineamiento natural e ideal, el cual, con el transcurso de la vida y debido a varias presiones (como la fuerza de la gravedad) ha perdido su equilibrio. Al incorporar dichos principios a la práctica, aprenderás a dominar la biomecánica del movimiento saludable.

Al final ya no necesitarás centrarte en cada uno de ellos ya que llegarán a formar parte de ti y de tu competencia inconsciente. Lo mismo que para aprender a tocar un instrumento dedicas horas y horas a practicar escalas y acordes, con el tiempo los principios llegan a constituir una segunda naturaleza que emana de ti espontánea y creativamente.

Principio 1: Construye tu hogar sobre una roca

En el Nuevo Testamento se dice que el hombre imprudente levanta su casa sobre la arena. Si la construyes sobre la arena no resistirá las inclemencias de la vida –huracanes, tormentas– e incluso la menor brisa la derribará. Si construyes tu casa sobre la arena, con el primer indicio de desorden se hundirá. Lo mismo reza para tu cuerpo en las posturas de yoga.

Construir las *asanas* sobre una roca significa que lo primero es poner unos cimientos físicos sólidos. Los cimientos de casi todas las posturas son su base, es decir, aquella parte del cuerpo que se enraíza en la tierra. Lo que esté tocando la esterilla, eso son tus cimientos. En las inversiones, los cimientos son las palmas de las manos, los hombros, los antebrazos o la parte superior de la cabeza. Si estás tendido sobre la esterilla, tu espalda o vientre son los cimientos.

Una vez dispones de unos cimientos estables, puedes abordar el resto de la postura. Pero si construyes una postura sobre unos pies temblorosos, existen muchas posibilidades de que pierdas el equilibrio y acabes por frustrarte. Sin embargo, si dedicas un tiempo a colocarte bien estable sobre tus cimientos, el éxito coronará tu esfuerzo.

En todas las posturas en que estamos de pie, la fuerza procede de los pies, sube por las piernas, se desencadena en las caderas y se proyecta mediante el torso hacia los brazos y manos. En las posturas de pie, dedica un tiempo a sentir que tus pies estén firmemente plantados para entrar en relación con el suelo. Luego entra a fondo en tus piernas, siente su fuerza, cuadra las caderas, estira el torso según la vida va subiendo, despertando brazos y manos. Para las inversiones, como en la Vela (página 142), es al revés: estabiliza los hombros y la parte superior de los brazos sobre el suelo, luego alinea el pecho, caderas y piernas. Si notas que te caes de una postura, no te precipites intentando recuperarla de cualquier manera. Vuelve a empezar desde los ci-

mientos e invierte el tiempo necesario para reconstruirla.

La anchura de la base (el espacio entre los pies) desempeña un importante papel en la estabilidad de las posturas en bipedestación. Cuanto más ancha sea, mejor podrás activar la extensión espinal, aunque la estabilidad general se verá mermada. Si te sientes desequilibrado en una postura en bipedestación, acorta la distancia entre los pies. Con el tiempo desarrollarás más potencia y podrás ir ensanchando la base.

Principio 2: Adopta un alineamiento natural

El alineamiento natural implica lograr que tu cuerpo mantenga una relación equilibrada con la gravedad. En esencia, constituye el ideal de toda postura: una posición natural y estable en la que puedas dibujar con tu cuerpo líneas continuas.

Cuando un coche tiene la dirección desalineada, aún se puede conducir, pero los neumáticos se van a gastar de manera desigual y tensarán otras partes del vehículo. En esas condiciones, que ocurra un accidente es sólo cuestión de tiempo. Lo mismo ocurre en el cuerpo humano. Si las caderas no están igualadas o si una rodilla cede hacia dentro o se abre hacia fuera, la estructura entera se vuelve inestable y se producen desequilibrios y dolores en todo el cuerpo que potencialmente pueden provocar daños a la larga. La práctica del yoga es una práctica repetitiva, o sea que hay que tener en cuenta que la propia repetición de los movimientos puede conducir a su dominio o la desdicha.

El alineamiento simétrico y neutro de todas las partes del cuerpo constituye el primer factor de un movimiento libre de lesiones. La meta es el conjunto, y la integración de cada parte en la siguiente –piernas, pelvis, torso, brazos, cabeza y cuello– es lo que configura una base de auténtica potencia y estabilidad donde comienzan y acaban todas las posturas. Cuando se integran las distintas partes del cuerpo en un alineamiento neutro, se genera un sentido de naturalidad en las posturas. Se lucha menos y se respira más. No se lucha para conservar el equilibrio ni para mantener la postura. Los patrones corporales de energía se alinean correctamente y de repente se alcanza un estado de ingravidez. Uno se siente libre, alto, desinhibido.

Sabes que has logrado ese alineamiento natural en una postura cuando de pronto el adoptarla deja de ser una lucha. Entablas una relación perfecta con la gravedad y experimentas una sensación de fuerza, estabilidad y potencia global. La postura, en ese momento, la haces tuya. Todos los cuerpos son distintos; no existen dos personas con la misma fórmula idéntica para lograr el alineamiento en determinada postura. Los consejos que te puedo dar en cada postura te van a ayudar a aproximarte, pero vas a tener que jugar con tu propio alineamiento para hallar lo que te conduzca hasta ella.

Esta práctica de yoga te enseñará a darte cuenta de los desequilibrios, los hábitos posturales, las compensaciones y las adaptaciones físicas negativas que has ido desarrollando durante toda tu vida. Al fin y al cabo, eres una autobiografía ambulante, y si te has pasado toda la vida subiendo los hombros hacia las orejas, basculando la pelvis de determinada manera o hundiendo el pecho, con el tiempo tomarás conciencia de esos patrones inconscientes de aguante.

La repetición diaria y la sistemática diversidad de las posturas de la práctica te van a permitir explorar todo tu cuerpo. Verás que tienes un lado más fuerte que el otro, y que ese lado también está más tenso, a diferencia del lado más débil, que será más flexible. Un lado podrá hacer más y el otro, menos.

Cuando compruebes que esos desequilibrios están ahí, trátate con cariño. Has necesitado toda una vida para acumularlos, pero gracias a una práctica cotidiana del Power Yoga vas a necesitar muchísimo menos tiempo para neutralizarlos. Las posturas exigen trabajar por igual en ambos lados del cuerpo, a derecha e izquierda, y también la cara anterior, la posterior, y la parte superior y la inferior; ahí es donde entra en escena el elemento correctivo. Las posturas te ofrecen la oportunidad de bosquejar ese proyecto ideal de un cuerpo equilibrado y bien coordinado.

Principio 3: Agrupa tus articulaciones

Aunque sea necesario que juntes tus articulaciones para llegar a un alineamiento neutro, eso no es todo; por ese motivo lo enseño como un principio a parte. Agrupar las articulaciones quiere decir alinear las articulaciones a lo largo de una trayectoria, como, por ejemplo, al decir «los tobillos en línea con las rodillas, que a su vez están en línea con las caderas». Los tres eslabones más débiles del cuerpo humano son las rodillas, la parte baja de la espalda y el cuello; por lo tanto, protegerlos durante la práctica del yoga es esencial para evitar lesiones o daños a largo plazo. El agrupar las articulaciones siguiendo una línea y el crear ángulos rectos hace que todas las bisagras del cuerpo vayan en la dirección en que se supone que tienen que ir y protege las articulaciones, los ligamentos y los tendones.

Tenemos un ejemplo de esta agrupación de las articulaciones en la postura del Guerrero II (página 94), en la cual resulta imperativo que la rodilla se coloque directamente encima del tobillo, de manera que entre la tibia y el muslo se forme un ángulo recto perfecto. Eso protegerá la rodilla de una posible torcedura. Los hombros tienen que estar situados sobre las caderas, de manera que tu columna dibuje una línea recta y neutra. Eso mantiene centrado tu núcleo y tu pelvis.

La práctica totalidad de las posturas exige agrupar las articulaciones de una manera u otra. Te voy a mostrar cómo hacerlo en cada una de ellas, de manera que las posturas resultantes estén bien alineadas y sean saludables.

Principio 4: Equilibrio, control y entrega

En todas las posturas existe un elemento de fuerza y de entrega. Siempre hacemos que una parte del cuerpo se mantenga fuerte, lo cual permite que otra parte se suelte. Determinados músculos permanecen fuertes y otros se relajan en la postura. Unos sostienen, otros son sostenidos. Este equilibrio entre ambas acciones es lo que hace del yoga una forma de *fitness* potente y única: acentúa la fuerza y la elegancia, lo duro y lo blando, de forma que todo el cuerpo entra en un equilibrio. En yoga decimos que lo utilizamos todo pero que no utilizamos nada en exceso.

En una postura te puedes sentir muy fuerte mientras que otras te pueden parecer imposibles. Como el yoga saca a la luz las debilidades, no va a poder llevar a cabo la práctica a base de músculos. Y si ya tienes unos bíceps abultados y fuertes, sólo te van a servir hasta cierto punto. No se trata de desarrollar un determinado grupo de músculos, sino más bien de desarrollar todo el cuerpo y de recordar que el todo está compuesto por muchas partes. Todas ellas –células, músculos, articulaciones y espíritu– trabajan conjuntamente para dar apoyo y para ejercer fuerza, tanto si guían como si son guiadas. De esta manera todo el cuerpo entra en equilibrio y la musculatura completa se implica en el trabajo y se tonifica.

Equilibrar el control y la rendición es fundamental para la *tracción* en las posturas. Al anclar una parte del cuerpo y tirar de otra, se crea una longitud, un espacio y una extensión naturales. Por ejemplo, en la postura del Arco (página 129), las piernas resisten y están activas, y en cambio la columna y el torso son pasivos (la parte inferior del tronco controla; la parte superior se rinde). Las piernas producen fuerza; la columna produce longitud. Eso crea espacio entre las vértebras y una tracción natural en el torso.

A fin de cuentas, en yoga se trata de crear espacio: espacio dentro de la columna; espacio en esos cúmulos secretos de tensión; espacio entre las fibras musculares, los huesos y las articulaciones; espacio entre las dudas y las creencias; espacio entre las emociones y las reacciones; y lo más importante: espacio entre los oídos. Al disponer de ese espacio, nos transformamos en una vasija vacía que puede acoger en su interior nuevas percepciones internas e inspiración.

Te indicaré cuáles son los músculos hay que controlar y qué otros abandonar en cada postura, pero en cuanto des comienzo a una práctica regular, lo empezarás a ver por ti mismo. Tu cuerpo ya está preparado para comprenderlo, de manera que es algo que te llegará con el tiempo y con toda naturalidad.

Principio 5: Trabajar desde los huesos

Al movernos con plena conciencia desde los huesos, todos los músculos, tendones, ligamentos, órganos y tejidos conectivos siguen de manera natural. «Los huesos guían, los músculos siguen» no es un mal *mantra* para ir recordándolo.

¿Qué quiere decir trabajar desde los huesos? Significa moverse desde lo más profundo de cada parte del cuerpo, estirándonos como si nos estuviésemos descosiendo. Si digo que levantes el brazo, lo más probable es que lo hagas automáticamente sin prestar demasiada atención. Pero si te digo que lo levantes guiándolo con los huesos, es diferente ¿no? Cuando utilizas tu infraestructura interna en lugar de ir agitando las extremidades como un autómata, el resultado es más profundo, más potente y, en última instancia, más elegante.

Trabajar desde los huesos es la clave de todas las rotaciones que efectuamos en las posiciones. La mayoría de ellas contienen algún elemento de rotación, por ejemplo, en el Perro que Mira Hacia Abajo (página 76) se separan los omóplatos y se llevan espalda abajo; en el Guerrero II (página 94) se hacen rotar ambos fémures hacia fuera desde el encaje de la cadera, el derecho en el sentido de las agujas del reloj y el izquierdo a la inversa; en la Extensión de Pecho a Pierna (página 125) hay una rotación de ambos fémures en sentido opuesto a las agujas del reloj (si la izquierda es la pierna adelantada), lo cual ayuda de manera natural para girar las caderas como si fueran un volante para centrar la pelvis.

Al principio puede parecer un poco complicado, pero no hay que preocuparse, en realidad no lo es. Simplemente es algo que sucede con toda naturalidad cuando uno empieza a fluir. En todas y cada una de las poses he subrayado claramente los principios de alineación que están operativos, de manera que ya de entrada conocerás todas las sutilezas técnicas en las que hay que centrarse.

La salida de la posición

En una ocasión estaba observando a Bob con el rabillo del ojo mientras hacía la postura de la Rueda (página 134). Sabía perfectamente que Bob había tenido que luchar mucho con esa postura, así pues, me puse muy contento cuando le vi desprenderse de su propia resistencia y elevarse hasta completar la flexión posterior. Debido al esfuerzo, toda su musculatura de brazos y piernas temblaba. Sin embargo, mantuvo la posición durante cinco respiraciones enteras, pero para abandonar la postura se derrumbó sobre la esterilla. Estaba convencido de que se había hecho papilla el cuello. ¿Qué otra cosa podía haber sucedido si se había estrellado sobre la coronilla? Afortunadamente, Bob tuvo suerte y en esa ocasión no se lesionó, pero a él y a el resto de la clase les recordé que cualquier lerdo es capaz de adoptar una postura, pero sólo una persona juiciosa sabe salir de ella con elegancia consciente.

¡Jamás, bajo ninguna circunstancia, hay que salir de golpe de una postura! La manera más habitual de lesionarse en yoga es al salir de las posturas. La gente piensa:

«Fantástico... Ya está... Salgo...», se giran y pegan un tirón con el cuerpo para salir de la postura que estaban manteniendo en lugar de salir suavemente. El alivio momentáneo que se siente al abandonar de golpe una postura difícil no tiene ningún valor comparado con sufrir un tirón en el cuello, en la rodilla o en la parte baja de la espalda.

El flujo del *Vinyasa* es una corriente ininterrumpida en la que cada movimiento conduce hasta el siguiente, cada respiración a la siguiente, cada postura a la siguiente y cada transición a la siguiente. ¡Las posturas entre posturas también son posturas! Date tiempo para salir de las posturas con calma, de la misma manera que se entra en ellas. Son los mismos pasos exactos, pero al revés, trabajando de arriba a abajo, hasta los cimientos. En cualquier actividad física se puede sufrir una lesión, pero la mayoría de las del yoga se pueden evitar prestando atención y realizando las transiciones con plena conciencia.

Los siete errores mentales más frecuentes en la práctica del yoga y cómo evitarlos

Casi todo el mundo que se inicia en la práctica del yoga es susceptible de cometer siete errores mentales principales. Ni que decir tiene que ahí me incluyo a mí mismo. Cuando era principiante también los cometí casi todos. Ahora a veces aún los cometo, pero mis muchos años de experiencia me han enseñado a reconocer cuándo los cometo. Con el tiempo, serás capaz de detectar esos patrones en ti mismo y de regresar al buen camino con más rapidez.

Como profesor, mi cometido es ayudarte a corregirlos –gradualmente y, a veces, en seguida– para que mejores tu conciencia y superes esos riesgos que se presentan en tu viaje hacia el dominio psicocorporal. La eliminación de sólo uno o dos de esos errores mentales habituales puede catapultar tu práctica de yoga y tu vida mucho más allá de lo que pensabas o de lo que te permitías pensar que era posible. Elimina los siete y todo será posible.

Error 1: Dar crédito a tus dudas

No importa quien seas, te garantizo que puedes hacer más de lo que te crees, y no porque hayas nacido con articulaciones dobles ni por haber recibido la bendición de poseer una musculatura fuerte y elástica, sino porque en cuanto crees que puedes ya has movido media montaña. Todo el mundo puede resplandecer. *¡Todo el mundo!* Lo único que se precisa es una fe inquebrantable en uno mismo. Empieza desde donde estés, haz lo que puedas y nada te detendrá.

Dar crédito a tus dudas es una de las trampas mentales más insidiosas que te puede tender tu ego. Las dudas no son reales; son meras ilusiones creadas para impedir que nos arriesguemos por miedo a fracasar. Tu práctica de yoga te revelará los auténticos límites a los que te enfrentas en tu cuerpo, pero te sorprenderá descubrir que muchas de las limitaciones que percibes como físicas en realidad son mentales. Cuando crees que no puedes, no puedes. Yo he sido testimonio de esta forma de autosabotaje casi a diario en mis clases.

Recuerdo que en un campamento había una mujer que se negaba a intentar la postura del Árbol (página 117). Es relativamente sencilla, pero exige equilibrio (que es algo que procede de la mente). Insistía en que si levantaba un pie se iba a caer. Estaba paralizada. Me ofrecí a ayudarla, pero no quiso. Cuando veo que la persona no está preparada, nunca insisto, o sea que la dejé tranquila, pero los demás participantes intentaron ayudarla.

–Haz un intento –le dijo alguien–, de verdad que no es difícil, te lo juro.

Nada. No iba a ceder.

–Es todo mental –dijo otro–. Te crees que te vas a caer, pero no es verdad.

No hubo manera de convencerla. No iba a levantar el pie por nada del mundo, persuadida como estaba de que si lo hacía se iba a caer. Cuando acabamos la postura del Árbol, ella continuó practicando con todos los demás, pero yo sentía que algo se había perdido. No había llegado al límite, no había ido todo lo lejos que creía que podía ir y se había echado atrás ante aquella oportunidad de crecer. Dejó que sus propias dudas se apoderasen de ella y no se llegó a conceder una oportunidad.

Somos como la arcilla. Podemos cambiar de forma y transformarnos si realmente lo deseamos. Nada es estático. Podemos creer en nuestras limitaciones y decirnos «es que yo soy así», pero no es cierto. Como reza el dicho: «Lucha por tus propias limitaciones y tu premio será conservarlas». Poseemos la capacidad de ir más allá de donde estamos ahora mismo. Todo lo que necesitamos es tener fe.

La fe proviene de saber que existen muchas más cosas aparte de ti. Existe un poder ilimitado que desea aparecer y surgir en tu cuerpo y en tu vida en este preciso instante. Cuando le dices que sí, fluye a través de ti y te transporta a reinos que creías imposible alcanzar.

Duda de tus dudas: esa es la auténtica fe.

Error 2: Menospreciar los días de los pequeños comienzos

Hay un versículo del Antiguo Testamento que pregunta: «¿Quién ha menospreciado el día de las cosas pequeñas?» Toda persona creativa sabe cómo no menospreciar los días de los pequeños comienzos: la primera pincelada, la primera palabra escrita en una hoja en blanco, la primera nota ejecutada. Esos frágiles comienzos son preciosos, pues ninguna obra maestra llega a ser algo real prescindiendo de ellos.

En todos los aspectos de la vida, incluido el yoga, existen fases secuenciales de crecimiento y desarrollo. El bebé primero aprende a rodar, a sentarse, luego a gatear y, al final, a caminar y a correr. Cada paso es importante y todos requieren su tiempo. No nos podemos saltar ninguno. Si te fijas en los tres primeros años de la vida de un ser humano, verás que definen lo que son los días de los pequeños comienzos. Esos primeros pasos vacilantes construyen los cimientos indispensables.

De vez en cuando, por la clase aparece alguien que, sin saber absolutamente nada de yoga, a los tres meses dirías que ya lleva años practicando, y eso es así sencillamente por no aspirar a la perfección. Para esas personas el yoga es una alegría que van descubriendo paso a paso. Por otro lado, hay personas que aparecen un día y no vuelven más. Se presentan con sus cerebros orientados a los logros a toda máquina y en cuanto se topan con el desequilibrio, la torpeza o la debilidad en su cuerpo, experimentan frustración, vergüenza, miedo y dudas. A ese tipo de personas las guía una actitud inconsciente que provoca que, cuando algo no lo pueden hacer a la perfección, prefieren dejar de intentarlo.

Lo cierto es que un principiante de yoga de amplias miras es como un crío cuando aprende a dar sus primeros pasos. ¡Seguro que no abandona por caerse de culo unas cuantas docenas de veces! En una escala de diez, si cuando empiezas a venir a clase o a practicar en casa estás en el nivel dos y quieres llegar al ocho, primero tienes que pasar por el tres, el cuatro, el cinco, el seis y el siete. El límite que cada vez vayas alcanzando sólo lo superarás si dejas de odiar el simple hecho de ser principiante en cada nuevo nivel y empiezas a asumirlo.

La torpeza y el miedo de los primeros días de práctica desaparecen con bastante prontitud: verás lo rápido que te olvidas de lo que no podías hacer. Es lo divertido del yoga: con el tiempo tiendes a olvidarte de las batallas físicas en las que te has ido enzarzando a lo largo del camino. O sea que no desprecies los días de los pequeños comienzos pues es justo en ellos cuando abres nuevas puertas para acceder a esos descubrimientos gracias a los cuales todo es posible.

Error 3: Preferir lo tradicional a lo intuitivo

Nadie te puede indicar lo que te conviene. Ni respecto a una postura, ni a una dieta, ni a tu vida. Cada cuerpo es único y sólo tú puedes saber de verdad lo que te conviene. Te pueden dar consejos, puedes buscar guía, incluso pedir ayuda, pero al final tú y nadie más que tú sabes lo que te conviene.

La iluminación de tu cuerpo, tu mente y tu vida es un proceso radicalmente individual. Así pues, si afirmamos respecto a algo que sólo hay una manera de llevarlo a cabo, la enseñanza se vuelve muy problemática. Se dice que la vía hacia la iluminación es como el vuelo de un ave: no deja huellas tras de sí. Por ello las tradiciones que afirman que la suya es la única vía son absurdas. La tradición sólo es valiosa por lo que nos enseña, pero en cuanto se torna absoluta está negando el recurso humano más precioso que poseemos: nuestra intuición.

Uno de los mayores atractivos del yoga es que promete una técnica definida mediante la cual nos podemos independizar de preceptores, profesores o gurús. Con frecuencia, en Occidente ese aspecto en concreto no se enseña y lo que se nos ofrecen son profesores, o gurús, que se proclaman a sí mismos intermediarios divinos y que afirman poseer la clave de nuestra iluminación. El mensaje que el yoga tradicional suele instilar en el practicante es que se debe seguir al pie de la letra lo que dicta la tradición o el maestro, y que, comparado con el maestro, el practicante no sabe nada, y que o se sigue la vía del maestro o... ¡puerta! Creedme, yo llevo toda la vida en el mundo del yoga y he visto todas las formas posibles de intimidación, humillación y ciega devoción. Desde niño he sido testigo de cómo numerosos buscadores espirituales se han visto engullidos por el clima irracional que rodea a los gurús más famosos. Incluso ahora me asombra comprobar que numerosas personas con estudios continúan siguiendo ciegamente a determinados maestros, prescindiendo de las incoherencias que muestran y excusando al maestro, como si hubiesen perdido su capacidad de discernimiento y su sentido común.

Muchos gurús controlan a sus seguidores mediante un brillante proceso de contradicción. Haced lo que os dicen y os prometerán que llegaréis a la iluminación. La trampa es que las tareas o problemas que os presentan, tomados en conjunto, son irresolubles.

Uno se queda emocional y espiritualmente absorto en el problema y entonces recibe la enseñanza de que necesita al gurú para que le guíe por ese enorme y complicado proceso. Uno llega a dudar de sí mismo y empieza a confiar más en el gurú creyendo que es la única persona que tiene las respuestas.

En una época de mi vida yo también pasé por esto. No podía romper con ello porque por aquel entonces creía que mi gurú estaba en posesión de la única llave para acceder a mi poder personal. Dijese lo que dijese, tenía razón; y si yo no comprendía algo era por algún defecto mío y no por culpa del maestro. Meditaba durante horas y horas, realizaba tareas rutinarias, practicaba asanas y estudiaba interminablemente, todo ello sin dormir demasiado. Yo era el auténtico discípulo de yoga con el cerebro lavado.

Al final, me desperté y me di cuenta de que lo único que estaba haciendo era regurgitar lo que mis profesores me habían enseñado. Me percaté de que sin un sentido común y sin una intuición personal, la autorrealización era imposible. Nunca iba a hallar la sabiduría en mí mismo si todo lo que escuchaba era lo que me decían los demás.

Más tarde tomé conciencia de que en este tipo de juego las apuestas son muy elevadas y que en ese estado mental la gente llega a hacer cosas que normalmente no haría, como retorcer el cuerpo hasta extremos ridículos para su tipo corporal; memorizar sutras hasta marearse; o seguir dietas, re-

glas, votos y técnicas que no tienen absolutamente ningún sentido para ellas.

Si me muestro un tanto crítico acerca de los gurús, permitidme que aclare que el blanco de mis críticas es la ignorancia, la hipocresía y la manifiesta falta de honradez espiritual de muchas personas que pretenden ser gurús y maestros de esta antigua práctica. Los maestros más honrados son los que están dispuestos a expulsarse a sí mismos del pedestal y a ser reales.

La gente se postra ante cualquier maestro vestido de naranja para un día descubrir que no lleva ropa interior. Seguramente sí que tendrá algo sorprendente y fantástico que enseñar, pero en cuanto empezamos a verlo como alguien más santo que nosotros, estamos cayendo en una trampa. Mi padre me decía: «No te des mucha prisa en creer, pero tampoco desconfíes automáticamente». Es el mejor consejo que se puede dar.

Tu intuición siempre acierta. SIEMPRE. Nunca se equivoca. Es muy importante tenerlo claro. Cuanto más lo recuerdes y más la escuches, más fluirá tu vida y más abundancia llegará a ella: la gente correcta, la guía correcta, las circunstancias correctas. Pero si hago caso omiso de mi propia intuición, lo que genero es un gran caos.

Así pues, la pregunta es: ¿cuándo vas a empezar a confiar en el poder de tu intuición? Aquí, en la esterilla de yoga, puedes comenzar a practicar la intuición en acción. No me sigas a mí. Ni a mí ni a ningún otro. Síguete a ti mismo. Si te digo que hagas algo y no te funciona, ponlo en tela de juicio, modifícalo, juega con ello hasta que te funcione. Yo te voy a empujar, a pinchar, a espolear, a guiar; pero de ti depende sintonizar y fluir desde lo que te va bien.

Error 4: No darse cuenta de que la recompensa está en el proceso

No se otorgan premios por realizar las posturas a la perfección, no hay una meta final. La práctica del yoga es un viaje sin punto de llegada. Irás creciendo y transformándote durante el camino, pero no hay punto de llegada. Cuando vives ese instante de revelación se produce uno de los cambios internos más importantes que se pueden dar.

Una práctica sincera de yoga es exactamente eso: *una práctica*. Una práctica cotidiana que te ayuda a obtener una percepción mejor y totalmente distinta de tu interior y de lo que te rodea. Este tipo de transformación exige una rendición radical y un compromiso también radical con el proceso de crecimiento.

Me acuerdo de que pronto me di cuenta de la inexistencia de límites en cuanto hasta dónde podía llegar en una determinada postura; entonces supe que nunca me iba a aburrir porque siempre podría meterme más profundamente en ella. Quizás de entrada fue su propia dificultad lo me llevó al yoga, pero lo que hizo que continuase con él y se transformase en el centro de mi vida fue la belleza del proceso por el que el yoga me sigue transportando. Uno de mis motivos de enseñar yoga es mi deseo de compartir ese cambio de orientación, en un principio hacia las metas y actualmente hacia el proceso en sí. Cuanto más enseño, más veo que tanto enseñar como aprender constituyen un proceso perpetuo de refinación.

Existen dos actitudes mentales fundamentales. Una implica contemplar cada postura como algo que hay que lograr, un objetivo que hay que cumplir; en la mente, lo que cuenta es lo lejos que se puede llegar en la postura. Es la típica equivocación que cometen los principiantes o las personalidades del Tipo A. Con frecuencia esa actitud conduce a la frustración o a la lesión. Centrarse en una meta significa intentar que tu cuerpo haga lo que tú quieras que haga, en lugar de entregarte al proceso y, como estamos muy centrados en los resultados, potencialmente nos perdemos algo grande.

La otra actitud mental toma la postura como una herramienta para explorar y abrir el cuerpo. En vez de utilizar el cuerpo para aumentar el ego, la usas para llegar a conocer y comprender mejor tus esquemas corporales y mentales. Entonces las posturas se transforman en experimentos que nos van a revelar las resistencias que nos bloquean y a penetrar en ellas y, en última instancia, atravesarlas. Plantearse las posturas como objetivos nos vuelve menos sensibles a los mensajes que nos manda el cuerpo.

Al principio, lo más habitual siempre es forzar y querer ir muy rápido en vez de dejar que el cuerpo se vaya abriendo a su propio ritmo. Pero es mucho mejor confiar en el orden natural de las cosas: en el desarrollo progresivo en el tiempo. La rosa va a su ritmo. Los árboles, las estaciones también. Sólo los seres humanos tienen prisa. Si abrimos una rosa antes del momento de florecer, le romperemos los pétalos. Lo mismo sucede con nosotros, si apresuramos nuestro propio despliegue, provocaremos más daño que provecho.

Cuando ya lleves un cierto tiempo de práctica, te darás cuenta de que existen ciclos. Ahora estás dentro, ahora fuera, dentro, fuera, y así sucesivamente. Incluso actualmente, tras haber practicado seriamente más de veinte años, paso por dichos ciclos, y, si eres como yo, la dificultad comienza cuando estás en la meseta. He descubierto que el yoga es el arte de vivir esas mesetas.

A veces, parte del proceso consiste en dar tres pasos atrás para luego dar seis hacia delante y viceversa. A veces incluso sentirás que tu práctica está empeorando, pero en realidad eso forma parte de la mejora. A veces uno se siente completamente atascado, y de repente es como si se abriese una puerta y la cruzases.

En la China, los campesinos inician el proceso de plantar bambú enterrando las raíces un metro y pico bajo tierra... Durante dos años las riegan, las abonan y las alimentan sin verlas y sin saber incluso si todavía viven. Luego, de pronto, tras dos años de paciencia y cariño, ¡el bambú sale disparado hacia el cielo y crece casi tres metros en sesenta días!

A lo que me refiero es que los resultados en ocasiones apenas se aprecian, pero cada milímetro de progreso cuenta. No pretendas lograr posturas mejores, un cuerpo perfecto o llegar a una paz interna inmediata. Despréndete de la ambición y adopta la práctica de ir quitándote capas. Estate en donde estás, actúa en tu límite y las recompensas se irán revelando por el camino. La transformación es un proceso sin fin que hay que vivir. No se puede atrapar ni poseer, sólo se puede tomar parte en ella.

Error 5: Caer en la trampa de la competición y la comparación

El yoga se suele presentar como algo no competitivo. En el fondo es cierto, pero el ego te puede arrastrar hasta el engaño de

intentar mantenerte a la altura del proverbial vecino. Por si aún no lo sabías, te lo voy a decir: tu vecino lo tiene crudo.

Es bastante habitual empezar a sentir la competitividad con sólo poner el pie en la esterilla. Echas una ojeada a la clase y ¿qué es lo que ves? Ves a alguien con una postura del Guerrero y un aire de ferocidad que hace que la tuya parezca patética. Quizás mientras luchas por llegar a ponerte en la postura del Perro que Mira Hacia Abajo, la amiga que ha venido contigo la mantiene sin esfuerzo alguno. Pero fíjate: si observas a dos perros desperezándose, seguro que no se están mirando con el rabillo del ojo a ver cuál de ellos lo hace mejor. Su acción es instintiva, natural y sin ego.

Desde luego, en una clase de yoga puedes considerar que la fuerza de los demás es la demostración de tu debilidad, y entonces empezar a perder el tiempo compadeciéndote de ti mismo, justificándote, machacándote y utilizando todo eso como confirmación de las dudas que albergas acerca de ti mismo. O incluso peor: puedes hacer caso omiso de tus auténticas debilidades y obligarte a estar a la altura de esos demás «mejores» que tú. Entonces sólo te sentirás bien cuando lo logres o, mejor aún, cuando los superes.

Puede que tu respiración *ujjayi* sea profunda y rítmica comparada con la de la persona de al lado, que más bien te recuerda a un león asmático. Puede que seas capaz de adoptar la postura de la Rueda completa y que, en cambio, tu amigo se tenga que contentar con una versión modificada. Pero entonces, en lugar de prestar atención al momento de tu propio proceso en el que te encuentres, te dedicas a fijarte en gente que está peor que tú para sentirse superior.

La competición se basa en la identidad, pero el auténtico camino hacia el poder se fundamenta en el espíritu. Al ir adquiriendo experiencia con la práctica, hay que observar con más detenimiento nuestro propio instinto de competitividad; si no lo exploramos, continuará surgiendo espontánea e inconscientemente. Nos controlará sin que nos percatemos, y lo siguiente ya lo sabes: en lo que más te vas a fijar es en si eres «mejor» o «peor» que los demás. Habrás perdido de vista lo realmente importante.

Hay que entender y valorar en lugar en el que estamos. Y cuando nos sintamos seguros en nosotros mismos, entonces sí que podremos valorar los puntos fuertes y los éxitos de los demás sin sentirnos ni desafiados ni amenazados por ellos. Incluso podremos aprender de ellos.

En sí misma, la comparación no es mala; es una forma básica de pensamiento cuya auténtica noción se refiere al progreso. ¿Cómo saber lo que has progresado sin compararte con el lugar en el que estabas antes? ¿Cómo entender mejor las distintas maneras de mejorar y crecer sin calibrar la diferencia entre tú y los demás? La competición está bien si alimenta el alma y el crecimiento, pero es perjudicial si la utilizas para ponerte por encima o por debajo de los demás.

No te sientas intimidado por las fantásticas posturas que otros son capaces de realizar ni te recrees en tus propios sentimientos de superioridad al ver a los que te rodean luchando por lograrlas. Limítate a observar esos sentimientos de competición y comparación en cuanto surjan, y luego suéltalos; que se vayan. No los alimentes luchando contra ellos. No te quedes atrapado en ese combate. No te castigues por sentirlos. Y no los niegues. Acepta, valora,

relájate, respira y céntrate en la paz. Esa es la manera de crecer prescindiendo de comparaciones enfermizas. Así es en el yoga... y en la vida.

Error 6: No reconocer que a veces menos es más

En la práctica, a veces menos es más. No siempre –a veces más continúa siendo más–, pero hay momentos en los que hay que empujar y hay momentos en los que hay que entregarse. Aprendes a distinguirlos a base de confiar en ti mismo y de calibrar sinceramente dónde estás y qué es lo que se necesita. Puedes luchar para alcanzar la postura ideal, pero quizás ganarás más reduciendo, dando marcha atrás o modificando la postura. A las personas ambiciosas cuyo principal interés es conseguir cosas, tardan mucho en interiorizar dicho concepto, sobretodo si están acostumbradas a triunfar en la vida a base de trabajar mucho. Son personas que sobresalen por su intelecto, osadía, esfuerzo y agallas, y que de pronto desenrollan su esterilla de yoga sólo para descubrir que precisamente todas esas cualidades les impiden progresar. Para tales personas, menos suele ser más, y su estructura mental sólo les permite entender esa afirmación como una forma de debilidad.

La raíz de toda desdicha es el apego. Estamos obsesionados por nuestra apariencia y nuestras capacidades físicas. Estamos apegados a ellas. Tenemos una imagen de nosotros mismos, y cuando no la podemos mantener, nuestra identidad tal como la conocemos comienza a desmoronarse. El Power Yoga tiende a poner en duda dicha imagen y nos obliga a experimentar limitaciones y fronteras inesperadas. Este desmoronamiento, desde luego, es el despedazamiento previo a todo gran avance.

Karen tenía una típica personalidad del tipo A cuando empezó a asistir a mis clases. A sus treinta y cinco años, era vicepresidenta de un gran banco internacional y, a juzgar por su aspecto, estaba en plena forma. Le encantaba lo que el Power Yoga hacía por su cuerpo y ella se crecía ante las dificultades que le planteaba. Sin embargo, continuaba luchando con algunas posturas. Su cruz personal era la Lanza Girada (página 98). Cada vez que la intentaba, perdía el equilibrio y se caía. Ella sabía perfectamente que la modificación consistía en bajar la rodilla posterior, pero para Karen modificar significaba ser derrotada. Desde el punto de vista intelectual, me oía decir que hay una postura para cada cuerpo y que cada persona tiene que hacer lo que puede, pero su estructura mental más profunda le decía que aquello no se refería a ella. La postura le resultaba difícil porque sus isquiotibiales estaban rígidos por sus muchos años de correr. Al final, como era de esperar, forzó demasiado y se lesionó.

Si te reconoces en esta descripción (en cualquier aspecto de ella), menos puede que sea más para ti. El límite del que vas a aprender quizá no sea ese punto máximo que podrías alcanzar en una postura, sino el darte cuenta de lo que tienes que hacer para que tu postura sea saludable. Acuérdate: no existe ninguna postura que sea perfecta *per se*, sólo existe la presencia y la ecuanimidad perfectas. En yoga nuestro objetivo es conseguir la paz interior; el resto de beneficios simplemente van apareciendo por el camino. Buscando la ecuanimidad más que la perfección, cimentamos la estabilidad emocional suceda lo que suceda.

¿Cómo saber si para ti menos es más? En primer lugar —es lo más obvio—, si tienes una lesión. Si sufres de algún tipo de problema crónico, por ejemplo, en el hombro o en la rodilla, tendrás que tomar precauciones para no agravarlo. En yoga no se trata de curar mediante el dolor, sino de descubrir modificaciones que te permitan trabajar con él y a través de él. Will, que ha asistido a clase en mi centro de Cambridge desde que se inauguró, sufre un dolor en el hombro producto de una antigua lesión. Will hace yoga cinco veces por semana y adapta su práctica a lo que le permita mantener su hombro protegido. Hay días en que sólo hace dos Saludos al Sol en vez de seis, o quizás dobla las rodillas en la postura del Perro que Mira Hacia Abajo; hay días en que se limita a las posturas que afectan a la parte inferior del cuerpo y se queda practicando la Muñeca de Trapo (página 78) mientras los demás seguimos. No está realizando una práctica «perfecta», pero ni que decir tiene que la suya es más auténtica que la de algunos de sus compañeros que resuellan esforzándose más allá de sus límites.

Experimentar lo que yo llamo un «dolor malo» en cualquier nivel es otro indicio de que menos es más. Existe una diferencia entre un «dolor bueno» y un «dolor malo», y distinguir entre ambos puede ser la diferencia entre ir llevando tu límite un poco más allá de donde se encontraba y forzarte hasta la lesión. El dolor malo lo reconocerás de inmediato. Normalmente es punzante y eléctrico, y el mensaje que tu cuerpo te envía con él es un profundo: ¡Ay, ay, ay... Para! En esos momentos es importantísimo que le hagas caso al cuerpo. El dolor físico es una respuesta real. Es una señal de alarma que podría significar que estás yendo demasiado lejos, e ignorar ese genuino dolor lo más seguro es que abra paso a la lesión. El dolor bueno, en cambio, se siente como una sensación muy profunda de los músculos. El dolor bueno puede que sea sólo dolor, o un estiramiento en profundidad o el mantenimiento intenso de una postura. Es ese lugar de cómoda incomodidad.

Por último, también sabrás que hay que dar marcha atrás si empiezas a sentir pánico en una postura. No poder mantener la ecuanimidad y una respiración rítmica y regular indica que estás a punto de que la situación te agobie, y cuando se produce una reacción de pánico, se pierde la capacidad de intuir el cuerpo y uno se mueve utilizando el programa de supervivencia, cuyo único objetivo es llegar hasta el final. En cuanto eso suceda, *¡ten la certeza de que ya estás en la cabeza!* En tal caso, pisa a fondo tu freno mental, relájate y vuelve a meterte en el cuerpo, en la respiración y en el instante presente. Observa tus propias reacciones y sensaciones corporales para hallar la línea divisoria que separa la incomodidad cómoda del agobio. La clave para dominar esa línea es seguir respirando profunda y libremente y conservar la serenidad mientras esas intensas sensaciones sigan ahí.

Si en una determinada postura empiezas a sentir temor, lo más insensato sería hacer caso omiso de él para lograr sentir valor. No hay nada que demostrar: ni a ti mismo ni a nadie; y obligarte hasta tal extremo va directamente en contra de lo que se busca en la práctica. Lo que deseas es superarte, no hacerte daño.

Por cierto, al final Karen volvió a practicar, pero ya era una persona muy distinta de la que se fue como consecuencia de su

lesión. Se había dado cuenta de que forzarse implacablemente podía provocar no sólo lesiones físicas en la esterilla, sino también daños emocionales en la vida cotidiana. Ahora acepta que es una obra en curso y cada día procura vivir de una forma u otra la enseñanza de que «menos es más».

Error 7: No comprender tus propias resistencias

En todo proceso de crecimiento aparecen resistencias. Y están tan íntimamente entrelazados como la luna y las mareas.

Como persona que se ha dedicado al yoga y al crecimiento personal durante años, me encantaría poder afirmar que he vencido mis resistencias. Pero no es verdad. A veces aún tengo que llevarme a mí mismo a rastras hasta la esterilla. Los primeros cinco minutos son de pura resistencia. Luego se empieza a disolver y me meto en el flujo. Lo gracioso del caso es que los días que empiezan con más resistencias por mi parte suelen ser los que acaban con una mejor práctica.

La resistencia puede ser una gran maestra pues pone encima de la mesa tu mente y tu ser: tus miedos, tus apegos y las creencias que te limitan. De ti depende elegir si vas a continuar protegiendo tus propios esquemas o si los vas a sacar a la luz.

Las posturas están diseñadas para abrir y revelar todos los focos de resistencia que albergue el cuerpo. Nos brindan la oportunidad de disolver esas resistencias y de, atravesándolas, ir más allá. Enfrentarse a las resistencias sin luchar es la única manera de crecer a partir de ellas mismas. Ignorar las propias resistencias es garantizar que uno se va a quedar atascado en ellas.

Por mucho que lo intentes, y aunque encuentres la manera de dar un rodeo para soslayar los bloqueos que aparezcan en tu viaje, da igual: eso que obstaculiza tu camino *es* exactamente tu camino. La resistencia que surge es lo siguiente que tienes que observar, el siguiente límite en el que tienes que trabajar.

Ya sabemos que la mente y el cuerpo se influyen mutuamente. Las tensiones emocionales moran en la musculatura (de hecho, los músculos y las articulaciones conservan recuerdos de traumas y tensiones del pasado) y con el paso de años y años de acumulación de tensiones y de intranquilidad, el cuerpo se transforma en una especie de almacén de patrones inconscientes de aguante.

¿Te has fijado alguna vez en la postura corporal de las personas que están sumidas en una depresión? Pecho hundido, hombros desplomados, cabeza caída hacia delante. De hecho, el cuerpo físico comienza a moldearse en torno al dolor que siente el corazón. La compresión del pecho actúa como defensa, endureciéndolo literalmente y no permitiendo ni experimentar ni expresar las emociones más profundamente arraigadas. En caso de realizar una postura de apertura del pecho, como el Camello (página 131), la fuerza de las emociones despertadas por dicha apertura podría provocar que la persona en cuestión se sintiese incómoda.

En tal caso se presenta una alternativa. O uno se empieza a lamentar de lo incómodo que es el yoga como forma de ejercicio y se jura que nunca más lo volverá a probar, o intenta contemplar sus propias resistencias con objetividad, permanece en la postura y observa las emociones que surgen entonces. Si lo que la persona elige es quedarse encerrada, lo que limitará sus posibilidades de avanzar hasta el nivel siguiente, no habrá sido su cuerpo sino más bien su miedo a ver la verdad que la podría liberar. En cambio, si permanece en la postura, se dará cuenta de que la apertura de su cuerpo facilita la apertura de su mente. Su resistencia mental disminuirá y su postura se transformará.

¡La clave para abordar tu propia resistencia consiste siempre en una entrega radical interna, en una determinación tranquila y en el compromiso de soltar!

En yoga, se encuentran todo tipo de resistencias: en los tejidos, en la mente, resistencia ante la práctica diaria, resistencia a cambiar las costumbres y el estilo de vida que impiden el crecimiento. Cada vez que uno se siente bloqueado, hay que buscar qué es lo que nos bloquea –esos puntos oscuros– y el camino que hay que tomar se revelará por sí mismo.

El comienzo

¡Ha llegado la hora de desplegar la esterilla y empezar! Aquí es donde tu Viaje hacia el Poder pasa del concepto a lo real. Podemos hablar de ello, explicarlo, diseccionarlo y discutir sobre los posibles errores que se pueden cometer, pero en realidad todo se reduce a desplegar la esterilla y empezar.

Qué cabe esperar

Si eres principiante en este estilo de yoga, de entrada quizás te sientas un poco torpe y frustrado, pero te aseguro que a casi todo el mundo le ocurre. Recuerda que nuestro cuerpo está hecho para el yoga. ¡Haz del yoga algo propio!

El espíritu de flexibilidad te da maleabilidad física; la actitud de fuerza te da una musculatura real. Yo he visto a personas con 135 quilos a cuestas asistir a clase como principiantes y, mediante su poder personal, desencadenar todo un proceso de transformación gracias a su fuerza de voluntad. He visto a chicos que entraban a clase cargados con una voluminosa musculatura producto de su trabajo con pesas y al cabo de escasas posturas estarles temblando los brazos. Al final, progresaron gracias a la fuerza flexible que proviene de utilizar tu propio peso corporal como resistencia, pero tenían que experimentar su propio proceso evolutivo como cualquier otra persona. Sé amable y paciente contigo mismo y llegarás a ser magnífico.

El principio puede resultar difícil, pero los inicios ya suelen ser así. Una vez en marcha, resulta más fácil y todo empieza a conformarse como un todo en una serie de progresos fluidos.

En tu práctica habrá altibajos y pasarás por las inevitables mesetas. Cada día será único. A veces la energía y las ganas estarán ahí. Otras veces será una lucha. El cuerpo es como la mente, también tiene estados de ánimo. En cuanto ponemos el pie en la esterilla ya sabemos qué ánimo tenemos hoy. Trabaja con ello. Tras años de práctica, sigo teniendo días en que realmente estoy ahí y otros en los que estoy luchando. Hay días en que la práctica fluye como un arroyo de montaña de aguas prístinas y otros serán como estar nadando en pegamento. Sea como fuere, ¡simplemente hazlo! Modifica, diluye descubres las modificaciones que necesitas para que las posturas te resulten saludables y factibles, pero no reacciones en demasía hasta el punto de dejarlo correr. Acuérdate: los progresos se presentan en los momentos en que se percibe el fracaso. ¡Si el ego dice no, que el espíritu diga sí! La voluntad, el repetir y el ser consecuentes pondrán los cimientos de una auténtica transformación.

Tras las primeras sesiones puede que te sientas dolorido. Es algo muy normal por cuanto estás trabajando con la musculatura profunda. ¡Incluso a lo mejor descubres músculos que ignorabas poseer! A mí, de hecho, esa sensación de estar dolorido me encanta, pues el dolor supone una conciencia elevada y una parte de un cambio positivo. Si duele mucho, continua practicando. Ten por seguro que una buena práctica en ambiente caldeado extraerá los ácidos metabólicos de la musculatura y le proporcionará un baño refrescante de sangre rebosante de nutrientes y de oxígeno, con lo que el dolor desaparecerá.

En los campamentos que hacemos en México o en Hawai siempre les recomiendo a los participantes que se bañen en el mar lo más que puedan. El agua salada es rica en minerales que eliminan las toxinas de los músculos. En caso de no vivir cerca del mar, se puede obtener el mismo efecto añadiendo sales minerales naturales al agua –caliente– del baño. Si se dispone del tiempo y los medios para un masaje, también lo recomiendo: será de gran ayuda para drenar la linfa y los residuos metabólicos presentes en los tejidos.

Habrá molestias y dolores fortuitos que desaparecerán, pero otros pueden surgir para así poderse curar. Un aspecto muy satisfactorio de la enseñanza de yoga es la interminable cantidad de alumnos que te cuentan que, tras unas cuantas clases, ven que los dolores y molestias que les habían estado afligiendo, a veces durante años, de repente se esfuman. Hace poco, una alumna me contaba que años atrás había sufrido una lesión en el cuello y que, como consecuencia, padecía un dolor residual que le impedía girar la cabeza a la derecha. Tras un mes de práctica de Power Yoga, recobró la movilidad completa del cuello. Entre risas me decía que le atribuía al Power Yoga la recuperación de toda la parte derecha de su mundo.

Puede que ese dolor crónico de espalda desaparezca, pero quizá suceda que se atraviesen pequeñas crisis curativas, como por ejemplo dolor en los isquiotibiales. Es natural, los dolores y molestias nuevos forman parte del proceso de curación y fortalecimiento. El cuerpo experimenta una metamorfosis, una auténtica reconstrucción en profundidad. A veces se puede sentir como si se empeorase en vez de mejorar.

A veces el hecho de sanar, fortalecer y abrir una parte saca a la luz las debilidades ocultas de otra. No hay que preocuparse, sólo relajarse y mantener el rumbo.

Cuando se empieza a practicar, es posible que surjan emociones intensas. Parecen salir de la nada y golpearnos en lo más hondo. También es natural. Hay que dejarlas emerger (quizá incluso se necesite expresarlas de manera sana con un llanto o un grito que surja de las entrañas) para que esa energía se desplace por el cuerpo de manera que la podamos soltar. No hay que reaccionar, sólo hay que relajarse y estar con ella. Hay que continuar respirando y darse cuenta de que a lo mejor por primera vez en la vida estamos haciendo limpieza general y nos estamos despertando.

Qué vas a necesitar

Lo único que vas a necesitar para empezar es una esterilla de yoga. La esterilla impide resbalar y proporciona un poco de mullido. Se puede comprar en cualquier tienda de deportes mínimamente buena, o en centros de yoga o en línea. Yo aconsejo unas que importo de Alemania que son delgadas, no resbalan y se pueden lavar. En mi web, www.baronbaptiste.com, puedes adquirir esas esterillas (además de otros artículos de yoga). Muchos estudiantes ponen una toalla sobre la esterilla para que no les resbalen las manos o los pies cuando empiezan a sudar. También existen otros apoyos, como bloques, mantas o cintas que ayudan a modificar las posturas en las etapas iniciales de la práctica.

Las posturas

¡Enhorabuena! ¡Estás a punto de dar el gran salto hacia el dominio de cuerpo y alma! A continuación se presentan cincuenta y tres posturas que conforman una práctica de Power Yoga dinámica y equilibrada, todo en noventa minutos. Las posturas se agrupan en once series, cada una con un objetivo claro que desempeña un papel primordial en la práctica global. Por ejemplo, la primera serie, Integración, te mete en el cuerpo, en la respiración y en el instante presente. La tercera, la serie del Guerrero, genera vitalidad y energetiza todo el cuerpo; más adelante, en la práctica, la serie de Inversiones crea armonía hormonal y lo equilibra todo.

Las once series son las siguientes:

- Serie de Integración: Presencia
- Saludos al Sol: Despertar
- Serie del Guerrero: Vitalidad
- Serie del Equilibrio: Ecuanimidad
- Serie del Triángulo: Enraizamiento
- Serie de Flexiones Posteriores: Ignición
- Serie Abdominal: Estabilidad
- Serie de Inversión: Rejuvenecimiento
- Serie de Cadera: Apertura
- Serie de Flexiones Anteriores: Soltar
- Serie de Entregarse a la Gravedad: Descanso Profundo

Para cada postura proporciono instrucciones detalladas acerca de cómo entrar en ella, la respiración correspondiente, consejos de alineamiento y el *vinyasa* para enlazar con la siguiente, como si se tratase de una clase presencial. Al ser de aplicación para todas las posturas, también incluyo los beneficios internos y externos que reporta cada una, los factores de riesgo que hay que tener en cuenta, las posibles modificaciones para los principiantes o si se ha sufrido alguna lesión, y el enfoque espiritual que se entreteje en la práctica. Cada postura va acompañada de una fotografía que muestra el modelo ideal hacia el que tender. En algunas de las posturas también he añadido otras fotos para mostrar posibles modificaciones que faciliten o dificulten la ejecución en caso necesario. Lo que me propongo es desmitificar el proceso y hacer que el Power Yoga te sirva en la vida diaria, ahora mismo, de manera que cuanto más sepas, más saludable y potente será la práctica tanto para tu cuerpo como para tu alma.

Como he dicho antes, las series se realizan en un orden concreto diseñado para trabajar global y sistemáticamente todas las dimensiones del cuerpo. Al final de esta parte, voy a mostrar cómo organizar prácticas que encajen en el programa diario mediante una fórmula aplicable al tiempo disponible, sea un cuarto de hora, media hora o una hora, de manera que cada día se pueda practicar.

1. Serie de Integración: Presencia

Todo comienza en la Serie de Integración. Aquí sales del mundo y entras en ti mismo, sales de la cabeza y entras en el cuerpo. En esta serie se pone en marcha la respiración ujjayi, esa respiración profunda capaz de transformar tu vida, que unirá tu mente y tu cuerpo y que prende tu fuego interno durante toda la sesión.

Las posturas de Integración te transportan al momento presente, acallan el parloteo de la mente y centran tu energía en el rejuvenecimiento, la limpieza y la curación. Aquí es donde logras la calma y regresas al centro entrando en relación con el suelo y sintiendo el humor de tu cuerpo en este preciso instante. Para empezar, reafirmas tus intenciones y dedicas una oración a la práctica. Todo empieza aquí, con estas tres posturas iniciales que unen cuerpo, respiración y mente.

Al poner el pie sobre la esterilla, lo primero es comprometerte a dejar para luego los problemas y preocupaciones de la vida. Ponlos en hielo durante un rato. Ya los recogerás luego, cuando hayas acabado, si es que realmente estás apegado a ellos. Ni que decir tiene que nuestra meta es hacer que todo ese equipaje y energía inútil que te pesa, los *sueltes* al llegar a la esterilla. Buscamos transformarte en un espacio distinto, para que, al volver a la cotidianidad, disfrutes de una perspectiva completamente nueva. Podrás relacionarte exactamente con los mismos temas que antes, pero viéndolos desde una posición ventajosa totalmente nueva.

Nuestro cuerpo cambia de humor constantemente, lo mismo que nuestra mente. Estas posturas nos van a permitir que podamos percibir lo que está ocurriendo en él ahora mismo. ¿Qué siente tu cuerpo? ¿Estás rígido, dolorido y lleno de nudos, o quizá está bastante relajado? ¿Qué hay en tu mente? ¿Estás presente en la esterilla o simplemente las luces se han quedado encendidas pero no hay nadie en casa? ¿Te has atascado en tu cabeza? Quizá te sientas lleno de energía, o quizá una sesión de yoga es lo último que te apetece hacer y lo único que quieres es salir corriendo. Pero ya has dado el primer paso: te has traído a ti mismo hasta la esterilla y eso era lo más difícil de todo lo que vas a hacer. Ahora, simplemente, suéltate. Lo que te puedas soltar es lo que determinará que el flujo se ponga en marcha.

Si luchas quiere decir que en algún nivel te estás agarrando. ¿A qué? A tus inquietudes. A tus preocupaciones. A tus tensiones. ¡Suéltate! Si no te sueltas ahora, entonces ¿cuándo? Deshaz los muros, suelta la cuerda y fluye.

Recuerda que la respuesta al *cómo* siempre es *permaneciendo en el ahora*. Sigue tu propia respiración, ella te guiará hasta el instante presente y todo lo demás de desvanecerá como un cubito de hielo en agua caliente. Sólo respira y métete en el momento presente: la puerta de entrada a ese espacio de transformación donde moran la curación y el crecimiento.

Postura 1: El Niño (Balasana)

Comenzamos nuestra práctica adoptando la postura del Niño. Como parte de la Integración, la postura del Niño despierta la conexión entre tu respiración y tu cuerpo y suelta y relaja toda la musculatura. Pero la postura del Niño también puede ser tu campamento base durante toda la práctica. Se trata de una postura de descanso que hace disminuir la frecuencia cardíaca y que reposa todo el cuerpo, permitiendo su recuperación. Vuelve a la posición del Niño cuantas veces sea necesario durante la práctica. Los principiantes puede que vuelvan a ella diez, veinte o cien veces, lo cual es totalmente correcto. Date permiso para descansar, para cuidar de ti mismo. Si tienes que descansar, sé consecuente. No te preocupes, no hay prisa: con la práctica te irás reponiendo cada vez en menos tiempo e irás ganando resistencia.

Aunque la postura del Niño es una posición de descanso, no es lo mismo que dejarse caer sobre la esterilla para recuperar el aliento. Si te paras de golpe y dejas vagar la mirada por la habitación, tu energía

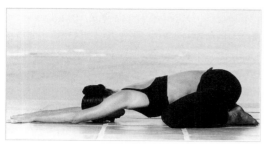

Postura 1: Postura del Niño

se dispersa. Todo el alineamiento de la postura busca interiorizar y rehacer tu energía, manteniéndote orientado hacia dentro.

Aquí debes marcar el ritmo de la práctica relajando el rostro y dejando caer la máscara. Afloja los músculos de la cara: los músculos de tu personalidad. Comprométete a salir de detrás de la máscara y a entrar en un estado de presencia sincera, relajada y alegre.

Pasos a seguir: Desde la posición de pie, ponte a cuatro patas sobre manos y pies, de manera que los empeines queden planos en el suelo. Lleva hacia atrás el peso de las caderas hasta que las nalgas descansen sobre los talones. Junta los dedos gordos de los pies y separa las rodillas hasta que lleguen a los bordes de la esterilla (más o menos la distancia de dos pies). Extiende los brazos rectos hacia delante con las palmas en contacto con la esterilla. Lleva la frente hasta el suelo y descansa muy, muy profundamente. Respira libre y plenamente para tranquilizarte y centrarte. Penetra en el ahora y ¡ama tu cuerpo!

Modificación: Si tener los brazos estirados hacia delante no te resulta cómodo, colócalos descansando paralelos junto al cuerpo con las palmas mirando hacia el cielo.

Enfoque espiritual: En ocasiones, los embates de la vida te ponen de rodillas literalmente. Esta postura te ofrece la oportunidad de experimentar una entrega espiritual, de darte cuenta de que: «Vale; por mí mismo no puedo hacer nada, pero en mi interior existe un poder que sí que puede». Nos pasamos la vida resistiéndonos a la idea de rendirnos; la consideramos una debilidad, un abandono. Entonces, de repente, llegamos a un punto en que nos damos cuenta de que el momento de «soltar» no es el final de la vida, sino su auténtico comienzo.

Postura 2: El Perro que Mira Hacia Abajo (Adha Mukha Svanasana)

El Perro que Mira Hacia Abajo es una postura que forma parte de la quinta esencia del Power Yoga por cuanto implica todo tu ser. Calma el sistema nervioso y constituye un trabajo de fuerza global y flexible. Descomprime la columna, tonifica y fortalece los brazos, abre los arcos de los pies, esculpe y alarga los muslos y abre los hombros de manera portentosa. Toda la parte posterior de tu cuerpo se despierta, se implica y se libera. La postura presenta un elemento de inversión que pone tu mundo cabeza abajo, provocando un cambio en tu bioquímica. Yo la utilizo con frecuencia tanto en clase como en mi propia práctica porque, a la vez que es dinámica, también es descansada.

Pasos a seguir: Partiendo de la posición del Niño, estira los brazos ante ti, manteniendo las palmas planas en el suelo. Dobla los dedos de los pies de manera que la planta mire al suelo e impúlsate hacia arriba desde el trasero estirando las piernas. Camina con los pies hacia el borde posterior de la esterilla y con las manos hacia delante. Las

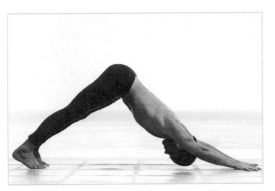

Postura 2: El Perro Que Mira Hacia Abajo

manos tienen que estar separadas a la anchura de los hombros, las palmas planas, los dedos abiertos por igual; los pies separados a la anchura de la cadera y paralelos entre sí. Visto de lado, tienes que ofrecer el aspecto de una V invertida. Es mejor que dispongas de una base muy amplia, o sea que atrasa un poco más los pies y adelanta un poco más las manos. Lleva el cóccix hacia arriba y alarga la columna vertebral.

Si alcanzas a poner los talones en el suelo, fantástico. Si no, no te preocupes. Por ahora no llegan a tocar, y quizás nunca lleguen, pero eso no altera los beneficios que proporciona la postura. El objetivo no es la flexibilidad, sino el ponerte en forma. La postura busca activar y estimular todo el cuerpo, aportando espacio y luz a la columna vertebral y estimular los tejidos para revitalizarlos.

Levanta la barbilla y mírate las manos de reojo; luego comprueba cómo están los pies, que tienen que estar separados a la anchura de las caderas. Lleva los omóplatos hacia la parte baja de la espalda, de manera que se separen el uno del otro, y rota los brazos hasta que los huecos de los codos se miren. Imagínate que tienes dos tarros bajo las manos: abre el derecho en dirección de las agujas del reloj y el izquierdo a la inversa, sin mover las manos. La rotación se genera interiormente a nivel de la articulación de los hombros. Eso ensanchará la parte alta de la espalda y separará las escápulas; también quitará un poco de la presión de las muñecas. Aprieta los nudillos de ambos índices contra el suelo para distribuir adecuadamente tu peso y estabilizar las muñecas.

Prueba a doblar las rodillas y llevar el cóccix hacia arriba para suavizar cualquier redondez que aparezca en la espalda y así crear un cordón umbilical de energía, con la belleza de una línea totalmente recta, que recorra toda la columna. En la inspiración, aprieta la esterilla hacia delante con manos y brazos y crea espacio en los hombros, como alargando los huesos de los brazos. En la espiración lleva el pecho hacia los muslos, eleva un poco más las caderas y levanta los isquiones hacia el cielo. Lleva los huesos de las piernas hacia la pared que tienes detrás, e impulsa los talones hacia el suelo. Si esto te parece muy complicado, no te preocupes: muy pronto te resultará de lo más natural.

Juega con la postura: investígala, hazla tuya. Retócala hasta que te sientas bien con ella. Llega hasta tu límite y juega, pero de manera sana; acepta tu propio reto, pero con la sensibilidad suficiente para no provocar el dolor. Implícate dinámicamente pero sin forzarte. Deja caer la cabeza, deja caer el cerebro y respira. Limítate a ser y a respirar libre y profundamente. Tu respiración ujjayi debe ser rítmica y poseedora de un poder oceánico. Deja que las capas de tensión se vayan desprendiendo de una en una. Empecemos ahora mismo, ¡suéltate!

Alineamento:

- Contrae y activa los cuadriceps.
- Tira de los fémures hacia atrás en dirección a la pared que está detrás de ti.
- Tira de las caderas hacia atrás e inclina el cóccix hacia arriba.
- Eleva los isquiones hacia el cielo y sepáralos el uno del otro.
- Mete el ombligo hacia la columna y súbelo.
- Haz presión con los brazos hacia abajo y hacia delante.
- Deja caer los omóplatos y mete los codos, que se acerquen uno al otro.
- Las palmas tienen que permanecer planas como crepes y empujar la esterilla hacia delante.
- Abre los dedos extendiéndolos por igual.
- Pon el peso en los nudillos y no en las muñecas. Haz hincapié en apretar hacia abajo llevando el peso a través de los nudillos de los índices.

Factores de riesgo: Poner todo el peso del torso hacia abajo puede provocar un aplastamiento de las muñecas y los hombros. Para evitarlo, levanta el pecho y el torso unos centímetros hacia el techo. También puede suceder que las muñecas se tensen si las aprietas demasiado hacia el suelo en vez de distribuir la presión equitativamente en manos y nudillos.

Modificación: Para aliviar la presión de las muñecas, coge la esterilla, dóblala en tres y utilízala como base para las palmas. Eso pondrá peso en los nudillos y dedos y lo quitará de las muñecas. Sigue con la rotación hacia fuera de las articulaciones de los hombros y orienta la presión en el espacio que queda entre el pulgar y el índice de ca-

da mano. Algunos principiantes suelen sentir dolor en las muñecas hasta que sus antebrazos, hombros y espalda se fortalecen. Ten paciencia contigo mismo. Si practicas a diario te pondrás fuerte en muy poco tiempo.

Enfoque espiritual: Los niños no adoptan posturas afectadas ni fingen. Simplemente son. En yoga, si alguien esta fingiendo siempre se nota. Permítete ser natural. La naturalidad comienza con la decisión de salir de detrás de la máscara: fingir menos y soltar más, dejar que la luz brille a través de nosotros. Esta luz es una fuerza invisible que cosecha resultados visibles y aquello que al final nos permite resplandecer.

Postura 3: La Muñeca de Trapo (Uttanasana)

La Muñeca de Trapo, que es la postura que finaliza la serie de Integración, continúa soltando la parte posterior del cuerpo al tiempo que va despertando tu bioquímica. Al igual que el Perro que Mira Hacia Abajo, contiene un elemento de inversión que baña el cerebro con sangre fresca rica en oxígeno y calma y revitaliza el sistema nervioso.

Pasos a seguir: Partiendo del Perro que Mira Hacia Abajo, acerca los pies a las manos paso a paso. Los pies tienen que quedar paralelos y separados a la anchura de las caderas. Ahora, doblándote por la cadera, relájate hacia delante sobre las piernas. Que cada mano vaya al bíceps del otro brazo y que el peso llegue hasta las almohadillas de los pies. Deja caer la cabeza y suelta el cuello. Separa los isquiones mientras estés colgando hacia delante. Las pier-

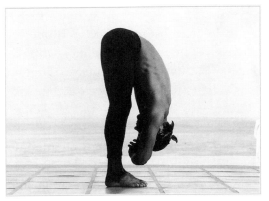

Postura 3: La Muñeca de Trapo

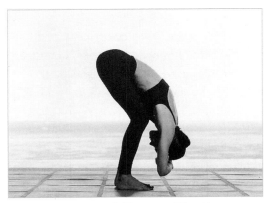

La Muñeca de Trapo, modificación

nas están fuertes, la parte superior del cuerpo gana longitud, creando una tracción que pasa por el torso. Relaja los ojos y pon tu mirada en algún punto detrás de ti.

Suavemente, estira y abre los dedos de los pies y aprieta con las plantas contra la esterilla estableciendo una relación perfecta con el suelo. Vete ablandando desde tus cimientos hacia arriba. Con los dedos de la mente sube por las pantorrillas, las rodillas, los isquiotibiales, las caderas, la columna vertebral y, si es preciso, acaba de ajustar la posición durante el recorrido. Si la parte baja de la espalda está rígida y dormida, dale vida con la respiración. Alimenta la apertura de todo tu cuerpo. Que la máscara se vaya disolviendo. Calma lo que contiene tu cabeza.

Relaja el cuello y deja que el néctar fluya hasta el cerebro. Mueve la cabeza como diciendo «sí» y luego «no» varias veces para cerciorarte de que te estás relajando de verdad. Cuando aflojas la musculatura del cuello, la arteria que transporta la sangre oxigenada hasta el cerebro se dilata y el oxígeno puede llegar sin obstáculos hasta él. ¡A tu cerebro le *encanta* el oxígeno! De vez en cuando es muy saludable colgarse al revés y así proporcionarle un buen baño. Poner tu mundo del revés despeja el camino para luego adoptar puntos de vista nuevos y experimentar nuevas vivencias internas. Despójate de lo viejo, de los pensamientos que te limitan, de las creencias que te coartan, y regresa al cuerpo con más compasión, más aceptación, más amor y más luz. Sé una vasija abierta y que el flujo curativo se ponga en marcha.

¡Con ponerte colgando y *respirar* basta!

Alineamiento:
- Mantén las piernas activas y fuertes; el cuerpo superior está relajado y libre. Utiliza el cuadriceps y levanta los isquiotibiales.
- Deja que la cabeza cuelgue, eso te alargará el cuello.
- Las caderas tienen que colocarse encima de los talones.
- Mantén las rodillas ligeramente dobladas para protegerlas tanto a ellas como a la parte baja de la espalda.
- Empuja los fémures hacia atrás y los isquiones hacia fuera.

Factor de riesgo: Si notas mucha tensión en la parte baja de la espalda, adopta las modificaciones presentadas a continuación. Si las piernas están rectas, vigila que no estén en hiperextensión. Tienen que estar relajadas.

Modificación: Dobla las rodillas todo lo que necesites. ¡No hay premio para las piernas más rectas!

Enfoque espiritual: A veces, relajándonos y no haciendo nada, suceden grandes cosas. Llegado a cierto punto de su vida, Gandhi no hablaba, casi no comía y apenas se vestía. Refinó su vida hasta lograr una gran simplicidad y, mediante su inquebrantable decisión, cambió el mundo.

2. Saludos al Sol: Despertar

Los Saludos al Sol constituyen un calentamiento general de todo el cuerpo que provoca calor, fija el ritmo de la sesión, el ritmo de la respiración y el flujo de la práctica del yoga. Sitúan el foco más en el interior y provocan la aparición del calor curativo interno. Existen dos series de Saludos al Sol: el Saludo al Sol A y el Saludo al Sol B; ambas se realizan con ímpetu en una secuencia fluida. Sirven para movilizar la musculatura, poner el corazón a bombear sangre, incrementar la circulación y preparar el cuerpo para la práctica, haciendo que todas las articulaciones lleguen a su máximo radio de movimiento.

Muy a menudo sucede que los primeros quince minutos de Saludos al Sol estén llenos de resistencia. Pueden parecer algo duro e incómodo. Sin embargo, si sigues cambiando de postura a postura y respirando conscientemente, algo varía de repente y entras en un flujo, en una zona. En ocasiones sientes que «no has entrado», pero si aun así continúas, la energía cambia. Te trasladas a un lugar nuevo. Es otro espacio. De golpe te olvidas de todos los motivos que antes aducías para encontrar que el ejercicio era duro, y simplemente empiezas a fluir. Sales de la cabeza, disuelves las resistencias y abres el grifo. Si te asaltan las dudas, recuerda: en este momento no se trata de que te guste, sino que es algo que tienes que hacer. La práctica del yoga no es siempre fácil, pero ¡siempre es necesaria!

Los Saludos al Sol encienden un fuego purificador, pero también sirven para otro propósito importante. Ambas series desempeñan un papel crucial en el flujo de tu práctica. Para mantener ese flujo, a menudo necesitamos conectores o posturas de enlace que nos lleven de una posición a la siguiente. Y ahí es donde los Saludos al Sol entran en juego. Los Saludos borran la pizarra entre posturas para que llegues a la siguiente neutro y fresco. Vas a volver a las series de Saludos al Sol una y otra vez para que el fuego interno siga ardiendo y para que la práctica fluya.

Voy a dividir la serie estudiando las posturas de una en una, pero las secuencias tienen que realizarse de forma fluida.

Saludo al Sol A
Postura 4: Samasthiti

Hay algunas posturas a las que nos referimos únicamente por su nombre sánscrito; *Samasthiti* es una de ellas. Esta postura, cuyo nombre significa literalmente «estar firmes», cultiva la conciencia corporal y desarrolla nuevos patrones de postura y estatura. El alineamiento de *Samasthiti* es importante porque constituye el esbozo de lo que serán muchas otras posturas; en realidad, el resto de ellas son sólo variaciones de torso, brazos y piernas sobre esta estatura central. *Samasthiti* es como la primera nota de una sinfonía: todo se construye a partir de ahí. Cuanta más atención consciente le prestes a esta postura, más dulce será la música que toques.

Pasos a seguir: Desde la Muñeca de Trapo, junta los pies moviendo alternativamente puntas y talones. Relaja las rodillas y despliégate lentamente, vértebra a vértebra, hasta alcanzar la vertical. Mientras vas subiendo, levanta los brazos lateralmente e inspira profundamente. Espira y lleva las manos al corazón en el centro del pecho, palma contra palma. Luego aparta las manos y déjalas colgando a los lados.

Quédate de pie, erguido y con los bordes internos de los pies en contacto. En ésta y en las demás posturas empieza siempre prestando atención a los pies. Trabaja desde una base que sea sólida y luego prosigue hacia arriba. Sigue anclando bien los pies en el suelo. Los pies tienen que estar muy despiertos, como si estuvieras de pie en una cazuela llena de café exprés. Clava las piernas en el suelo y levanta el esternón hacia el cielo, de forma que se cree una tracción entre las plantas de los pies y lo alto de la cabeza. Enraízate y automáticamente la parte

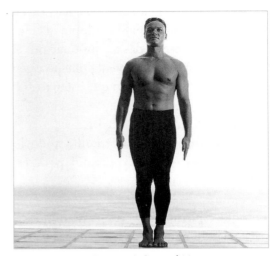

Postura 4: *Samasthiti*

superior del cuerpo rebotará hacia arriba. ¡Que a tu columna le dé un poco el sol!

Contrae suavemente el cierre abdominal (*uddiyana*). Inclina ligeramente el cóccix hacia abajo y hacia dentro para centrar la pelvis, como si llevaras un recipiente con agua en el fondo pelviano y no quisieras que se derramase ni una sola gota por el borde anterior. Gira la parte interna de los muslos hacia la pared que tienes detrás.

Tira un poco hacia atrás de la parte superior de los hombros y relájalos. Tienes los brazos despiertos y con energía. Las palmas miran hacia dentro. Proyecta un haz de luz al centro de la Tierra desde la punta de los dedos de las manos. Mantén la cabeza centrada y el cuello neutro. Respira alargando la espiración. Sé sólido en tu respiración y en tu cuerpo.

Permanece de pie en toda tu estatura con una integridad natural. Alinea la mente con la columna y permanece de pie en esa bella línea central de gravedad. Abre el centro de tu corazón. Esta postura comienza con la postura interna de tu mente; así pues, eleva la mente y la columna la seguirá. Aumenta conscientemente tu estatura personal y tu cuerpo se irá amoldando alrededor de ese poder interno y sosegado.

Alineamiento:

- Enraíza las plantas de los pies en la tierra y levanta los arcos.
- Extiende los diez dedos de los pies.
- Aprieta los bordes internos de los pies uno contra otro.
- Implica los cuadriceps y empuja los huesos de la pierna hacia abajo.
- Centra las caderas y recoge un poco la parte frontal de la pelvis, como si llevases agua en la cavidad pelviana.
- Abre el pecho y levanta el esternón.
- Pon la columna derecha y estirada.
- Lleva la parte superior de los hombros hacia atrás y hacia abajo y relájalos separándolos de las orejas.
- Energetiza los brazos y gira las palmas hacia dentro hasta que queden mirándose.
- Activa la punta de los dedos.
- Observa un punto situado ante ti con una mirada tranquila y relajada.

Factor de riesgo: Sacar pecho como un sargento de instrucción tensa la columna y aplasta los riñones. Céntrate en situar las costillas, la columna y las caderas en un alineamiento neutro y natural. Evita la hiperextensión de las rodillas.

Enfoque espiritual: Tu luz brilla con más fulgor cuando bajas la guardia y dejas que las paredes se desmoronen. Las paredes que levantamos para que los demás se queden fuera nos mantienen ocultos dentro. La vida es tan corta... ¿por qué esconderse? ¡Ocupa el espacio, relaja el cuerpo, sé abierto y duda de tus propias dudas!

Postura 5: Postura de Pie (Tadasana)

La postura de Pie invierte y alivia al cuerpo de la presión constante que la gravedad ejerce sobre él. Crea un alargamiento y una apertura en la parte anterior del torso, cuello, pecho y hombros. Tendemos a compactar el cuerpo mientras realizamos los movimientos de la vida diaria: sentarnos a trabajar con el ordenador, cargar con bultos pesados o con criaturas, encogernos de hombros como consecuencia de las preocupaciones, elevándolos hacia las orejas. Se han hecho estudios que demuestran que, al cabo del día, hemos perdido una pulgada de estatura debido a la compresión de la columna. Luego, por la noche, mientras estamos estirados, los cartílagos reabsorben el agua y contrarrestan el encogimiento diurno. Con el tiempo, sin embargo, la compresión se acumula. En la vida nos vamos comprimiendo; con el yoga nos expandimos y nos soltamos. Ese es el motivo que me lleva a poner gran énfasis en la elongación

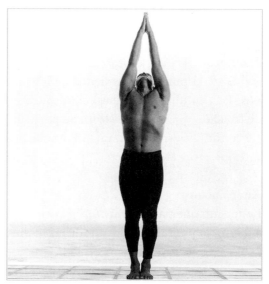

Postura 5: Postura de Pie

de la columna alejando el torso de la pelvis, es decir, acercándonos al cielo en vez de ceder a la gravedad.

En esta posición, el sistema nervioso recibe una llamada de aviso. De alguna manera, todo el sistema nervioso enlaza directa o indirectamente con la columna. Son esos seis grados de separación que se manifiestan en el cuerpo humano. Cuando la columna se alarga de manera natural, la compresión o el pinzamiento de los nervios de alivia. Entonces podremos sentir que se iluminan como un árbol de Navidad.

Pasos a seguir: Desde *Samasthiti*, gira las palmas de las manos hacia fuera. Inspira, levanta un poco la mandíbula y sube las manos lateralmente hasta que queden separadas a la anchura de los hombros, por encima de la cabeza. Ahí las palmas tienen que estar o mirándose o tocándose. Observa un punto del techo situado directamente encima tuyo. Mete un poco el cóccix y baja las costillas por delante. Procura que la caja torácica no se hinche. Mantén los brazos extendidos y las palmas mirándose.

Enraízate en el suelo a través de las plantas de los pies, estírate hacia el cielo a través de la punta de los dedos de las manos. Pon en funcionamiento el mismo tipo de tracción que en *Samasthiti*. Sé parte del cielo y de la tierra, como una montaña: enraizamiento y elevación.

Alineamiento:
Lo mismo que para *Samasthiti* y además:
• Estira la punta de los dedos de las manos hacia el cielo y enraízate en la tierra desde los pies, creando longitud y espacio en todo el cuerpo.

Factor de riesgo: Vigila que la espalda no se arquee en exceso. Mantén la columna en posición neutra. Cuando levantes la barbilla, no tenses el cuello.

Enfoque espiritual: No necesitas ni el permiso ni la aprobación de nadie para actuar de esa manera que en el fondo ya sabes que es la correcta. Estar en estado de gracia significa simplemente saber lo que en este instante es correcto y actuar conforme a ello.

Postura 6: *Flexión Hacia Delante en Bipedestación (Uttanasana)*

El movimiento de flexión hacia delante de *Uttanasana* estira la parte baja de la espalda y los isquiotibiales. Internamente, estimula y limpia los órganos situados en el vientre, incluyendo el aparato digestivo, y enciende el fuego metabólico. Al igual que sucede con el resto de flexiones hacia delante, también armoniza la química cerebral.

Pasos a seguir: Desde la postura de Pie, espira y, doblándote por las caderas, muévete hacia delante con la columna recta, como en un salto del ángel. Los brazos descienden lateralmente deteniéndose cuando los dedos alcanzan el suelo a ambos lados de los pies. Aprieta con el pecho hacia abajo, hacia las piernas; pega los pezones a los muslos. Lo ideal sería que las manos quedasen planas en el suelo, junto al borde externo de los pies, pero si los dedos llegan a tocar la esterilla también va bien (si hay que flexionar las rodillas para lograrlo, hazlo). La cabeza colgando, el cuello suelto, los ojos relajados.

Pon toda tu atención en apuntar con la coronilla hacia la esterilla; si lo deseas, agárrate los tobillos para obtener más palanca.

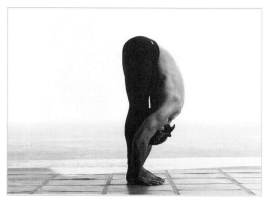

Postura 6: Flexion Hacia Delante
en Bipedestación

Estira hacia el cielo la parte posterior de las piernas y tira del tronco hacia la tierra. Aprieta las piernas y estira la columna. Tendrías que sentir un saludable estiramiento de los isquiotibiales y de la parte baja de la espalda. Con plena conciencia y sensibilidad, ve aumentando la intensidad del estiramiento.

Si las lumbares y los isquiotibiales están rígidos, este estiramiento puede resultar intenso al principio; en tal caso, flexiona las rodillas y concéntrate en doblarte por las caderas. Concéntrate en respirar directamente hacia cualquier zona tensa o cualquier resistencia que detectes y deja que esas partes se abran y suelten la tensión ahí acumulada. Esta postura funciona como un excelente sistema de diagnóstico para ver de qué humor está la parte baja de tu espalda en cualquier ocasión.

Alineamiento:
- Mantén los pies activos.
- Coloca las pantorrillas, rodillas, fémures y caderas formando una línea vertical.
- Adelanta las caderas para alinearlas encima de los talones.

- Incrementa la separación entre los isquiones.
- Alarga hacia abajo la parte frontal del torso y la columna vertebral.

Factor de riesgo: La parte baja de la espalda y los isquiotibiales se pueden tensar si esas zonas están rígidas y te doblas demasiado.

Modificación: Al doblarte hacia delante, puedes investigar lo que pasa cuando relajas las rodillas para estabilizar la zona lumbar. Pon el énfasis en doblarte por las caderas y en mantener el cierre abdominal. Una vez alcanzada la postura, flexiona las rodillas cuanto necesites. Si estás rígido, realiza la posición separando un poco los pies y manteniéndolos paralelos.

Enfoque espiritual: El que nuestra situación actual nos incomode puede llevarnos a que queramos coger el toro por los cuernos y pugnar por lograr rápidamente el éxito. Sin embargo, con permanecer en el instante presente y trabajar en el límite en que nos encontramos basta para ir creciendo con naturalidad. Es como la fábula de la liebre y la tortuga: la tortuga, con su paso lento y constante, llegó a la meta antes que la liebre, con su gran zancada y su actitud desafiante.

Postura 7: *Media Elevación (Urdhva Mukha Uttanasana)*

La Media Elevación continúa estirando los isquiotibiales y la parte baja de la espalda, también alarga la columna y tonifica los abdominales oblicuos (los músculos que envuelven los costados de la pared abdominal).

Pasos a seguir: Desde la Flexión Hacia Delante en Bipedestación, mantén los pies juntos y pon la punta de los dedos en el suelo, junto al borde externo de los pies y en línea con los dedos. Inspira levantando el torso y manteniendo la espalda plana.

Cada vez que se adopta esta posición, pretendemos suavizar los bultos y protuberancias de la espalda y «planchar» la columna. Para lograrlo, tienes que trabajar tanto hacia delante *como* hacia atrás, tirando del trasero hacia atrás y del pecho hacia delante, creando una tracción desde la coronilla hasta el cóccix. El objetivo es dibujar un bello cordón umbilical a lo largo de la columna, por lo tanto hay que doblar las rodillas lo necesario para lograrlo. No hay que olvidarse de *uddiyana*: mete el vientre y elévalo un poco.

Desplaza los omóplatos alejándolos de las orejas y mantén la barbilla metida hacia dentro. Fija tu mirada en un punto en el suelo, a unos quince centímetros por delante de los pies.

Alineamiento:
- La punta de los dedos de las manos toca el suelo, con las manos separadas a la distancia de los hombros y en línea con los dedos de los pies.
- Lleva el hueso púbico hacia atrás y el pecho hacia delante.
- Extiende y alarga la columna; crea una tracción desde el cóccix hasta la coronilla.
- Mueve los omóplatos hacia la base de la columna, alejándolos de las orejas.
- Mete la barbilla hacia el pecho de manera que la nuca quede alineada con toda la columna.
- Observa un punto en el suelo a quince centímetros delante de los pies.

Factor de riesgo: Cuidado con levantar la barbilla y aplastar el cuello. El cuello es una criatura frágil; mantenlo en una posición neutra y trátalo con cariño. Concén-

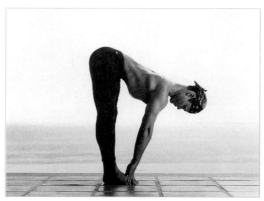

Postura 7: Media Elevación

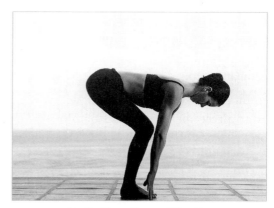

Media Elevación, modificación

trate en alejar los hombros de las orejas y asegúrate de que el cierre abdominal (*uddiyana*) esté activado para proteger la parte baja de la espalda.

Modificación: Si estás rígido, si la espalda se arquea o si la parte baja de la espalda te duele, flexiona las rodillas.

Enfoque espiritual: Al igual que la planta crece con el calor del sol, se supone que somos una criatura de la luz de nuestra intuición. Mediante esa iluminación interna, el poder del universo nos sugiere silenciosamente cómo continuar y crecer. Sin embargo, nos asaltan dudas acerca de nosotros mismos, nuestra alma se aísla de dicha fuente y la oscuridad es quien nos susurra un camino posible. Haz que tu respiración te guíe de vuelta a tu luz intuitiva, de instante en instante.

Postura 8: La Tabla/Plancha Alta (Dandasana)

La Plancha Alta integra las partes superior e inferior del cuerpo. Requiere los bíceps, tríceps, hombros, la musculatura del pecho y los oblicuos abdominales.

Pasos a seguir: Desde la Elevación Media, dobla las rodillas y, al espirar, lleva las piernas hacia atrás, paso a paso o bien de un salto, hasta la posición más alta de la plancha. Ahora hay que estabilizar la base. Lo primero es lo primero: los ojos. Fija la vista en un punto entre las manos, que deberán estar directamente situadas bajo los hombros. Tienes que formar una línea vertical con hombros, codos y muñecas. Mete los dedos de los pies hacia dentro, de manera que estés sobre las almohadillas de los pies. Implica los cuadriceps y levanta la parte

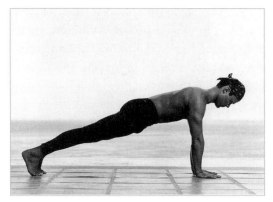

Postura 8: La Tabla/Plancha Alta

anterior de los muslos. Simultáneamente, aprieta hacia atrás con los talones. Eleva el vientre hacia la columna. Utiliza la potencia de tu centro y de tus piernas para ayudarte a mantener la posición. ¡Sé fuerte! ¡Sé *potente*!

En esta posición se dan dos rotaciones esenciales al mismo tiempo: los omóplatos se desplazan en espiral espalda abajo, distanciándose de las orejas, y el cóccix bascula un poco hacia los talones, de manera que la pelvis queda ligeramente remetida. Ambas rotaciones ayudan a estabilizar el cuerpo en lugar de dejar que se hunda debido a la fuerza de la gravedad.

Esta postura puede resultar dificultosa, especialmente si todavía no posees bastante fuerza en la parte superior del cuerpo. Lo que puedes hacer es integrar el máximo de musculatura en este movimiento, especialmente los cuadriceps y los abdominales. Si todos los músculos del cuerpo trabajasen conjuntamente, colectivamente podrían ejercer una fuerza de unas veinticinco toneladas. ¡Te imaginas! Si tu potencia muscular puede llegar a mover diez enormes camiones, seguro que también puede aguantar los quilos que peses.

A pesar de la dificultad intrínseca de la postura, lo más arduo es lo que sucede en la cabeza. ¿Estás tranquilo o te estás resistiendo? ¿Estás relajado o estás apretando? Calmarse frente a la adversidad –respirar más y luchar menos, no ser reactivo–, eso es lo más difícil. También es lo esencial para el éxito de esta postura.

Alineamiento:

- Pies a la altura de las caderas.
- Dedos de los pies metidos hacia dentro, de forma que te sostengas sobre las almohadillas de los pies.
- Implica los cuadriceps: ¡que el entusiasmo se vea en los muslos!
- Bascula un poco la parte anterior de la pelvis hacia el pecho.
- Eleva y contrae suavemente el abdomen.
- Alinea las articulaciones de hombros, codos y muñecas.
- Hombros hacia la cintura.
- Mira a un punto entre las manos.

Factor de riesgo: No permitas que los omóplatos se hundan, acercándose el uno al otro, ni que el vientre y parte baja de la espalda se derrumben hacia el suelo. Mantén los brazos estirados y el cuerpo elevado.

Modificación: Si no tienes fuerza suficiente en la parte superior del cuerpo para mantener la postura, pon las rodillas en el suelo pero manteniendo todo lo demás igual. Con el tiempo te fortalecerás y podrás aguantar todo tu peso corporal.

Enfoque espiritual: Cuando el crecimiento personal se convierte en lo más importante de la vida, nos comprometemos a dejarnos de excusas y de pensamientos limitadores al estilo de: «No puedo», y empezamos a

buscar una manera de hacer lo que toque hacer. Cada momento de nuestra práctica es una oportunidad para, conscientemente, reconstruir nuestro sistema de creencias desde la duda hacia la fe, desde la confusión hacia saber lo que necesitamos, dentro y fuera de la esterilla.

Postura 9: Plancha Baja (Chaturanga Dandasana)

Lo siguiente en el Saludo al Sol *vinyasa* es *Chaturanga*, o lo que yo llamo posición de la «plancha baja». *Chaturanga Dandasana* quiere decir «bastón de cuatro patas», que es exactamente lo que quieres parecer en esta posición: algo fuerte y recto. Tiene que aparentar que no requiere esfuerzo y sin embargo manifestar potencia. *Chaturanga* potencia la estabilización de todo el cuerpo y la coordinación de su fuerza.

Pasos a seguir: Desde la Plancha Elevada, espira y dobla los codos. Muévete hacia delante mientras bajas el torso, hasta quedarte flotando a unos doce centímetros del suelo. Los codos tienen que formar un ángulo recto perfecto, quedarse pegados al torso y alinearse verticalmente con las muñecas. De nuevo, implica el abdomen y los cuadriceps para que el peso quede mejor distribuido. Como en la Plancha Elevada, lleva el cóccix hacia los talones. Levanta un poco la mandíbula.

Muchos alumnos intentan prescindir de adoptar la Plancha Baja y pasar directamente de la Plancha Alta a la postura siguiente, que es el Perro que Mira Hacia Arriba, pero yo les insisto para que no lo hagan. Busca maneras de trabajar dentro de la postura. Modifica, disuelve, busca... pero no esquives ni rehuyas el trabajo. Plantéate un reto con la suficiente sensibilidad y en poco tiempo tu

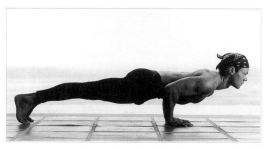

Postura 9: Plancha Baja

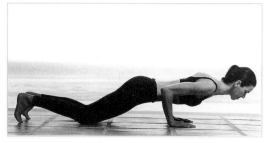

Plancha Baja, modificación

debilidad se tornará fortaleza. Cada vez que la intentes podrás ir un poco más allá o quedarte en ella un poquito más, ¡pero acuérdate siempre de los días de los pequeños inicios!

Alineamiento:

- Equilíbrate sobre las almohadillas de los pies.
- Implica y levanta los cuadriceps.
- Tira del vientre hacia arriba.
- Omóplatos espalda abajo. Mantén los hombros cuadrados, que no se arqueen hacia delante.
- Apila los codos sobre las muñecas, ponlos junto a las costillas.
- Los hombros permanecen suspendidos a la altura de los codos.
- Sube un poco la mandíbula.
- Proyecta hacia delante una mirada intensa.

Factor de riesgo: Si dejas que los codos se abran hacia los lados, los hombros se pueden sobrecargar. Hay que mantener los brazos pegados al cuerpo. Otra manera de poner demasiada tensión en la articulación de los codos es hundir los hombros de manera que queden más bajos que los codos. Muchas personas aplastan el cuello y la parte alta de la espalda (y tensan las muñecas) porque aflojan la zona media del torso. ¡Mantenla recta como un palo!

Modificación: Como en la Plancha Alta, puedes bajar las rodillas al suelo hasta que tengas más fuerza en la parte superior del cuerpo. Si necesitas modificarla más, baja el pecho al suelo.

Enfoque espiritual: El bastón es un símbolo de gran poder, fuerza y liderazgo. Cuando Moisés condujo a los judíos en su salida de Egipto, el ejército del faraón los atrapó junto a la orilla del mar Rojo. Pero Moisés blandió su bastón y separó las aguas del mar Rojo para que su pueblo pudiera pasar y escapar. Cuando te sientas estancado o atrapado, levanta el bastón de tu espíritu y observa como lo que bloquea tu camino *se convierte* en tu camino.

Postura 10: *El Perro que Mira Hacia Arriba (Urdhva Mukha Svanasana)*

El Perro que Mira Hacia Arriba estira toda la parte anterior del torso y sigue fortaleciendo los músculos de los brazos, hombros y espalda. Asimismo, abre el pecho, lo cual aumenta tu capacidad de respirar profundamente veinticuatro horas al día.

Pasos a seguir: Desde la Plancha Baja, inspira y, presionando sobre las manos, levanta el pecho y el abdomen. Las manos tienen que estar planas en el suelo, como una crepe. Desplaza el torso hacia delante por entre los brazos; eso provocará que ruedes sobre la punta de los dedos de los pies y que al final te sostengas sobre la parte superior de los dedos de los pies, que quedarán contra la esterilla. Los diez dedos de los pies quedarán apuntando hacia atrás, como si cada uno fuera una minúscula linterna y quisieras que en la pared posterior aparecieran los diez círculos de luz. Hombros atrás y pecho hacia arriba. ¡Alegría en los muslos! Presiona sobre las palmas y sobre las puntas de los pies. Aprieta el trasero y las piernas para que la parte superior de los muslos se aleje de la esterilla. La parte interna de los muslos gira hacia arriba. Los dedos pequeños de los pies están en contacto con el suelo.

Los hombros se desplazan hacia abajo alejándose de las orejas. Los omóplatos son como manos que empujan el pecho hacia delante desde atrás. Eleva y abre el pecho: respira libre y profundamente hasta el fondo de los pulmones. Pon la máxima distancia entre el músculo del corazón y los talones. Crea longitud y espacio en la columna. Aprieta con brazos y pies hacia abajo, arqueándote de verdad. Tira de la esterilla hacia atrás con las manos mientras levantas un poco más el pecho. Esti-

rar y expandir toda la cara anterior de las caderas y de la mitad superior del cuerpo se tiene que sentir como algo realmente agradable.

¡Mira hacia delante y resplandece!

Alineamiento:
- Aprieta contra la esterilla con las palmas y el dorso de los pies.
- Implica los cuadriceps, glúteos y abdomen para levantar la parte frontal de los muslos respecto al suelo.
- Gira hacia arriba la parte interna de los muslos, manteniendo los dedos de los pies en el suelo.
- Apila hombros, codos y muñecas en una línea vertical.
- El pecho y el torso tienen que estar ligeramente adelantados respecto de las manos.
- El torso tiene que colgar entre los brazos como un péndulo.
- Cabeza, hombros y pecho adoptan una posición neutra, como cuando estás de pie.
- Aumenta el espacio entre los hombros y las orejas.
- Mantén el cuello en posición neutra, alineado con la columna.
- Dirige una mirada relajada y constante hacia delante.

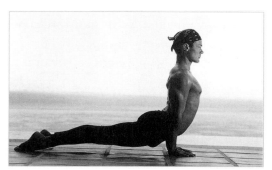

Postura 10: El Perro que Mira Hacia Arriba

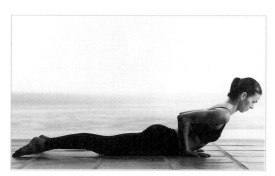

El Perro que Mira Hacia Arriba, modificación

Factor de riesgo: Cuidado con hundirte sobre la zona lumbar. Mantén la estabilización y la acción de brazos, piernas, glúteos y vientre para impedirlo.

Modificación: Flexiona los codos y mételos junto al cuerpo. Deja que el ombligo y los muslos entren en contacto con la esterilla hasta que la parte superior de tu cuerpo haya ganado en fuerza y flexibilidad.

Enfoque espiritual: La creación orientada al logro de objetivos apaga nuestro auténtico resplandor y sofoca nuestras capacidades. El don de los grandes genios es su capacidad de acceder a ese potencial creativo profundo propio que realmente nos llega. Si cada día accedemos a esa energía interna que todos poseemos, podremos expresarla en el exterior tal como Leonardo da Vinci, Mozart o Shakespeare difundieron su genio por todo el mundo.

Repite la postura 2: El Perro que Mira Hacia Abajo (Adho Mukha Svanasana)

Ahora ya sabes construir el alineamiento del Perro que Mira Hacia Abajo de la serie de Integración. No obstante, el Perro que Mira Hacia Abajo también forma parte de los Saludos al Sol *vinyasa*. Para ir del Perro que Mira Hacia Abajo al Perro que Mira Hacia Arriba, espira y, en un movimiento fluido generado por la potencia de los muslos, llegarás a la V invertida. Si es preciso, retoca la posición de manos y pies.

En los Saludos al Sol, mantén la postura del Perro que Mira Hacia Abajo durante cinco respiraciones completas.

Postura 11: Salto Hacia Delante

El Salto Hacia Delante es un enlace entre posturas. Acuérdate de que las posturas entre posturas también son posturas. Ello crea flexibilidad móvil y fuerza, y ayuda a seguir generado calor.

Pasos a seguir: En la quinta espiración del Perro que Mira Hacia Abajo, vacía los pulmones totalmente y empuja con los muslos hacia atrás un poco más si cabe. Tira del vientre hacia la columna. Mírate las manos, flexiona las rodillas y, utilizando la estabilidad abdominal y la fuerza de la parte superior del cuerpo, da un salto hacia delante, hasta que los pies queden entre las manos. La meta es ser ligero y relajado, y no dejarse caer hacia delante como un elefante. No utilices un gran impulso: ¡Flota!

El Salto Hacia Delante es una combinación de fuerza móvil, flexibilidad fluida, equilibrio equitativo y estabilización de brazos y torso. La cualidad de la ingravidez de flotar hacia delante es algo que llega con la práctica y el progreso. Sigue practicando. Practica y un día te verás levitando hacia delante sin ningún esfuerzo y exclamarás: «¿Cómo he hecho eso?».

Modificación: Lleva los pies adelante, caminando paso a paso, hasta que te sientas más cómodo con el salto.

Enfoque espiritual: Este movimiento te ayuda a descubrir lo que yo llamo tu «mente de estar en el aire». ¿Te acuerdas cuando de crío saltabas charcos? Había una fracción de segundo entre el despegue a un lado del charco y el aterrizaje al otro en el que estabas como suspendido en el aire. Desde el punto de vista espiritual, ese es el momento de pura libertad, de puro *ser*.

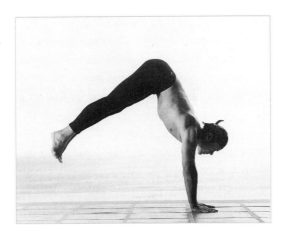

Para acabar el Saludo al Sol *Vinyasa* A:
Una vez realizado el Salto Hacia Delante, entramos en la Media Elevación (postura 7), luego nos plegamos en la Flexión Hacia Delante en Bipedestación (postura 6). Desde ahí levantamos los brazos lateralmente y adoptamos la postura de Pie (5). Acuérdate de activar el cierre abdominal mientras subes hacia el cielo. Luego baja los brazos y vuelve a *Samasthiti* (4).

Repaso del Saludo al Sol *Vinyasa* A:
Samasthiti
Postura de Pie (inspirar)
Flexión Hacia Delante en Bipedestación (espirar)
Media Elevación (inspirar)
Salto (o caminar) Hacia Atrás (espirar)
Plancha Alta (inspirar)
Plancha Baja (espirar)
El Perro que Mira Hacia Arriba (inspirar)
El Perro que Mira Hacia Abajo (apretar hacia atrás en la espiración; inspirar y espirar cinco veces)
Salto Hacia Delante (mantener la espiración)
Media Elevación (inspirar)
Flexión Hacia Delante en Bipedestación (espirar)
Subir hasta la postura de Pie (inspirar)
Samasthiti (espirar)

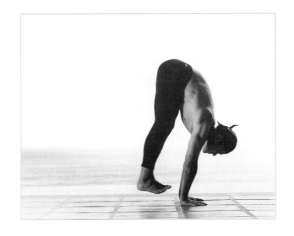

En adelante nos referiremos a la serie del Saludo al Sol *Vinyasa* A como «*Vinyasa* A». Repite toda la serie *Vinyasa* A de tres a cinco veces antes de pasar a la serie siguiente, Saludo al Sol B.

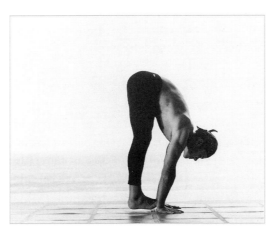

Postura 11: Salto Hacia Delante

Saludo al Sol B

Ahora que has empezado a calentar, pasaremos al Saludo al Sol B, que incrementa un poco el calor interno. Gran parte de esta Vinyasa coincide con el Saludo al Sol A añadiendo algunas posturas.

Postura 12: El Rayo
(Utkatasana)

Utkatasana se traduce por «poderoso» o «potente», como un rayo. La cualidad dinámica de esta postura aumenta la frecuencia cardíaca y estimula los sistemas circulatorio y metabólico. Es un gran tonificador de la espalda, las posaderas, las caderas y los muslos; también estira el tendón de Aquiles y las pantorrillas.

Pasos a seguir: Desde *Samasthiti*, inspira mientras doblas las rodillas hasta formar un ángulo de 90 ° y levantas las manos por encima de la cabeza; los brazos quedan junto a las orejas. Agáchate como si estuvieras sentado en una silla; lleva las caderas y el cóccix un poco hacia atrás. Despega los dedos de los pies del suelo y traslada la mayor parte de tu peso corporal (el

80%) a los talones. Quieres ganar fuerza en la mitad inferior del cuerpo y estirar y crear espacio en la parte superior. Caderas abajo y corazón arriba. Aprieta los músculos de sentarse uno contra otro y alarga la columna, estira los brazos hacia arriba como un rayo.

Separa los omóplatos. Tira de los dedos como si se alejaran de los nudillos. Gira los meñiques hacia dentro el uno contra el otro; rota los pulgares hacia fuera. Levanta un poco la barbilla y mira hacia arriba entre las manos.

Mantener esta postura durante cinco respiraciones completas puede ser un poco estresante, pero como antes apunté, ¡hay veces en que tu programa de reducción del estrés resultará un poco estresante! En la vida, en los momentos de tensión tendemos a ponernos rígidos y a respirar menos. Así pues, cuando nos hallemos en pleno estrés —sea en la vida o realizando esta postura— tendremos la oportunidad perfecta para invertir ese esquema de comportamiento y recomponer nuestro sistema nervioso. En situaciones de estrés, más que respirar menos, respira más.

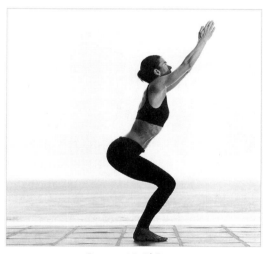

Postura 12: El Rayo

Alineamiento:

- Levanta los dedos de los pies y lleva el 80% de tu peso a los talones.
- Que no se aflojen las piernas.
- Sitúa las caderas y el cóccix un poco hacia atrás.
- Tira de los brazos hacia arriba desde las puntas de los dedos.
- Gira los brazos de manera que los meñiques se metan hacia dentro y los pulgares salgan hacia fuera.
- Separa los omóplatos y ensancha la parte alta de la espalda.
- Pon la mirada en un punto entre las manos.

Factor de riesgo: Llevar el peso hacia delante, a los dedos de los pies, fuerza las rodillas.

Modificación: Cuanto más descienden las caderas, más intensa resulta la postura; así pues, flexiona o extiende las rodillas hasta donde te resulte cómodo.

Enfoque espiritual: En la determinación tranquila radica la diferencia entre quedarse atascado o ser alcanzado por un poder luminoso procedente del interior. Abrirse camino hacia el éxito a base de esfuerzo en esta postura o en cualquier asunto de la vida es muy probable que cree sufrimiento. Permanece a cada momento en un estado de tranquila determinación y eso dará a entender a las fuerzas invisibles y misteriosas que te tomas en serio el crecimiento. Como un imán, las atraerás.

Vinyasa de enlace

Tras la quinta respiración del Rayo, baja las caderas cinco centímetros para una respiración más, luego espira, dóblate hacia delante y realiza los pasos 6 al 10 del *Vinyasa* A: Flexión Hacia Delante en Bipedestación, Media Elevación, Plancha Alta, Plancha Baja, el Perro que Mira Hacia Arriba, y acaba haciendo el Perro que Mira Hacia Abajo (2).

Postura 13: El Guerrero I (Virabhadrasana I)

El Guerrero I integra la fuerza de las piernas con la flexibilidad fluida de las caderas. Asimismo, prepara el cuerpo para las flexiones hacia atrás que se darán después.

Pasos a seguir: Desde el Perro que Mira Hacia Abajo, espira y lanza el pie derecho, situándolo entre las manos, y flexiona la rodilla delantera hasta los 90°. Gira el pie trasero, manteniéndolo plano en el suelo, hasta que forme un ángulo de 60°. Ambos talones están en línea. Dedica un instante a edificar tu casa sobre roca firme. Comprueba que los talones estén en línea, que sean unos cimientos sólidos. En la inspiración, levanta las manos por encima de la cabeza, de manera que los brazos se sitúen junto a las orejas. Las palmas se miran, los meñiques giran un poco hacia dentro y los pulgares hacia fuera.

Continúa cuadrando las caderas; lo lograrás tirando de la cadera derecha hacia atrás y de la izquierda hacia delante. Rota el fémur derecho en el sentido de las agujas del reloj desde la inserción en la cadera, y el izquierdo en sentido contrario. Baja las caderas hasta que el muslo delantero quede paralelo al suelo: tendrías que poder mantener una naranja en equilibrio sobre él. ¡La pierna trasera debe ser fuerte como el acero! La rodilla derecha tiene

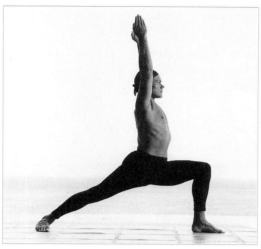

Postura B: El Guerrero I

muslo y la pantorrilla formen un ángulo recto.

- Centra y levanta la parte frontal de la pelvis.
- Remete el cóccix basculándolo hacia abajo y adelante.
- Rotación del fémur derecho en el sentido de las agujas del reloj desde la inserción en la cadera, y del izquierdo en sentido contrario.
- Mete el vientre.
- Eleva el corazón hacia el cielo.
- Estira los brazos hacia arriba.
- Fija la mirada en un punto frente a ti.

Factor de riesgo: Si se empuja con el pecho y las costillas hacia delante, se crea compresión en la parte media de la columna y en los riñones.

Modificación: Si la postura resulta demasiado intensa, hazla con menos distancia entre los pies y estira la rodilla delantera hasta que el ángulo te sea cómodo.

Enfoque espiritual: Tu presencia en esta postura será tan vacía o tan llena de sentimiento como tú decidas. La puedes mantener a un nivel mecánico y continuar en la cabeza, o puedes olvidarte del cerebro y seguir tu propia respiración hasta entrar en el «momento presente», elevándote por encima del campo de batalla de tu mente. ¡Sé un guerrero, no un agobiado!

Vinyasa de enlace

Partiendo del Guerrero I, coloca las manos en la esterilla y da un paso hacia atrás para adoptar la posición de la Plancha Alta (8). Continúa por el *Vinyasa* A (Plancha Alta, Plancha Baja, el Perro que Mira Hacia Arriba, el Perro que Mira Hacia Abajo).

que estar en la vertical del tobillo derecho y apretar hacia el meñique del pie derecho. También hay que apretar hacia abajo poniendo peso en el borde externo del pie trasero.

Levanta el esternón como si un punto situado a unos cinco centímetro bajo ese otro punto blando que existe entre las clavículas estuviese atado a una cuerda suspendida del techo. Levanta el corazón sin expandir las costillas ni arriba ni afuera. Relaja la parte frontal de la caja torácica, de manera que las costillas bajen, así toda la columna se estirará. Los hombros se relajan, los brazos se extienden hacia arriba. Apunta a un lugar frente a ti y fija la vista en él.

Alineamiento:

- Talones en línea.
- Pie trasero plano y girado hacia dentro en un ángulo de 60°.
- La parte interna del tobillo hacia arriba; aprieta con el borde externo del pie trasero.
- Baja la pierna de delante hasta que el

Desde el Perro que Mira Hacia Abajo, da un paso adelante con el pie izquierdo y pon el pie derecho plano en la posición del Guerrero I siguiendo las mismas instrucciones que antes, sólo que a la inversa.

Vuelve a realizar el *Vinyasa* A (de Plancha Alta a Plancha Baja, el Perro que Mira Hacia Arriba, el Perro que Mira Hacia Abajo). En el Perro que Mira Hacia Abajo haz cinco respiraciones profundas. En la última, espira completamente y realiza el Salto Hacia Delante (11). Inspira y Elevación Media (7), y luego Flexión Hacia Delante (6); dobla las rodillas y adopta el Rayo (12). Mantén la postura del Rayo durante cinco respiraciones y luego dóblate hacia delante para la Flexión Hacia Delante en Bipedestación (6) y comienza otro Saludo al Sol B a partir de aquí.

Repite el Saludo al Sol B (Vinyasa B) dos veces. En el tercer ciclo, añade la postura siguiente: el Guerrero II.

Repaso del Saludo al Sol *Vinyasa* B:

El Rayo (inspirar)
Flexión Hacia Delante en Bipedestación (espirar)
Media Elevación (inspirar), espira al dar el paso atrás
Plancha Alta (inspirar)
Plancha Baja (espirar)
El Perro que Mira Hacia Arriba (inspirar)
El Perro que Mira Hacia Abajo (espirar)
El Guerrero I, pie derecho delante (inspirar)
Plancha Alta, Plancha Baja, El Perro que Mira Hacia Arriba, El Perro que Mira Hacia Abajo
El Guerrero I, pie izquierdo delante (inspirar)
Plancha Alta, Plancha Baja, El Perro que Mira Hacia Arriba, El Perro que Mira Hacia Abajo
Salto Hacia Delante
Elevación Media (inspirar)
El Rayo (inspirar)

Postura 14: El Guerrero II (*Virabhadrasana II*)

El Guerrero II es una postura que crea una increíble apertura de las caderas y que esculpe isométricamente la musculatura de los muslos y nalgas. Sin embargo, más allá de ello, mejora tu poder de concentración. Mediante la mirada concentrada, esta postura nos enseña a aerodinamizar nuestro poder en un sólo rayo de energía.

En el tercer ciclo del *Vinyasa* B, añadimos el Guerrero II. Realizamos toda la secuencia hasta llegar al Guerrero I (con el pie derecho delante); entonces, en lugar de continuar con la Plancha Alta, adoptamos el Guerrero II como sigue:

Pasos a seguir: Desde el Guerrero I, cuadra las caderas y el pecho de manera que miren hacia la pared lateral (la pared de la iz-

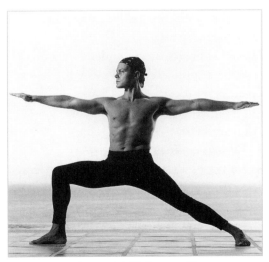

Postura 14: El Guerrero II

quierda si el pie delantero es el derecho y viceversa) y lleva los brazos a la altura de los hombros hasta que queden paralelos al suelo. El brazo delantero se coloca en línea sobre el muslo delantero; el brazo posterior se alinea con la pierna trasera. Crea una especie de juego de tirar de la cuerda entre ambos brazos, como si te estuviesen estirando de las muñecas.

Comprueba que los talones continúan en una sola línea. Crea una base bien ancha. Baja las caderas. Coloca la rodilla derecha en la vertical del tobillo y en dirección al dedo pequeño del pie derecho. Igual que en el Guerrero I, la espinilla queda totalmente vertical. Aplica una rotación a la cara interna de los muslos de manera que se separen uno de otro. Crea una línea central colocando los hombros sobre las caderas. Genera la máxima potencia posible en brazos y piernas. Tus extremidades anteriores y posteriores tiran en direcciones opuestas.

Suelta el cerebro. Suelta los hombros. Eleva y abre el centro del corazón. Pon una mirada concentrada en la uña del dedo corazón de la mano adelantada, respira profunda y libremente.

Alineamiento:
- Con el borde externo del pie de atrás aprieta contra el suelo.
- Estira la esterilla con ambos pies.
- Coloca la rodilla frontal sobre el tobillo.
- Baja las caderas hasta que el muslo delantero esté paralelo al suelo.
- Aprieta la pierna de atrás y levanta hacia el cielo la cara interna del muslo.
- Haz que roten las caras internas de los muslos hacia fuera, separándose una de otra.
- Mete el cóccix hacia la pierna delantera.

- Eleva el vientre, la columna y el pecho.
- Hombros en línea con las caderas.
- Los omóplatos descienden.
- Estira los brazos desde la punta de los dedos, como si alguien estuviese tirando de ellos.
- Clava la mirada en la uña del dedo corazón de la mano adelantada.

Factor de riesgo: Si la pierna frontal se hunde hacia dentro, la rodilla sufre demasiada tensión. Evítalo moviendo la rodilla hacia el dedo pequeño del pie. Doblar la pierna trasera también resulta arriesgado para la articulación.

Modificación: Como en el Guerrero I, puedes acortar la posición y estirar la rodilla para que te sea más cómodo.

Enfoque espiritual: Proyecta tu atención como un rayo hacia un punto focal único y sentirás que tu cuerpo brilla con una fuerza vital. ¡Concéntrate y resplandecerás!

Vinyasa de enlace

Tras las cinco respiraciones del Guerrero II, lleva el brazo posterior al suelo y, dando un paso atrás, adopta la posición de la Plancha Alta (8). Vuelve a realizar el *Vinyasa* B (Plancha Alta, el Perro que Mira Hacia Arriba, el Perro que Mira Hacia Abajo) hasta adoptar Guerrero I con el pie izquierdo delante, y repite el Guerrero II por la izquierda. Después realiza los pasos restantes del *Vinyasa* B (Plancha Alta, Plancha Baja, el Perro que Mira Hacia Arriba, el Perro que Mira Hacia Abajo, Salto Hacia Delante, Rayo). Acaba adoptando *Samasthiti*.

3. Serie del Guerrero: Vitalidad

Ahora que ya has calentado, vamos a empezar a atizar tu fuego purificador interno. La serie del Guerrero consta de siete posiciones muy dinámicas que provocan un aumento de la frecuencia cardíaca y hacen fluir la energía con más ímpetu. En las cuatro primeras –la Lanza, la Lanza Girada, la Postura Angular Doblada y la Tabla Lateral– únicamente haremos el lado derecho, una sola vez y seguidas. Luego haremos un *vinyasa* de enlace y pasaremos a repetir las cuatro posturas por el otro lado. Las tres posturas siguientes –la Oración Girada, la Cigüeña y el Cuervo– se realizan por separado y con pasos de enlace entre ellas.

Postura 15: La Lanza (Anjaneyasana)

La Lanza es una posición que implica todo el cuerpo y toda la musculatura trabajando en equipo. Genera una fuerza flexible y tonifica la parte inferior del cuerpo; crea estabilidad en las caras anterior y posterior del torso, y provoca el alargamiento de la mitad superior del cuerpo.

Pasos a seguir:

Primera parte: Realiza el *Vinyasa* A hasta el Perro que Mira Hacia Abajo. Desde aquí, levanta la pierna derecha hacia el cielo. Abre la cadera y estira el pie derecho hacia arriba, como si quisieras llevarlo al hombro izquierdo. Estira el pie, abre los dedos, suelta la cabeza y mantén la postura durante cinco ciclos respiratorios.

Segunda parte: Tras la quinta espiración, centra las caderas, mira hacia arriba y da un paso con el pie derecho hasta situarlo entre las manos. Flexiona la rodilla derecha hasta formar un ángulo recto (90°) como si fueras a adoptar la postura del Guerrero I. ¡Aplícate a fondo! Deja el talón trasero levantado de manera que el apoyo sea en la bola del pie. Ambos pies miran hacia delante y los mantenemos separados a lo ancho unos diez centímetros. Si los pies quedan en línea, estarás como en la cuerda floja y te será difícil mantener el equilibrio.

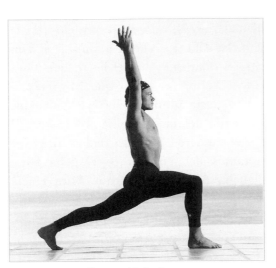

Postura 15: La Lanza

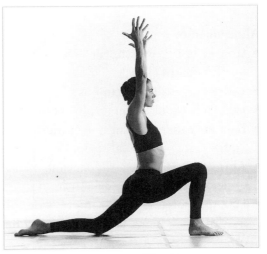

La Lanza, modificación

Remete el cóccix. Inspira y levanta los brazos por encima de la cabeza con las palmas mirándose, como en el Guerrero I. Estírate desde la punta de los dedos con los meñiques girando hacia dentro y los pulgares hacia fuera.

Afianza la base apretando contra el suelo, con las bolas de ambos pies como queriendo estirar la parte de esterilla situada entre ellos. Al igual que en el Guerrero I, la rodilla de delante se abre siempre hacia el dedo pequeño del pie. Eleva el cuadriceps y la rodilla de la pierna trasera hacia el techo para estirarla. Esa pierna es tu ancla y tiene que estar fuerte.

Suavemente, sube y contrae el vientre para estabilizar el centro. Esta postura contiene un elemento de equilibrio, por lo que hay que cultivar una sensación de centro. Tira de la cadera derecha hacia atrás y tira la cadera izquierda adelante cuadrando las caderas para que queden mirando hacia la pared que tienes ante ti. Alinea la mente con la columna, de manera que te muevas y respires desde tu centro de equilibrio.

La mitad superior de tu cuerpo debe reproducir la postura de Pie: hombros hacia abajo y alejándose de las orejas. Columna estirada. Esternón, brazos y dedos arriba. Detecta la tracción que se genera entre la potencia de la mitad inferior del cuerpo y la longitud de la parte superior.

Todo el cuerpo se expresa: las cuatro extremidades están vivas y activas. ¡Todo tu cuerpo se vivifica con la respiración y la energía!

Alineamiento:
- Mantén una separación de unos diez centímetros a lo ancho entre los pies.

- Baja las caderas hasta que la rodilla delantera forme un ángulo recto (90°).
- La rodilla delantera descansa el peso sobre el tobillo y se mueve hacia el dedo pequeño de su pie.
- Pierna trasera recta. Cuadriceps y rodilla subiendo hacia el techo.
- Mete el cóccix y bascula la pelvis hacia arriba por delante.
- Relaja la parte frontal de las costillas, de manera que desciendan hacia el vientre.
- Eleva los brazos hasta alinearlos con las orejas.
- Estírate desde la punta de los dedos.
- Relaja la mirada y fíjala en un punto delante de ti.

Factor de riesgo: Sé consciente de no dejar caer la rodilla delantera hacia dentro; ello la tensaría sobremanera. Mantenla en dirección al dedo pequeño del pie de ese lado. No empujes con las costillas hacia delante, pues eso aplastaría la parte media de la espalda.

Modificación: Para reducir la intensidad del movimiento, posa la rodilla posterior sobre la esterilla.

Enfoque espiritual: El estrés puede ser todo un desafío pero también puede comunicar vida. La flor crece gracias al sol, el viento y la lluvia. La flor extrae su vida de esos elementos vitales, pero también saca su fuerza de ellos, de unos elementos que podrían destrozarla cruelmente. Obtiene energía de la presión del sol, del viento y de la lluvia. La flor crece no sólo *gracias* a esos elementos, sino ¡*a pesar* de ellos!

Postura 16: La Lanza Girada (Parivrtta Alanasana)

Retorcer o hacer girar el torso es una de las acciones más potentes que se pueden llevar a cabo para transformar el estado de salud de los órganos internos, las glándulas, el sistema circulatorio, la musculatura y el tejido conjuntivo. Cuando se gira a fondo, se exprime y se escurre el órgano o parte concreta del cuerpo como una manopla empapada. Tras finalizar la torsión, esa parte del cuerpo recibe un baño de sangre fresca rica en oxígeno que hace desaparecer las toxinas y las tensiones.

Esta postura actúa como un masaje intenso. Despierta la parte baja de la espalda y los órganos digestivos y vitales de la parte media (hígado, bazo, riñones). Además, abre el pecho y estira el pectoral menor, que suele ser el músculo más tenso del cuerpo.

Pasos a seguir:

Primera parte: Desde la Lanza, estírate un poco más desde las manos y, en la espiración, junta las manos sobre el corazón en postura de oración (se llama Namaste). Espira y gira el brazo izquierdo, de manera que quede en contacto con la parte externa del muslo derecho. Mantén el talón de atrás levantado y toda la pierna posterior recta y contraída; la rodilla delantera en la vertical del tobillo. Deja un espacio entre el torso y el muslo delantero. Las palmas de las manos, planas, se aprietan una contra la otra.

Se trata de un movimiento de torsión y, como tal, se realiza activamente, es decir, que estiramos la columna en la inspiración e incrementamos un poco más la torsión en la espiración. Aprieta con el brazo de abajo contra el exterior del muslo para consolidar la torsión. Al girar, mete el vientre. Tira del pulmón y omóplato de

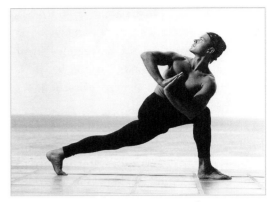

Postura 16: La Lanza Girada

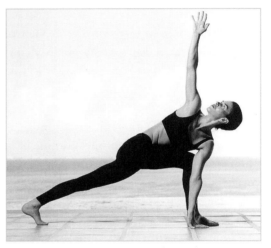

La Lanza Girada,
brazos estirados

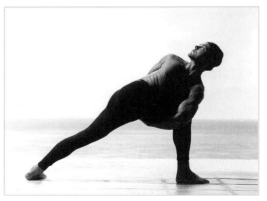

La Lanza, brazos entrelazados

arriba hacia atrás y aprieta con el hombro de abajo hacia delante. Sé consciente del espacio que estás creando en la parte media y baja de la espalda. Tira de los hombros hacia abajo alejándolos de las orejas. Estira el pecho hacia el mentón. Mira hacia el techo (o hacia el suelo, si así el cuello está mejor). Mantente así durante cinco respiraciones.

Segunda parte: Estira los brazos. La mano de abajo llega al suelo y lo toca por la parte exterior del pie de delante. La mano de arriba se extiende hacia el cielo. Lo demás no cambia. El omóplato de arriba se dirige a la columna, el pulmón de arriba retrocede. Observa la uña del pulgar de arriba. ¡Abre el pecho e inspira todo ese oxígeno creador de vida! Para hacer la postura un poco más ardua, mira a ver si puedes agarrarte los brazos. Sitúa la mano derecha a la espalda, de manera que pase bajo las piernas y tome la mano izquierda. Intenta enganchar o bien asir una muñeca.

Alineamiento:
Lo mismo que para la Lanza; además, las siguientes instrucciones:

- Tira de las muñecas hacia atrás para que queden alineadas con los codos, con lo cual se estabilizará el cuerpo superior (en la primera parte).
- Aprieta con ambos brazos.
- La mano de arriba tiene que situarse directamente encima del hombro y ser activa.
- Estira todos los huesos y músculos del pecho.
- Tira hacia atrás de la cadera de la pierna adelantada y lleva el pecho hacia la barbilla, creando una tracción en el torso.

- Haz que los omóplatos desciendan por la espalda.
- Mira hacia arriba, hacia el pulgar de la mano levantada.

Factor de riesgo: Lo mismo que para la Lanza, añadiendo la precaución de no tirar de la parte media y baja de la espalda más allá de un punto saludable. Estate alerta y consciente de esa parte de tu cuerpo y no te fuerces más allá de tu propio límite.

Modificación: Como en la Lanza, puedes bajar la rodilla de atrás para que el movimiento te resulte más fácil. Si no puedes poner la mano en el exterior del pie de delante, ponla en el suelo en la parte interna del pie anterior, directamente bajo el hombro o encima de algún objeto que sirva de apoyo.

Enfoque espiritual: El polluelo desarrolla la fuerza y el vigor que precisa para sobrevivir en el mundo mediante el simple acto de romper su cáscara protectora picoteando, empujando y retorciéndose. Si rompes la cáscara que protege al polluelo para que pueda salir, no sobrevivirá por no haber pasado por su propio proceso de lucha y liberación. Acuérdate: ¡la recompensa se halla en el proceso!

Postura 17: Postura Angular Doblada (Utthita Parsvakonasana)

La Postura Angular Doblada es otra postura global que abre, estira y refuerza todo el cuerpo y lo integra en una unidad. Esta posición cultiva el equilibrio y la coordinación; en concreto, refuerza la musculatura que estabiliza las rodillas, esculpe las piernas y abre el pecho.

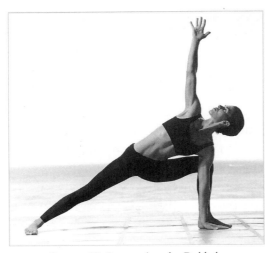

Postura 17: Postura Angular Doblada

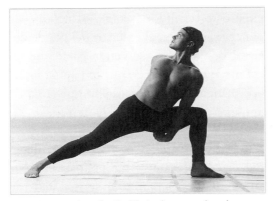

Postura Angular Doblada, brazos enlazados

Pasos a seguir: Desde la Lanza Girada, espira mientras colocas ambas manos en el suelo, en el interior del pie adelantado. Gira el pie trasero y ponlo plano en el suelo como en el Guerrero I, con los talones en línea. Mantén la palma derecha plana sobre la esterilla y en línea con el tobillo, y espira mientras giras el torso y extiendes el brazo izquierdo hacia el cielo. Con el codo de abajo desplaza la rodilla hacia la derecha y mete la cadera derecha hacia dentro y hacia abajo para poder situar el torso sobre el muslo derecho. Lleva el hombro inferior hacia delante y el superior hacia atrás. Crea una tracción desde la palma de la mano de abajo hasta la punta de los dedos del brazo levantado. Fija la vista en la uña del pulgar del brazo levantado.

Este movimiento también es de torsión, o sea que en la inspiración estira y alarga la columna y en la espiración gírala y escúrrela. Es muy importante mantener el cóccix metido hacia adentro y levantar el pecho. Un error muy común que suelen cometer muchos alumnos consiste en sacar el trasero y dejar que el torso caiga hacia delante, lo cual supone mucha tensión en la parte baja de la espalda y en la rodilla delantera. Hay que procurar mantener los talones, caderas y cabeza en el mismo plano. Las caderas y los pezones tienen que ser como faros brillando en la pared lateral. Para acentuar la dificultad de la postura intenta asirte los brazos, poniendo la mano izquierda tras la espalda y la derecha entre las piernas. Intenta enganchar las manos o agarrarte una muñeca.

Alineamiento:
- Talones colocados en una sola línea. ¡Que los pies rebosen vida!
- Con el borde externo del pie de atrás aprieta contra el suelo.
- Mete la cadera frontal hacia la línea central.
- Bascula el cóccix acercándolo al talón posterior.
- Activa el muslo de atrás para que la pierna posterior esté recta y robusta.
- Coloca el hombro superior en la vertical del inferior.
- Abre el pecho, proporcionando a los pulmones espacio para que se expandan.
- Levanta la vista hacia el cielo.

Factor de riesgo: Si el trasero sale hacia atrás y el pecho cae hacia delante y abajo, la parte baja de la espalda se tensa en exceso. Asimismo, hay que procurar que la rodilla delantera no se desplome hacia dentro.

Modificación: Si resulta difícil mantener el torso sobre el muslo, se puede apoyar el antebrazo delantero sobre ese muslo o apoyar la mano de abajo en algún objeto que nos sirva de ayuda.

Enfoque espiritual: En una postura se puede optar por la vía del esfuerzo, la pugna por lograrla como sea. Provisionalmente, el uso de la potencia muscular puede funcionar, pero a la larga sobreviene el bloqueo y la fatiga. Llegados a cierto punto, se comprende que existe una manera más fácil de practicar, es decir, que la superación y el progreso no consisten en lograr ni asir cosas sino en desvanecerse en un nuevo reino, en una dimensión de poder que puede hacer por nosotros lo que nosotros mismos no podemos hacer.

Vinyasa de enlace

Desde la Postura Angular Doblada, baja el brazo levantado y coloca ambas palmas en el suelo directamente bajo los hombros. Da un paso atrás para adoptar la Plancha Alta (8). Ahora estás en buena posición para la siguiente postura, la Plancha Lateral.

Postura 18: Plancha Lateral (Vasisthasana)

En esta postura, y utilizando el propio peso corporal como resistencia, se tonifican y fortalecen los brazos y el torso por delante y por detrás. La Plancha Lateral integra las dos mitades del cuerpo, superior e inferior, y hace trabajar toda la musculatura del cuerpo como una sola fuerza coordinada.

Pasos a seguir: A partir de la Plancha Alta, junta los pies de manera que las caras internas de los muslos entren en contacto. Gira los talones hacia la derecha y levanta la mano izquierda hacia el cielo. La mano de abajo tiene que quedar situada directamente bajo el hombro, y la de arriba que esté activa.

Para mantener el equilibrio en esta postura resulta esencial un buen alineamiento. Imagina que tienes el cuerpo entre dos cristales, uno por delante y el otro por detrás. La cadera que queda arriba colócala directamente en la vertical de la otra. Talones, caderas y corazón en línea. Alinea el brazo levantado con el de apoyo, de forma que todas las articulaciones estén en un único plano.

No te limites a dejar caer todo el peso sobre tu diminuta muñeca; hay que implicar toda la musculatura. Flexiona los pies, contrae las piernas y activa el cierre abdominal (*uddiyana*) para estabilizar la pos-

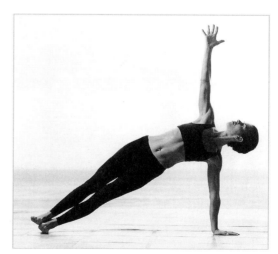

Postura 18: Plancha Lateral

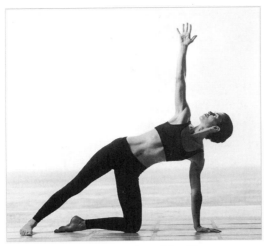

Plancha Lateral, modificación

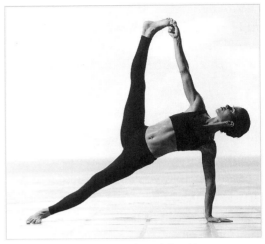

Plancha Lateral, modificación

tura. Se generan dos líneas de tracción simultáneas: la que va de la coronilla a las plantas de los pies, y la de la palma que aprieta sobre la esterilla hasta la punta de los dedos de la mano levantada. Bascula la pelvis hacia el pecho y sube el músculo del corazón hacia la barbilla. Separa los hombros de las orejas para crear más longitud y espacio, y estira el brazo de arriba para generar una tracción de elevación respecto a la mano de apoyo.

Pon la mirada en la uña del pulgar de la mano levantada (o de la de abajo, si te va mejor para el cuello). Respira profunda y libremente con todo el cuerpo.

Alineamiento:
- Imagina tu cuerpo prensado entre dos láminas de cristal.
- Talones, caderas y corazón en línea.
- Cóccix hacia los talones.
- Cadera de arriba en la vertical de la de abajo.
- Levanta las caderas; que no se hundan.
- Alinea todas las articulaciones de los brazos en una línea recta.
- Aleja los brazos el uno del otro creando

una extensión y una tracción que pase por pecho, hombros y brazos.
- Los omóplatos descienden por la espalda distanciándose de las orejas.
- Abre el pecho.
- Mira hacia arriba, a la uña del pulgar.

Factor de riesgo: Si la mitad superior del cuerpo y la pelvis se hunden, la muñeca, el hombro y el cuello van a tener que aguantar demasiada presión. Tampoco hay que sacar mucho el pecho intentando abrirlo, porque eso arqueará excesivamente la espalda e impedirá que el cuerpo esté en un plano.

Modificación: Si la postura resulta difícil, se puede poner la rodilla inferior en la esterilla, directamente bajo la cadera, y bajar el pie de arriba apoyando la planta plana en el suelo. Con la rodilla en dicha posición, la mano derecha, la rodilla y el pie de atrás tienen que estar en línea.

Enfoque espiritual: La práctica del yoga es un proceso de desaprender. Tenemos que desaprender todo lo que creíamos y lo que nos han dicho sobre nosotros mismos. Empieza a creer en lo que sabes de corazón que es verdad; empieza a creer en tu maestro interior. Empieza a creer en lo que ves, sabes y sientes.

Vinyasa de enlace

Gira un poco más y vuelve suavemente a la Plancha Alta (8) y a los movimientos del *Vinyasa* A hasta adoptar el Perro que Mira Hacia Abajo. Mantén el Perro que Mira Hacia Abajo durante cinco respiraciones y luego estira la pierna izquierda hacia el cielo. Gira la cadera abierta y flexiona la rodilla de arriba, estirando el pie izquierdo hacia el hombro derecho durante cinco respiraciones. Luego, cuadra las caderas e impulsa el pie izquierdo hacia delante, realiza la secuencia izquierda de la Lanza (15), la Lanza Girada (16), la Postura Angular Doblada (17) y la Plancha Lateral (18). Tras la segunda Plancha Lateral, vuelve a la Plancha Alta y realiza de nuevo el *Vinyasa* A acabando con la Flexión Hacia Delante en Bipedestación (6). Desde ahí, dobla las rodillas, baja las caderas y levanta los brazos para adoptar la postura del Rayo (12). Eso te prepara para la postura siguiente, Oración Girada.

Postura 19: La Oración Girada (Parivrtta Utkatasana)

Esta postura genera una fuerza flexible en la parte media y baja de la espalda. Exprime y escurre como una esponja todos los órganos y músculos situados en la parte media del tronco, incluyendo riñones y aparato digestivo. Como todas las posturas de torsión, la Oración Girada es una forma de desintoxicar a fondo los órganos y las glándulas, lo cual actúa en beneficio de la salud en general. La posición esculpe iso-

métricamente las nalgas, los muslos y la musculatura de la espalda.

Pasos a seguir: Partiendo del Rayo, estírate desde las manos y las bajas hasta el corazón al espirar, para adoptar una postura de oración. Inspira y pivota el tronco hasta que el codo izquierdo toque la parte externa de tu muslo derecho. Mantén juntos pies y rodillas y baja las caderas. Nalgas hacia atrás y pecho adelante, alargando la columna. Remete los isquiones aproximándolos.

Ahora estira los brazos. Lo ideal sería que la mano de abajo se posase en el suelo con los cinco dedos apoyados como una garra. En caso necesario se puede utilizar un apoyo. Si se es muy flexible, se puede poner la palma plana en el suelo. La mano derecha hay que levantarla recta hacia el cielo y situarla directamente en la vertical del hombro derecho. Desplaza adelante el omóplato de abajo y tira hacia atrás del de arriba. Mira hacia arriba y comienza a trabajar sobre la torsión.

Armoniza la respiración con cada micromovimiento. En la inspiración, alarga la columna; en la expiración gira más el torso, abriéndolo. El hecho de girar en la espiración escurre y masajea los órganos internos. En la inspiración relájate siente los órganos inundados y empapados de sangre fresca. Cada dos o tres respiraciones, prueba a ver si puedes girar un poco más, asegurándote de que giras desde el torso y no desde los brazos.

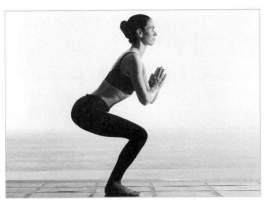

Postura 19: La Oración Girada, preparación

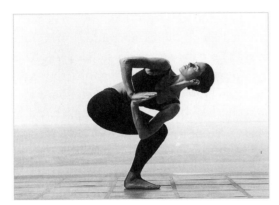

La Oración Girada

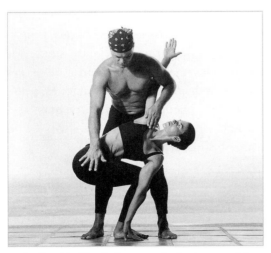

La Oración Girada, brazos estirados (con ayuda)

Alineamiento:

- Pies juntos.
- Piernas potentes.
- Rodillas juntas e igualadas.
- Baja las caderas.
- Aprieta los isquiones y la cara interna de los muslos, la una contra la otra.
- Presiona con las caderas y el cóccix hacia atrás y tira el pecho hacia delante.
- Gira desde el torso, no desde los brazos.
- El hombro de arriba se sitúa sobre el de abajo.
- Crea una tracción de puntas de dedos a puntas de dedos si los brazos están estirados, y de codo a codo si estás en posición de *Namasté*.
- Mira hacia el cielo.

Modificación: Coloca la mano inferior sobre un apoyo. Asimismo, puedes mirar hacia abajo, si mirar hacia arriba hace que tenses demasiado el cuello.

Enfoque espiritual: Poner la acción en la intención es lo mismo que poner posturas en tus oraciones. Deja que tu intención de crecer fluya a través de los movimientos que realizas. Relájate y pide guía y apoyo y los recibirás.

Vinyasa de enlace

Mantén esta posición durante cinco respiraciones y luego relájate, adoptando la Muñeca de Trapo (3). Separa los pies apoyando alternativamente punta y talón hasta la anchura de las caderas y déjate caer hacia delante durante algunas respiraciones. Luego junta los pies siguiendo el mismo procedimiento y pasa a adoptar de nuevo la postura del Rayo (12). Sigue los mismos pasos que para la Oración Girada, pero a la inversa (es decir, coloca el brazo

derecho en el exterior del muslo izquierdo).
Tras cinco respiraciones, relájate en la Muñeca de Trapo. Ya estás listo para la siguiente postura: la Cigüeña.

Postura 20: La Cigüeña
(Padahastasana)

Esta profunda flexión hacia delante suelta la parte baja de la espalda y la cara posterior de las piernas. Se trata de una contrapostura muy potente que reequilibra la bioquímica corporal, ordena la mente y permite deslizarse hasta entrar en un apacible estado de concentración.

Pasos a seguir: Desde la Muñeca de Trapo, coloca las manos bajo los pies con las palmas mirando hacia arriba. Levanta los dedos de los pies hasta se posen sobre las muñecas, doblando las rodillas lo necesario. Inspira y empieza a subir con la idea de lograr que la espalda se aplane; espira y dóblate por las caderas. Estira las rodillas centímetro a centímetro hasta que el estiramiento sea completo.

Ahora adelanta un poco las caderas hasta colocarlas en la vertical de los talones. Respira por los isquiotibiales. Investiga en tu límite: explora hasta dónde puedes cambiar tu peso para incrementar la intensidad.

Relaja la cabeza y deja que la gravedad actúe. Suéltate y respira.

Alineamiento:
- Pies separados a la anchura de las caderas y paralelos.
- Dedos de los pies en contacto con la cara interna de las muñecas.
- Cabeza suelta.
- Rostro relajado.
- Ojos abiertos mirando un punto situado justo detrás.

Modificación: Doblar las rodillas lo necesario.

Enfoque espiritual: Érase una vez un mago que vivía al borde de un acantilado. Un día, una pareja que había estado buscando la felicidad y la paz por todas partes subió hasta el lugar en el que habitaba el mago, con la esperanza de que les podría dar lo que buscaban. Al llegar a la cima, lo vieron sentado en el borde del acantilado contemplando el vacío y lo llamaron.

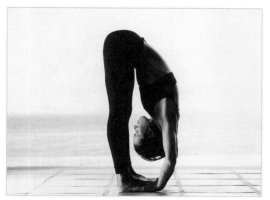

Postura 20: La Cigüeña

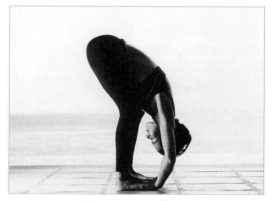

La Cigüeña, modificación

–Tenéis que acercaros al borde –repuso el mago.

–No –le dijeron–. Tenemos miedo, pero te pagaremos un buen dinero para que tú te acerques por nosotros y nos expliques lo que veas.

–Sois vosotros los que os tenéis que acercar al borde –repitió el mago–. No hay otra manera.

Temblando de pavor, ascendieron hasta el borde. Entonces el mago les puso la mano en el hombro; ellos creyeron que lo hacía para reconfortarlos, pero en vez de eso les pegó un empujón precipitándolos al vacío... ¡y alzaron el vuelo!

–Lo único que necesitabais ya lo teníais dentro –dijo el mago, con una sonrisa de complicidad.

Vinyasa de enlace

Tras cinco respiraciones, inspira y levántate a medias. Espira, suelta las manos y ponlas planas en el suelo para la siguiente postura: el Cuervo.

Postura 21: El Cuervo (Bakasana)

El Cuervo es la postura que muestro en la cubierta de este libro. Se trata de una postura vigorosa que realizamos en la fase inicial de la sesión por cuanto requiere mucha fuerza y genera un fuego intensísimo. En el transcurso de las clases introduzco esta postura como manera de reavivar el calor o el fuego de los alumnos cuando comienza a menguar.

Físicamente, el Cuervo se fundamenta en la fuerza de la mitad superior del cuerpo y en la potencia del cuerpo. Nos enseña equilibrio y ligereza. Sin embargo, emocionalmente se basa en nuestra capacidad de movernos por entre la resistencia. El Cuervo es una postura muy educativa. Hay per-

sonas que sienten temor pensando que pueden caerse de cabeza (lo cual tampoco es tan terrible ya que sólo hay unos centímetros hasta el suelo); otras experimentan un estado de gran frustración por carecer aún del equilibrio o la fuerza necesarios para realizar la postura. En muchas despierta sentimientos de competitividad y perfeccionismo.

Esta postura puede resultar difícil para los principiantes, pero intenta no quedarte atrapado por la idea de si te es fácil o difícil. Eso no importa. No importa si la puedes hacer enseguida o si eres como un polluelo de cuervo que ha perdido sus alas. Lo que sí importa es que tu espíritu esté dispuesto y que trabajes siempre en esa zona límite pero saludable.

Pasos a seguir: Para el Cuervo lo más importante es construir una buena base. Junta los pies. Pon las manos planas en el suelo delante de los pies y a la anchura de los hombros. Ponte de cuclillas de forma que el trasero quede suspendido a poca distancia de los talones. Los codos y las rodillas descienden abriéndose lateralmente, creando una especie de inclinación por la zona exterior de la parte alta de los brazos. Inclínate hacia delante y baja un poco la cabeza y el pecho. Levanta los talones y ponte de puntillas, eleva el cóccix y reposa las rodillas (o las pantorrillas) en la parte alta de los brazos/tríceps, cerca de las axilas. Provoca una gran contracción abdominal que te estabilice. Luego mete los codos hacia el torso, aprieta las rodillas contra los brazos y decanta el peso hacia delante. Levanta un pie del suelo. Pon la mirada en un punto un poco por delante de las manos o, si puedes, justo en frente de ti. Tómate tu tiempo para hallar el punto de equilibrio y

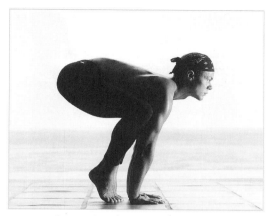

Postura 21: El Cuervo, preparación

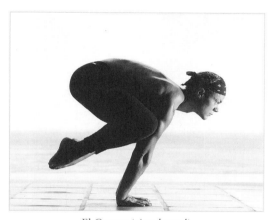

El Cuervo (vista lateral)

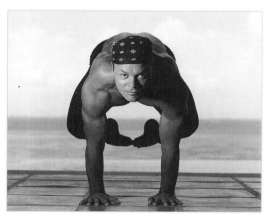

El Cuervo (vista frontal)

luego levanta el otro pie hasta que los dedos gordos se toquen. Procura estirar bien los brazos. Recuerda: ¡ecuanimidad, calma, determinación y respiración!

Los principiantes quizás sólo puedan quitar un pie del suelo, y ya va bien. Si puedes levantar un pie, eres un polluelo de cuervo. Sigue intentándolo y al final podrás emprender el vuelo.

Alineamiento:
- Espalda arqueada.
- Contrae la musculatura abdominal.
- Levanta cabeza y hombros.
- Estira los brazos todo lo que puedas.
- Si ambos pies han abandonado el suelo, junta los dedos gordos.
- Mira adelante con calma y decisión.

Modificación: Si sólo puedes levantar un pie del suelo, hazlo así. Si lo que te retiene es el temor de caer hacia delante, practica con una almohada o una manta doblada en el suelo frente a ti hasta que te sientas más cómodo.

Enfoque espiritual: Soltar quiere decir abandonar el apego a los resultados. Cuando comprendes que no tienes por qué esforzarte al máximo, puedes abandonar ese combate por lograr resultados porque sabes que al final las cosas saldrán como tienen que salir. El querer llegar a determinada meta en una postura y trabajar por obtenerla es diferente de intentar controlar el resultado. Mantén la disposición a relajarte y soltar. Cuando una puerta se cierra, cinco más se abren. Eso es la auténtica fe: confiar en el flujo natural de la vida.

Vinyasa de enlace

Utilizando la potencia del centro, lanza las piernas hacia atrás (o camina) hasta adoptar la postura de la Plancha Alta (8). Realiza el *Vinyasa* A acabando en el Salto Hacia Delante (11); despliega la columna y lleva los brazos por encima de la cabeza hasta la postura de Pie (5). Esto te preparará para acometer la postura siguiente: la postura del Águila.

4. Serie del equilibrio: Ecuanimidad

Las posturas de equilibrio exigen nuestra presencia. Nos obligan a regresar al centro y olvidarnos de cualquier otra cosa que no sea el instante presente. No necesitas «tener buen equilibrio» para realizar estas posturas. Todo el mundo tiene un sentido del equilibrio natural; lo único necesario es calmar la mente, centrarse y relajarse. Cuanto más se lucha, más tensión se genera en la mente y en el cuerpo y más difícil resulta. Cuanto más se relaja uno en estas posiciones, más cosas se calman. Desde ahí y de manera intuitiva, se crea un alineamiento neutro y se descubre la propia ingravidez. Descubres que puedes permanecer en calma en el ojo de cualquier huracán.

Los dos elementos clave de todas las posturas de equilibrio son la respiración y una mirada concentrada (*drishti*). Como ya sabes, la respiración te trae al aquí y al ahora. Facilita el equilibrio porque te desconecta de las distracciones y te conecta al cuerpo. Una mirada concentrada te estabiliza y te centra, transformando tu atención en un único rayo luminoso de energía. Esta dimensión añadida de una mente similar a un láser convierte cada postura de equilibrio en una meditación en movimiento.

Las posturas de equilibrio tonifican la parte inferior del cuerpo, pero no sólo eso: equilibran los hemisferios cerebrales y restauran y estabilizan tu sentido del equilibrio.

La serie de equilibrio consta de cinco posturas. La primera (la postura del Águila) la realizamos a izquierda y derecha. Luego pasamos a las tres siguientes (el Ala Frontal, el Ala Lateral; y el Avión) y las realizamos en una continuidad fluida; primero las tres por la derecha y luego las tres por la izquierda. La quinta, la postura del Bailarín, la realizamos siguiendo su propio ritmo en cuatro tiempos (pierna derecha, pierna izquierda y repetir).

Postura 22: El Águila (Garudasana)

Al permanecer sobre una pierna, como en la postura del Águila, cincelamos isométricamente y tonificamos todos los músculos de la pierna de apoyo y de la nalga de ese lado. La postura del Águila, asimismo, abre las caderas y los hombros y estira la parte alta de la espalda. La postura exige mucha presencia y potencia el equilibrio, la fuerza y la serenidad.

Pasos a seguir: Con los brazos levantados, espira y pasa el brazo derecho por debajo del izquierdo como si fuera una cuerda. Sube los codos a la altura de los hombros. Aprieta las palmas una contra la otra y estira los dedos rectos hacia arriba. Flexiona las rodillas para formar un ángulo de 45° y, con un movimiento fluido, sube la pierna derecha y ponla sobre la izquierda. Si puedes, engancha el pie por detrás de la pantorrilla izquierda en el extremo de abajo. Cuadra las caderas y el pecho respecto

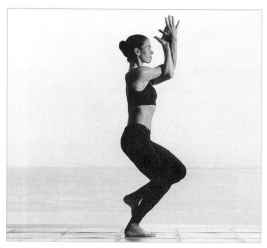

Postura 22: El Águila (vista lateral)

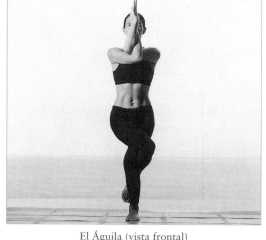

El Águila (vista frontal)

a la pared frontal. La pelvis está remetida y los hombros caen a plomo sobre las caderas. Vista de lado, la columna dibuja una línea recta. Relájate en una línea de gravedad central. Lleva la cima de los hombros hacia abajo y hacia atrás. Clava la vista en un punto situado directamente frente a ti y respira por todo el cuerpo.

En la postura del Águila se realizan tres acciones a la vez: centrar las caderas y los hombros, abrir el pecho y crear espacio y alargamiento en la columna. Para cuadrar las caderas, imagina que llevas un recipiente lleno de agua en el fondo pélvico. ¡Que no se derrame ni una sola gota por el borde frontal de la pelvis! Mete el cóccix un poco hacia dentro y levanta la cara anterior de la pelvis hacia el abdomen. Mete la boca del abdomen hacia dentro y hacia arriba. También hay que alinear las caderas horizontalmente; concéntrate en mantener los huesos de las caderas igualados y apuntando directamente hacia delante.

Es habitual que los alumnos al principio se tambaleen, bailoteen sobre una pierna y luego pierdan el equilibro y salgan de la

postura. No obstante, el problema no es que no se puedan equilibrar, sino que más que entregarse, están luchando. Utiliza la respiración para hallar tu línea central de gravedad y relájate en ella. Olvídate de la tensión y del esfuerzo. Tu cuerpo desea equilibrarse; de hecho, ya dispone del código para realizar este tipo de movimiento, siempre que pongas el cerebro a un lado y dejes que el cuerpo sea libre.

Al igual que en el resto de posturas de equilibrio, la mirada es fundamental. El equilibrio proviene de una mente centrada y en calma. Recuerda que calmamos la mente empezando por los ojos. Fija los ojos en un punto y apunta hacia él. Lleva la mente de la distracción a la dirección. Profundiza en un punto de concentración y serás más consciente de todos los puntos. De pronto, empiezas a ver, a oír y a sentirte como nunca antes habías experimentado.

Mantén la postura durante cinco respiraciones; en la quinta espiración baja un poco más. Inspira y sube hasta ponerte de pie. Para el lado izquierdo, sigue las mismas instrucciones pero al otro lado. Realizaremos las posturas dos veces por cada lado –derecha, izquierda, derecha, izquierda– y luego acabaremos en *Samasthiti*.

Alineamiento:
- Flexiona la pierna de apoyo.
- Baja el cóccix y métalo hacia dentro.
- Centra la pelvis.
- Eleva los codos a la altura de los hombros.
- Pon los antebrazos en la vertical de los codos.
- Tira de la parte alta de los hombros hacia atrás y hacia abajo.
- Apunta hacia arriba con los dedos de las manos.
- Eleva el torso y desciende lo que puedas sobre la pierna de apoyo.
- Mira hacia delante a un punto concreto.

Factor de riesgo: Vigila que la pierna de apoyo no pivote hacia adentro. La rodilla tiene que apuntar hacia delante.

Modificación: Coloca en el suelo los dedos de los pies de la pierna levantada por la parte externa de la pierna de apoyo.

Enfoque espiritual: La nobleza no exige grandes proezas, sólo una conciencia relajada, una apertura para recibir sabiduría y un alineamiento inquebrantable con lo que juzgues correcto. Estamos aprendiendo a progresar no mediante el esfuerzo sino mediante la fe.

Postura 23: El Ala
(Utthita Hasta Padangusthasana A)
Esta posición, que es muy potente por cuanto implica sostener el peso de la pierna, tonifica y perfila la pierna de apoyo. También estira la cara posterior de la pierna elevada y la musculatura situada entre los omóplatos.

Pasos a seguir: Desde *Samasthiti*, junta las manos en *Namasté* y mira hacia abajo, a la punta de los dedos de las manos. Dedica unos instantes para conectar con tu respiración y para entrar en ese espacio interior de calma y serenidad. Cuando estés listo, mira hacia delante apuntando a un punto localizado directamente ante ti y pon la mano izquierda en la cadera izquierda. Entonces muy, muy despacio, con el menor movimiento posible, inspira y aprieta la rodilla derecha contra el pecho, con la mano derecha manteniendo la columna y la pierna de apoyo estiradas.

Si eres principiante o si te resulta difícil mantener el equilibrio, quédate tal como estás. En caso contrario, y dejando la mano izquierda donde está, es decir, en la cadera izquierda, agárrate el dedo gordo del pie derecho con los dos primeros dedos de la mano derecha. Inspira, alarga la columna y estira la rodilla, desplegando la pierna derecha hasta donde puedas, manteniendo la columna recta. Más importante que una pierna recta es una espalda recta, o sea que cuando notes que la espalda se empieza a arquear es que ya has ido demasiado lejos.

Conserva la pierna de apoyo estirada y sólida. El hecho de activar el cierre abdominal (*uddiyana*) tiene una importancia capital para dar estabilidad a esta postura y generar un sentido de ingravidez. Baja la cadera derecha de manera que se iguale con la izquierda: la tendencia es llevarla hacia arriba. Haz que la cara interna del muslo derecho vaya hacia dentro y hacia abajo, hacia el perineo (el músculo que hay entre el ano y los genitales). Mantén el torso cen-

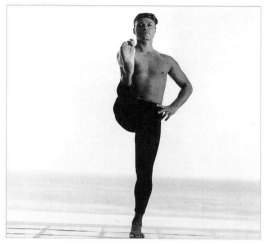

Postura 23: El Ala (vista frontal)

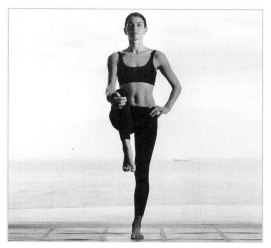

El Ala (vista frontal), modificación

trado y los hombros alineados. Baja los hombros, alejándolos de las orejas. Asienta tu centro de gravedad y mantén la posición durante cinco respiraciones.

Si te caes, no pasa nada. Caerse es aprender. A tu ego no le gusta nada caerse porque eso quiere decir que has «fallado». Pero a tu espíritu le encanta caerse porque constituye una oportunidad de crecer y, por consiguiente, de aprender. Tal como enseñó Lao Tzu, el éxito no consiste en no caer nunca sino más bien en levantarnos cada vez que caemos.

Mantén la postura durante cinco respiraciones y luego fluye hasta la siguiente, el Ala Lateral.

Alineamiento:
- El cuerpo mantiene toda su estatura, está vertical y erguido, como en *Samasthiti*.
- Mantén la columna derecha y contrae el vientre hacia dentro.
- Mantén la pierna de apoyo fuerte y derecha.
- Iguala los glúteos y las caderas respecto al suelo.

- Rota hacia atrás la cara interior del muslo de la pierna de apoyo buscando la pared posterior.
- Mantén los hombros en un sólo plano; no gires el torso.
- Mira hacia delante hacia un punto.

Factor de riesgo: Arquear la espalda para estirar más la pierna tensa la parte media y baja de la espalda.

Modificación: Conserva flexionada la rodilla superior. También te puedes apoyar en la pared.

Enfoque espiritual: Cuando salimos de lo mental –los sistemas mentales y los esquemas de pensamiento que nos dicen que no podemos o que no lo lograremos– de repente tomamos conciencia de cómo nos limitamos a nosotros mismos. Aunque sólo sea por un instante, olvídate de lo que crees que no puedes hacer. La verdad que hallamos en la esterilla es que, con frecuencia, el cuerpo es mucho más fuerte y más flexible que nuestra fe.

Postura 24: *El Ala Lateral* (*Utthita Hasta Padangusthasana B*)

Esta postura es parecida al Ala Frontal, y posee muchos de sus efectos transformativos. Además, representa una gran fuerza que abre y fortalece la musculatura de la cadera y de la pelvis.

Elementos esenciales: Desde el Ala Frontal, abre la pierna derecha (si te estás agarrando el dedo gordo del pie) o la rodilla (si te estás agarrando la rodilla) hacia la derecha. Luego gira la cabeza para que mire hacia la izquierda. Baja la cadera derecha para que quede alineada con la izquierda y mantén la columna dibujando una línea recta; si es preciso, dobla un poco la rodilla para conservar la integridad de la columna. Todo lo demás es lo mismo que en la postura anterior.

Se da una tendencia a querer subir la pierna, pero en realidad de lo que se trata es de extenderla hacia el lado más que hacia arriba. La flexibilidad y la elevación vertical llegarán con el tiempo; ahora lo que buscas es centrar y abrir la cadera derecha. Mantén las caderas igualadas, no dejes que la derecha suba. Como antes, rota la cara interna de la pierna levantada hacia el cielo.

Alineamiento:
Lo mismo que para el Ala Frontal, y además:
- Deja caer la cadera derecha hasta alinearla con la izquierda.
- Lanza la mirada por encima del hombro izquierdo.

Factor de riesgo: Si subes demasiado la pierna, las caderas se desalinean y se altera el equilibrio.

Modificación: Trabaja doblando la rodilla de la pierna que subes o utiliza un cinturón para agarrarte el pie. Si necesitas una ayuda para mantener el equilibrio, puedes esti-

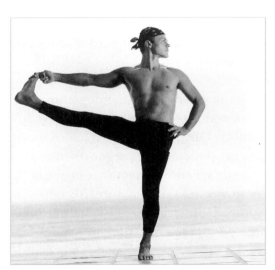

Postura 24: El Ala Lateral

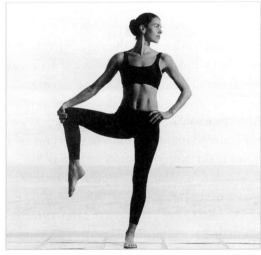

El Ala Lateral, modificación

rar el brazo libre hacia la izquierda, como si fuera un ala.

Enfoque espiritual: Uno de los principios del yoga es no perseguir los frutos de tus acciones. Practica por la práctica misma, sin apegarte ni al éxito ni al fracaso. Ese es el camino que conduce a la ecuanimidad.

Vinyasa de enlace

Centra de nuevo la pierna y la mirada. Suelta el pie (o la rodilla) y coloca las manos en las caderas. Mantén la pierna estirada adelante durante cinco respiraciones. Luego flexiona la rodilla derecha. Eso te llevará a la próxima postura, la postura del Avión.

Postura 25: El Avión (Dekasana)

El Avión es otra de las posturas de equilibrio sobre una pierna que tonifica toda la pierna de apoyo y cultiva una potencia general flexible, además de una sensación de ligereza. Utilizando toda la musculatura del cuerpo, estabiliza e integra el torso, las caderas y las piernas, suspendiéndolas en un nuevo plano de gravedad. Al igual que el resto de posturas de esta serie, el equilibrio procede de una mente tranquila y centrada. Al principio es posible que te sientas algo inestable, pero si conservas la calma, hallarás la confianza necesaria. Debes saber, sin asomo de duda, que puedes realizarla. Créetelo. Sé ligero y flota.

Pasos a seguir: De pie y bien erguido, y todavía en equilibrio sobre una pierna, pon las manos en las caderas y la rodilla derecha en el pecho. En un movimiento líquido, espira, dóblate hacia delante y estira la pierna derecha hacia atrás. El torso y la pierna levantada tienen que estar paralelos al suelo. Deja que descienda la cadera derecha y gira hacia el cielo la cara interna del muslo de la pierna levantada. Abre los brazos detrás de ti como si fuesen alas, con las palmas mirando hacia abajo. Tira de los omóplatos hacia abajo, a la pelvis, y júntalos. El torso está suspendido hacia delante, pero el pecho queda un poco más arriba que las caderas. Arquea ligeramente la espalda como si estuvieses poniendo en este movimiento algo del Perro que Mira Hacia Arriba. Baja la mandíbula para que el cuello adopte una posición neutra, y mira hacia el suelo a medio metro del pie de apoyo. Sé libre y ligero, tanto de mente como de cuerpo.

En la postura del Avión existen cinco líneas de fuerza activas, cada una de ellas irradiando y formando entre todas como una estrella de cinco puntas: dos brazos, dos piernas y el torso. La pierna de apoyo ejerce presión contra el suelo, la pared interna del pecho tira hacia delante, alejándose de la pelvis, y los brazos y la pierna levantada se extienden hacia atrás, lejos del epicentro del cuerpo. Mantén una conciencia constante de los cinco puntos manifestando una expresión completa a través de ellos.

Alineamiento:

- Aprieta las piernas y enraízate con la pierna de apoyo.
- Gira en espiral hacia arriba la cara interna del muslo de la pierna levantada y hacia abajo la parte externa.
- Activa el pie elevado.
- Cuadra las caderas respecto al suelo.
- Estira la pared pectoral adelante, creando una tracción en el torso.
- Lleva los omóplatos espalda abajo.

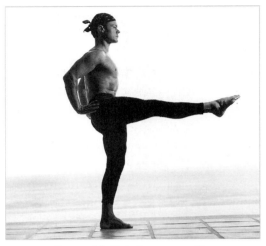

Postura 25: El Avión, preparación

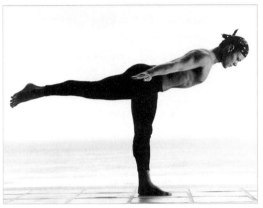

El Avión

- Tira de los brazos hacia atrás e irradia por las yemas de los dedos.
- Mira hacia el suelo a un punto situado a medio metro del pie de apoyo.

Factor de riesgo: Ten cuidado con hiperextender la rodilla de apoyo. Mantén la pierna estirada pero sin bloquearla. No arquees la espalda hacia delante, pues eso tensaría la columna. Tampoco te tambalees sobre el tobillo de abajo; mantenlo estable.

Modificación: Adelanta el torso hasta un ángulo que te resulte cómodo. También puedes relajar un poco la pierna de apoyo.

Enfoque espiritual: La entrega mental combinada con una tranquila determinación nos abre y vuelve receptivos al cambio. Mediante la entrega, de repente entramos en contacto con una fuerza interior que nos da su apoyo y con la energía dadora de vida que nos sostiene y nos impulsa a continuar y a elevarnos. Suéltate, abróchate tu cinturón de seguridad espiritual y ¡despega!

Vinyasa de enlace

Desde la postura del Avión, baja la pierna levantada y, con mucha lentitud, yérguete, alimentando una profunda sensación de estabilidad en el torso. Levanta las manos hasta Namaste, sobre el centro del corazón en la espiración, y repite la secuencia formada por estas tres posturas (el Ala Frontal, el Ala Lateral, el Avión) ahora por el lado izquierdo. Finaliza en *Samasthiti*.

Postura 26: El Bailarín (Natarajasana)

La postura del Bailarín te muestra cómo enraizar y estabilizar las piernas y ganar un mayor grado de equilibrio y aplomo. En última instancia, te enseña que el auténtico estiramiento es siempre espiritual.

Pasos a seguir: Desde bipedestación, estira el brazo izquierdo hacia el cielo, abre la mano derecha y gírala de manera que la palma quede mirando hacia delante. Flexiona la rodilla derecha y levanta el pie derecho por detrás. Estira la mano derecha y sujeta la parte interior del pie derecho con

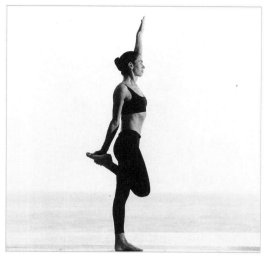

Postura 26: La Postura del Bailarín, preparación

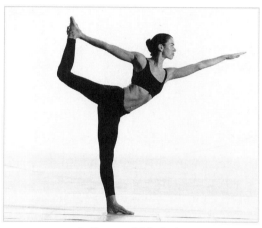

La Postura del Bailarín

el pulgar apuntando hacia arriba, como un autostopista. Junta las rodillas. Fija la mirada y dedica un momento a asentar el equilibrio y sintonizar con tu línea central de gravedad. Cuando sientas que tus cimientos son estables, inspira, eleva el centro del corazón y estírate hacia delante. Mantén el pecho levantado un poco más arriba de las caderas. Lleva el hombro izquierdo hacia delante y la pierna derecha hacia atrás. Extiende y endereza cuanto puedas la pierna de atrás.

La traducción del nombre de esta postura es «el arco que se sostiene de pie». Lo que se pretende es generar una gran tensión entre la pierna trasera y la parte superior del cuerpo, como si las piernas fueran el arco y el torso, la flecha. La pierna de atrás está resistiendo el tirón del torso hacia delante. Te tendrías que sentir como colgando de la pierna de atrás, que está activa. El torso está libre y suspendido. No dejes que la cadera elevada se doble hasta llegar al máximo; desde luego, se va a elevar, pero sólo hasta un grado que resulte saludable.

¡Nunca cortes la respiración! Mantén la postura durante cinco respiraciones, luego suelta y mueve los brazos como un helicóptero, dejando el brazo derecho levantado. Repite todos las pasos por la izquierda. Realiza la postura otra vez por la derecha y otra por la izquierda acabando en *Samasthiti* (4).

Alineamiento:
- Las piernas, como un arco, realizan una acción potente.
- Lanza el cuerpo superior hacia delante, como una flecha.
- Extiende el brazo delantero y estírate hacia el infinito desde la punta de los dedos.
- Extiende y estira los músculos y tendones del pecho y hombros.
- Mira hacia delante con un mirada relajada, constante y decidida.

Factor de riesgo: Ten cuidado de no estirar demasiado la rodilla de la pierna de apoyo. Se trata de tenerla derecha pero sin clavarla. No comprimas el cuello hacia arriba ni fuerces el estiramiento hacia la parte baja de la espalda.

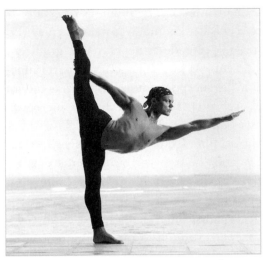

La postura del Bailarín, extensión total

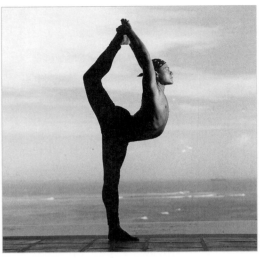

El Arco Completo

Enfoque espiritual: El objetivo de esta práctica es hallar el ritmo y la intensidad que nos resulte más apropiada. «Intentarlo con calma» es una máxima que significa que, en cuanto atañe a nuestro conocimiento, avanzar demasiado rápido no es buena idea. Cuanto más cariño mostremos para con nosotros mismos, más natural nos resultará sentir una profunda compasión por los demás y vivir con auténtica gracia.

Postura 27: El Árbol (Vrkasana)

Tras todo el calor y la fortaleza generados con el *vinyasa* hasta este punto, esta postura nos lleva a un estado natural de quietud en mente y cuerpo. Constituye una continuación de la meditación sedente. Posee una cualidad eterna porque, en cuanto nos encajamos en ella, se sostiene por sí misma y nos sentimos como si pudiésemos mantenerla indefinidamente y sin ningún esfuerzo. Ese es el estado meditativo.

Por muy pacífica que pueda resultar, la postura del Árbol no es en absoluto una posición de descanso. De hecho, utiliza to-

dos los elementos que hemos ido construyendo hasta ahora. Lleva el calor curativo, el equilibrio y la fuerza de la parte inferior del cuerpo a otro nivel totalmente diferente.

Pasos a seguir:

Paso número uno: Desde *Samasthiti*, levanta el talón izquierdo y coloca la planta del pie izquierdo sobre la cara interna del muslo derecho. Sé consciente de la rodilla, ¡no des tirones! Aprieta hacia abajo desde la planta del pie derecho utilizando todo el tiempo necesario para asentar bien el equilibrio sobre la pierna de apoyo. Haz que descienda la cadera izquierda hasta que quede alineada con la derecha. Utiliza la respiración y la mirada concentrada para estabilizarte y mantenerte firme. Coloca las manos en *Namasté* a la altura del centro del corazón y mira hacia delante (para profundizar en el foco, mira las puntas de los dedos de las manos). Si aprietas las palmas te será más fàcil estabilizarte. Mantén la postura durante cinco respiraciones.

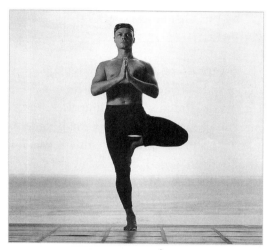

Postura 27: El Árbol

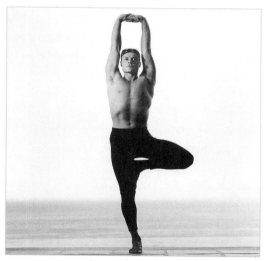

El Árbol, brazos estirados

Paso número dos: Separa las manos y sube los brazos por encima de la cabeza con las palmas mirándose. Entrelaza los dedos y gira las muñecas para que las palmas queden mirando hacia arriba. Mete los codos, acercándolos el uno al otro. Estira la columna alargándola hacia arriba. Sé del cielo y de la tierra. Como un árbol, penetra en la tierra con tus raíces y haz que tus brazos florezcan hacia el sol. Cuanto más fuertes son las raíces, más alto es el árbol.

La pierna de apoyo tiene que estar muy activa, generando potencia para aguantar tu propio peso en esta postura. Aprieta la nalga izquierda y levanta y contrae el cuadriceps. Mantén las caderas igualadas, aunque ello suponga adelantar un poco la pierna elevada. Visualiza tu pelvis como un tazón colmado de agua y no dejes que se derrame por el borde de delante.

Respira fácil y libremente. Conserva tu estatura y relájate en una meditación de pie. Suelta los pensamientos y entra en tu respiración y en tu cuerpo. En la quinta espiración, separa las manos y regresa a *Samasthiti*. Repite la postura por la derecha acabando en *Samasthiti*.

Alineamiento:

- Mantén una línea central de energía que recorra todo el cuerpo.
- Centra las caderas (de delante hacia atrás y de lado a lado).
- Suavemente, levanta y contrae el núcleo abdominal.
- Estira hacia arriba, hacia la punta de los dedos, los laterales de la cintura.
- Alarga la columna.
- Mete los codos hacia adentro, aproximando el uno al otro.
- Relaja el rostro, el cuello y la garganta.

- Relaja los ojos mirando hacia delante, al horizonte.

Factor de riesgo: Procura no clavar ni hiperestirar la articulación de la rodilla de la pierna de apoyo. No arquees la espalda ni saques la caja torácica hacia fuera.

Modificación: Si el equilibrio te resulta problemático, baja el pie hasta un lugar en la pierna de apoyo que te sea cómodo.

Enfoque espiritual: Los únicos árboles que sobreviven a los huracanes son los que poseen raíces hondas y una fortaleza flexible que les permite doblarse ante los vientos tempestuosos. La ecuanimidad nos permite permanecer de pie y con seguridad ante cualquier tipo de tormenta que la vida nos ofrezca.

Vinyasa de enlace
Separa las manos y el pie y vuelve a *Samasthiti*. Repite la postura del Árbol por el otro lado. Sal de ella y acaba en *Samasthiti*. Entra en el *Vinyasa* B hasta el Guerrero I (13) y luego el Guerrero II (14). Eso te coloca en posición para la siguiente postura: el Triángulo.

5. Serie del Triángulo: Enraizamiento

Las posturas de la serie del Triángulo conducen todo el cuerpo a una bella experiencia de estabilidad y porte simétricos. Incrementan la fortaleza de las piernas, caderas y espalda, lo cual transmite una sensación de equilibrio global, confianza en el cuerpo y valor. La parte inferior de tu cuerpo es la base de tu ser y tu conexión con la tierra. El fortalecimiento de esta zona de cintura para abajo te permitirá crear unas raíces profundas y penetrantes desde las que podrás florecer y abrir el cuerpo hacia el sol.

La serie del Triángulo consta de cuatro posturas: el Triángulo, el Triángulo Girado, el Estiramiento Interno Hacia Delante y la Postura de Extensión de Pecho a Pierna. Las dos primeras se llevan a cabo en una secuencia seguida, primero por la derecha hasta el final y luego por la izquierda hasta el final. Las posturas tercera y cuarta se realizan por separado de principio a fin con un *vinyasa* de enlace entre medio.

Postura 28: *El Triángulo (Trikonasana)*
El Triángulo es una bella postura que transmite vida a todo el cuerpo. Ofrece la posibilidad de detectar y rellenar cualquier recodo deshinchado o comprimido del cuerpo. En el Triángulo se trabaja la respiración y las líneas de energía para rellenar los contornos de la postura. Esculpe las piernas, caderas y nalgas y genera una apertura global en pecho y espalda.

Pasos a seguir: Desde el Guerrero II, en primer lugar cerciórate de que tu alineamiento es correcto y de que la rodilla adelantada se encuentra en la vertical del

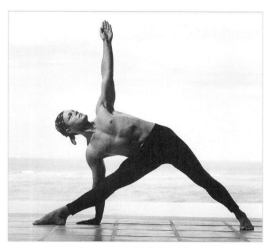

Postura 28: El Triángulo

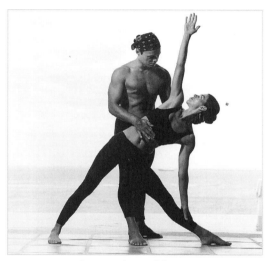

El Triángulo, modificación

tobillo. Al inspirar, endereza la rodilla delantera, manteniéndola en el mismo plano que el pie, e inclina el cóccix/pelvis hacia la pared trasera al tiempo que extiendes el brazo derecho hacia delante. Inclínate y agárrate la espinilla izquierda (si te resulta fácil, desciende la mano hacia el tobillo y, al final, al suelo). Eleva el brazo izquierdo hacia el cielo. Los brazos tienen que dibujar una línea vertical entre los dos. Resístete a la tentación de tomar asiento sobre el hombro de abajo; lo que buscas es elevarte por encima de él y crear una extensión completa de puntas de dedos a puntas de dedos. Lleva las escápulas hacia las caderas.

Las piernas rectas y potentes. Activa la parte superior de los muslos al girar su cara interna hacia afuera y separándolos el uno del otro. Mete el cóccix y el vientre. El torso se encuentra sobre el muslo derecho. Medita en la uña del pulgar izquierdo.

Pretendes colocar todo el cuerpo –caderas, cabeza y corazón– en un único plano, como si estuvieses perfectamente centrado, de pie entre dos cristales de ventana. Un error habitual en el Triángulo es dejar caer el hombro de arriba hacia el suelo, lo cual hace rotar el torso y supone un riesgo potencial para el sistema articular. Intentas concentrarte en que descienda la parte baja de la caja torácica hacia el suelo, apilando el pulmón superior sobre el inferior de manera que el pecho se abra hacia la pared lateral; eso mantendrá el torso en rotación hacia arriba, permitiendo una plena expresión con toda la mitad superior de tu cuerpo.

Alineamiento:
* Talones en línea.
* Las piernas fuertes y muy activas.

- Gira hacia fuera la cara interna de ambos muslos, separándose entre sí.
- Remete el cóccix.
- Irradia vida por ambos brazos.
- Mano levantada activa.
- Mete la boca del vientre hacia dentro para alargar la columna.
- Parte inferior de la caja torácica hacia el suelo.
- Gira el torso; un pulmón encima del otro.
- Lleva las escápulas hacia las caderas.
- Mira hacia arriba a la uña del pulgar.

Modificación: Si te resulta difícil mantener el torso alineado con el muslo, sube la mano y ponla en la espinilla o incluso en el muslo. También se puede usar un apoyo para la mano de abajo. Si mirar arriba te tensa el cuello, mira hacia abajo.

Enfoque espiritual: Cuando modelas en arcilla, debes mantenerla húmeda para que sea maleable. Hay que irla rociando con agua porque si no se secará y se endurecerá. Una mente relajada es para el cuerpo lo que el agua para la arcilla. Si la mente se relaja, el cuerpo también. Con cada respiración suelta un poco más. Sé fluido... relájate, respira y fluye.

Vinyasa de enlace

Tras las cinco respiraciones completas, inspira y que el brazo levantado tire de ti hasta ponerte de pie. Desde ahí fluyes hasta la postura siguiente, el Triángulo Giratorio.

Postura 29: Triángulo Girado (*Parivrtta Trikonasana*)

Esta es una postura de intensa torsión que comprime y escurre todos los órganos y tejidos de la parte media del cuerpo, incluyendo el sistema digestivo. Expulsa toxinas del hígado, bazo, colon, vesícula biliar y riñones, suelta la columna lumbar y ayuda a aliviar el dolor de la parte baja de la espalda. El Triángulo Girado coordina todo el cuerpo en una fuerza unificada.

Elementos esenciales: Desde la postura del Triángulo, lleva las manos a las caderas y céntralas respecto a la pared de delante. Es muy probable que para lograrlo tengas que girar el pie trasero hasta formar un ángulo de 45°. Acerca un poco el pie de atrás, que quede a un metro más o menos del otro. Dedica tiempo a centrar bien las caderas, serán tu anclaje en esta postura. Sube el brazo izquierdo y ponlo junto a la oreja. Al inspirar alárgate hacia arriba desde la mano izquierda (incrementando la longitud de la columna), y en la espiración, pliégate hacia delante desde las caderas y coloca la palma de la mano izquierda en el suelo, junto al borde externo del pie derecho (o en un apoyo, o en la pierna, espinilla o pie derechos, lo necesario para sentirse estable). Activa el cierre abdominal. Con la mano, tira de la cadera derecha hacia atrás hasta alinearla con la derecha. Inspira y gira el hombro derecho hacia atrás; espira y extiende el brazo derecho recto arriba. Si el talón de atrás se levanta un poco, no pasa nada. Aprieta con ambos brazos, que tienen que dibujar una línea vertical. Proyecta el pecho hacia la mandíbula y las nalgas hacia atrás. Como con el Triángulo normal, lleva las escápulas espalda abajo hacia las caderas. Gira la cabeza y fija tu mirada en la uña del pulgar del brazo levantado.

Es fundamental intentar dibujar una línea recta con la columna en esta postura;

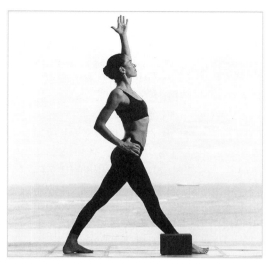

Postura 29: El Triángulo Girado,
preparación

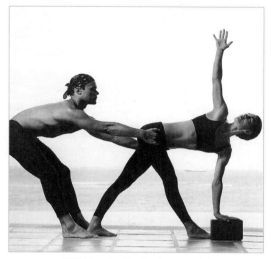

El Triángulo Girado (con ayuda)

nunca hay que girar con la espalda encorvada. Así pues, extiende y alarga la columna en cada inspiración, y activa la torsión en cada espiración. ¡No fuerces la torsión! Limítate a girar lo máximo que puedas mientras sientas que sigue siendo saludable, y trabaja en la postura cuando hayas alcanzado dicho punto.

Las piernas, en esta postura, son las grandes responsables de la solidez de la base. Cuanto más fuerte esté la mitad inferior del cuerpo, más extensión se logrará en la mitad superior. También es importante centrarse en crear la torsión desde el torso y no desde los hombros. Tira hacia atrás de la cadera derecha y hacia delante de la izquierda. Las piernas funcionan como unas tijeras. Gira las caderas como un volante hasta que la pelvis esté centrada.

En el Triángulo Girado existe un elemento de equilibrio, o sea que, como en el resto de posturas de equilibrio, pon la mirada en un punto y respira a través de esa visión concentrada.

Alineamiento:

- Cuadra las caderas frontalmente.
- ¡Envía una gran dosis de potencia a tus piernas!
- Junta la cara interna de los muslos.
- Eleva la boca del estómago y traza una línea recta con la columna.
- En la inspiración, alarga la columna. En la espiración, gira.
- Inicia la torsión desde las caderas y torso.
- Tira de los isquiones hacia atrás distanciándose de la cabeza.
- Coloca el torso sobre la pierna adelantada.
- Gira el torso hacia arriba utilizando el cierre abdominal y las caderas como un volante.
- Lleva los omóplatos hacia las caderas y sepáralos.
- Alinea los brazos en un plano vertical y tira de la punta de los dedos.
- Relaja el rostro.
- Mira hacia arriba a través de la mano superior (o hacia el suelo, si el cuello está mejor así).

Factor de riesgo: Llevar la torsión más allá de tu propio límite crea demasiada tensión en la parte media y baja de la espalda y en la columna. No te engañes y presta atención a lo que tu cuerpo necesita. Asimismo, nunca gires con la espalda encorvada pues tenderás a comprimirla. Estira la columna antes de girar.

Modificación: Si dispones de un objeto que te sirva de apoyo, puedes colocarlo junto a la parte externa del pie adelantado y descansar la mano en él. También puedes levantar el talón trasero, lo que te permitirá actuar en la pelvis centrándola y logrando mayor palanca para la rotación.

Enfoque espiritual: Perder la paciencia y frustrarnos con nosotros mismos es nuestra manera de controlar el resultado de lo que hacemos. Nuestra buena disposición para relajarnos, respirar y permanecer en calma y en el instante presente nos permite descubrir lo que es posible. Al relajarnos, nos alineamos con un poder y una energía que al final nos beneficiará en todas las dimensiones de nuestra vida.

Vinyasa de enlace

Desde el Triángulo Girado, mira hacia el suelo y mueve los brazos como las aspas de un helicóptero hacia arriba hasta ponerte de pie. Adelanta el pie trasero, entra en *Samasthiti* e inicia el *vinyasa* B; en esta ocasión, adopta el Guerrero I con el pie izquierdo. Repite la secuencia anterior del Triángulo (26), el Triángulo Girado (27) con el pie izquierdo delante. Desde el segundo Triángulo Girado, sube los brazos en aspa hasta ponerte de pie mirando la pared lateral. De esta forma te pones en posición para la postura siguiente, el Estiramiento Interno Hacia Delante.

Postura 30: Estiramiento Interno Hacia Delante (Prasarita Padottanasana A)

Este intenso estiramiento de los isquiotibiales y de las pantorrillas es un gran *contramovimiento* para cualquier tipo de entrenamiento deportivo que acorte y endurezca los isquiotibiales, como por ejemplo correr o ir en bicicleta. Las flexiones adelante invertidas tonifican los órganos internos: hígado, bazo, riñones, órganos digestivos, páncreas y vesícula biliar. La postura también permite una gran liberación que, junto a su cualidad introspectiva, aquieta y tranquiliza el sistema nervioso.

Pasos a seguir: Estando de cara a la pared lateral, separa los pies con punta/talón hasta que se encuentren a una distancia de 1,2 a 1,5 metros. Gira un poco la punta de ambos pies hacia dentro. Cógete las caderas con las manos y, en la inspiración, levanta el pecho y la mandíbula, arqueando un poco la espalda. En la espiración, flexiónate hacia delante desde las caderas y pon las manos planas en el suelo a la altura de los hombros. Camina con los dedos de las manos hacia atrás hasta que queden alineados con los de los pies (al final, incluso con los talones). Inspira y sube hasta que la espalda esté plana; pecho adelante y nalgas hacia atrás. Espira y vuélvete a doblar. Aprieta la esterilla con las palmas. Baja la coronilla lo más cerca del suelo que puedas. Acerca los codos el uno al otro para abrir la espalda, y utiliza los brazos para incrementar el estiramiento. Al final, los brazos deberían formar un ángulo recto y

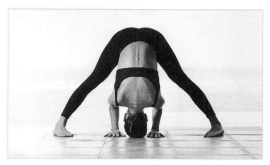

Postura 30: Estiramiento Interno
Hacia Delante

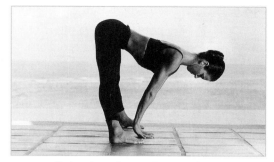

Estiramiento Interno Hacia Delante,
media elevación

los codos situarse en la vertical de las muñecas.

Desplaza la cadera hacia delante hasta alinearla con los talones para liberar la parte baja de la espalda. Activa los cuadriceps, elevando las rótulas. Sube los isquiones y los isquiotibiales hacia el cielo. Piernas rectas y fuertes. Levanta un poco los huesos internos de los tobillos presionando con ellos el borde externo de los pies. Separa la cara interna de los muslos. En esta postura lo que pretendemos es abrir las ingles. Ya se ha generado calor interno, por lo cual los tejidos están bien y flexibles. Así pues, ¿por qué no aprovechar esta oportunidad para adentrarnos en nuevos territorios de tejido, nuevas fronteras, nuevos umbrales? En eso consiste la transformación.

Lo ideal sería poner la coronilla en el suelo. Entonces, con cada inspiración alarga la columna, y con cada espiración baja un poco la parte alta de la cabeza hacia el suelo (en caso de que la cabeza alcanzase el suelo con facilidad, disminuye la anchura de la posición). Ahora estírate de verdad... ¡lo único que se interpone entre la cabeza y el suelo es tu mente!

Alineamiento:

- Pies separados, paralelos y a una distancia de un metro a metro y medio.
- Levanta los tobillos internos y aprieta con ellos hacia el borde externo de los pies.
- Piernas fuertes: cuadriceps activos y tirando desde las rótulas, isquiotibiales estirándose hacia arriba, cara interna de los muslos apartándose una de otra.
- Caderas adelante en línea con los talones.
- Sube los isquiones y sepáralos.
- Aprieta con las palmas en el suelo a la anchura de los hombros, dedos de manos y pies en línea (o con los talones, si alcanzas).
- Rota los codos hacia adentro hasta la anchura de los hombros. La rotación separa los omóplatos y ensancha la parte alta de la espalda.
- En cada momento reparte el peso entre los pies, las manos y la cabeza. Mantén una mirada relajada y tranquila, así como la expresión del rostro.

Factor de riesgo: Procura no hiperestirar las rodillas. Tienen que estar rectas pero no clavadas. Cuidado con desplomarte sobre los hombros.

Modificación: Puedes flexionar las rodillas o jugar con la separación entre pies hasta hallar una postura perfecta para tu cuerpo.

Enfoque espiritual: En la práctica o en una determinada postura, sé consciente de todos los momentos en los que tu mente se plantea: «¿Lo estoy haciendo bien? ¿Eso es lo que hay que sentir? No me parezco en nada a las fotos del libro. Seguro que lo estoy haciendo mal». ¡Duda de esas dudas! ¡Que se esfumen! Ancla tu mente más profundamente en el instante presente. Que ese instante fluya en el siguiente sin dudar, sin comparar, sin juzgar ni analizar. Simplemente observa, sé abierto, acepta, implícate con lo que hay ahora y aquí. Sólo esta postura. Sólo este instante.

Vinyasa de enlace

En la inspiración, elévate un poco y mira hacia delante. En la espiración, coloca las manos en las caderas. Inspira y utiliza los abdominales para llevar la espalda a la vertical. Inspira. Espira y levanta los brazos a los lados. Expande el pecho. Ahora estás en posición para iniciar la siguiente postura: la Extensión de Pecho a Pierna.

Postura 31: *Extensión de Pecho a Pierna (Parsvottanasana)*

Se trata de un estiramiento intenso que profundiza en el trabajo en los isquiotibiales. También estira la parte frontal de los hombros y el pecho y, como en todas las flexiones hacia delante, suelta la musculatura de la espalda. Por último, la posición de las manos en el *Namasté* por detrás fortalece las muñecas, lo cual puede tener un gran poder terapéutico y de transformación en situaciones como el síndrome del túnel carpiano y la debilidad general de las muñecas. Unas muñecas fuertes serán de gran ayuda en el Perro que Mira Hacia Abajo y en las verticales que se practicarán más adelante.

Pasos a seguir: Con los brazos separados hacia los lados, junta las manos en la espalda, en lo que se llama «*Namasté* inverso». Para ello, sitúa las manos a la espalda en el espacio que existe entre los omóplatos. Pon las manos en postura de oración con los dedos hacia arriba (o hacia abajo, si el hacerlo hacia arriba supone demasiada tensión para las muñecas). Si la mitad superior del cuerpo queda excesivamente rígida, intenta asirte los codos (cada mano el codo opuesto).

Pivota el cuerpo hacia la derecha hasta quedar mirando a la pared posterior. Abre el pie derecho y aproxima un poco el pie de atrás. Dedica un instante a centrar las caderas y el pecho, de manera que los isquiones y pezones apunten directamente hacia delante. En la inspiración, enraízate en las piernas y levanta mentón y pecho, arqueando ligeramente la espalda. En la espiración, dóbla-

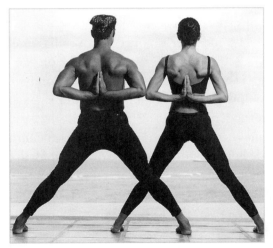

Postura 31: Extensión de Pecho a Pierna, preparación

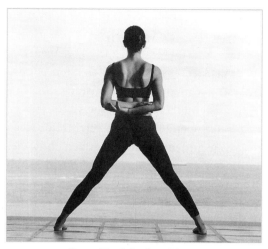

Extensión de Pecho a Pierna
modificación de la preparación

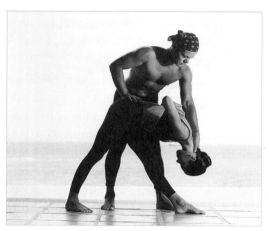

Extensión de Pecho a Pierna (con ayuda)

te hacia delante sobre la pierna adelantada. Tira de la cadera adelantada hacia atrás hasta que las caderas estén en línea. Relaja la cabeza y el cuello y respira profundamente.

En esta postura sólo podrás mantener el equilibrio con la fuerza de las piernas. La de atrás tiene que estar perfectamente recta, pero la rodilla delantera se puede relajar si es preciso para disminuir un poco la intensidad. Respira amor hacia los isquiotibiales y disuelve cualquier resto de tensión o rigidez que continúe ahí.

Acerca los omóplatos desde los codos. Aprieta las palmas de las manos. Mira el dedo gordo del pie de atrás y haz que brille con la intensidad de tu mirada.

Alineamiento:
- Separa los pies a un metro de distancia.
- Pierna posterior recta y fuerte.
- Cara interna de los muslos en contacto.
- Muslo anterior e isquiones hacia atrás.
- Gira las caderas como si fueran un volante.
- Juega con la distribución del peso entre las piernas.
- Cuadra caderas y hombros.
- Coloca el ombligo sobre el muslo de delante.
- Con las palmas juntas, levanta los codos, separándolos de la espalda.
- Tira de la coronilla hacia abajo, hacia el pie delantero.
- Deja que la cabeza cuelgue, manteniendo el cuello relajado y la frente en la espinilla.
- Relaja toda la musculatura de la frente y cara.

Factor de riesgo: En esta postura es natural marearse, pero el mareo pasará. Sólo es energía bloqueada y toxinas que surgen para que nos liberemos de ellas. Alégrate de que aparezca y trabaja con él, porque si no sale se quedará dentro. Si te mareas, NO cierres los ojos o acabarás como una mancha en el suelo. Tenlos abiertos, estate alerta y acuérdate de respirar. Si es preciso, adopta la postura del Niño para recobrar el equilibrio.

Modificación: Si el *Namasté* inverso te hace daño en las muñecas, gira las manos de forma que los dedos apunten al suelo; y si aun así es demasiado, cógete los codos con las manos.

Enfoque espiritual: El enfoque es la clave. Tómate la postura en serio, pero a ti mismo no te tomes tan en serio.

Vinyasa de enlace

Tras cinco respiraciones, contrae los abdominales, estabiliza el torso y, guiando desde el pecho, utiliza esa musculatura para elevarte y ponerte de pie. Manteniendo las manos en *Namasté* inverso, pivota 180º grados sobre los talones hasta que el pie izquierdo sea el delantero. Repite la Extensión de Pecho a Pierna por dicho lado durante cinco respiraciones, luego baja las manos al suelo, una a cada lado del pie de delante y a la distancia de la anchura de los hombros. Retrocede un paso con la pierna delantera y entra en la postura de la Plancha Alta (8). De ahí, pasa a la Plancha Baja (9) y luego al Perro que Mira Hacia Arriba (10). Ahora estás en posición para la postura siguiente: la Langosta.

6. Serie de Flexiones Posteriores: Ignición

Al envejecer, las personas tienden a contraerse y a meterse en sí mismas. Sin embargo, el yoga, especialmente su trabajo de columna, puede llegar a invertir el proceso de envejecimiento. Eres tan joven como flexible sea tu columna, y las posturas siguientes son la mejor manera de mantener la columna en forma. Si tienes la espalda débil o tensa en alguna zona, las flexiones posteriores son una auténtica medicina para ella. El sistema energético está centralizado en la columna y las flexiones hacia atrás suprimen los bloqueos energéticos allí enquistados. EnciCenden la electricidad de la columna y transportan todo nuestro ser a un reino de salud superior.

La vida la vivimos hacia delante. Casi siempre andamos, nos sentamos, conducimos, nos movemos, nos comunicamos en una dirección. Al mismo tiempo, la gravedad tira de nosotros hacia abajo. El ir hacia atrás genera una elasticidad y una flexibilidad asombrosas en las caderas. Las flexiones posteriores fortalecen y esculpen a un tiempo toda la espalda y disuelven el pesar del corazón y el abotargamiento de la mente.

Moverse hacia atrás requiere valor y cierto sentido de la aventura, puesto que penetramos en ese territorio desconocido de lo que se halla a nuestra espalda. Para muchas personas el ir hacia atrás va acompañado de temor. Exponemos la parte blanda del cuerpo (el abdomen y los órganos internos), lo cual nos hace sentir vulnerables; esto saca a la luz emociones que habían permanecido ocultas en algún lugar ignoto de nuestro interior, de manera que nos podemos liberar. En el plano simbólico, el ir hacia atrás puede representar el regreso al pasado. A veces, sin embargo, es preciso retroceder para poder avanzar, tanto física como emocionalmente.

En todas las posturas de flexión posterior es de capital importancia estar muy alerta y muy consciente de lo que se está haciendo. La inmensa mayoría de las lesiones suceden cuando alguien no esta totalmente presente. Si alguna vez has estado en un accidente, ya sabes que suelen ocurrir porque alguien no estuvo lo bastante atento aunque fuera durante una fracción de segundo. Por favor, estate alerta, *céntrate en lo que haces* y permanece en el cuerpo y en la respiración durante las flexiones hacia atrás.

La serie de Flexiones Posteriores consta de cinco posturas (el Saltamontes, el Arco, el Camello, el Puente y la Rueda) más otra postura que contrarresta (*Supta Baddha Konasana*).

Postura 32: El Saltamontes (Salabhasana)

Como primera postura de la serie de columna, el Saltamontes lleva la conciencia a la columna e inunda toda la espalda de sangre renovada. Podrás sentir la calidez inundando tu cuerpo al salir de ella. También alarga y abre la cara anterior del cuerpo y da un masaje profundo y vigoroso a los órganos digestivos y otros órganos vitales. El Saltamontes acondiciona, afila y crea una potencia estabilizadora en toda la musculatura de la cara posterior del cuerpo, incluyendo nalgas y muslos. Relaja y elimina tensiones y dolores de espalda.

Pasos a seguir: Tras mantener el Perro que Mira Hacia Arriba durante cinco respiraciones, mete los dedos de los pies hacia

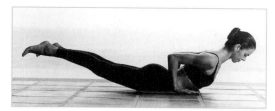
Postura 32: El Saltamontes

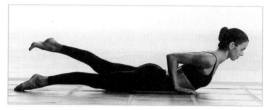
El Saltamontes, modificación

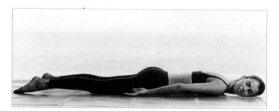
Descanso tras el Saltamontes (y el Arco)

dentro y pasa al Perro que Mira Hacia Abajo también durante cinco respiraciones. De ahí a la Plancha Alta, inspira y expira. Cuenta hasta cinco y desciende hasta el suelo. Descansa en la esterilla y relájate. Pon los brazos a los costados con las palmas hacia arriba y gira la cabeza a un lado. ¡Ama el suelo como nunca anteriormente! La práctica te abre para que te muestres agradecido por todas las cosas... incluso por el duro suelo.

Quizá tengas que acolchar la parte que queda en contacto con las crestas ilíacas. Utiliza una toalla o dobla la esterilla. Gira las palmas de las manos y ponlas a la altura de las caderas, con los dedos mirando hacia delante y los codos flexionados y metidos contra el cuerpo. Sitúa la mandíbula en el suelo. Separa los pies a la altura de las caderas. Inspira y, con un movimiento fluido, eleva el pecho, costillas, muslos y pies, despegándolos del suelo. Lo ideal sería que lo único que quedase en el suelo fuesen las palmas de las manos, la pelvis y el bajo vientre. ¡Aprieta nalgas y muslos! Piernas rectas y activas, canalizando energía desde la bola del pie. Gira la cara interna de los muslos hacia el cielo. Los pies permanecen separados a la misma altura de las caderas, o bien se juntan.

Tira hacia delante el corazón. Baja la cabeza para que el cuello se alargue y quede alineado con la columna; la coronilla tiene que mirar hacia delante (hombres: el punto calvo de la parte alta de la cabeza tiene que reflejarse en la pared de delante). Alárgate, extendiendo todo el cuerpo. Concéntrate en efectuar una acción hacia delante y hacia atrás a la vez, como en el juego de tirar de la cuerda. En la inspiración, el pecho se expande hacia delante; en la espiración, las piernas se estiran hacia atrás y hacia arriba, como si alguien tirase de ellas intentando desencajarlas de la cadera. Tras cinco respiraciones, desciende y relájate con una mejilla en el suelo. Repite la postura dos veces acabando con la otra mejilla en la esterilla.

Alineamiento:
- Coloca las manos junto a las caderas.
- Aprieta nalgas y muslos.
- Piernas juntas o separadas como las caderas.
- Imprime un movimiento espiral a los muslos, de forma que su cara interna suba hacia el techo.
- Aprieta el cóccix hacia el suelo.
- Genera una tracción desde las bolas de los pies hasta la coronilla.

- Lleva los omóplatos hacia las caderas.
- Acerca los codos a las costillas y tira de la esterilla hacia atrás con las manos.
- Mantén la cabeza baja, el cuello en posición neutra, libre y relajado.
- Deja caer la máscara y suaviza la mirada.

Factor de riesgo: Si levantas demasiado la barbilla, crearás tensión en el cuello. Asimismo, procura no tensar la parte baja de la espalda.

Modificación: Si la postura te provoca molestias en la parte baja de la espalda, levanta sólo una pierna y luego cambia; primero la derecha y luego la izquierda.

Enfoque espiritual: El instante presente siempre es nuevo, siempre ofrece la oportunidad de un nuevo comienzo. En ese instante la mente se puede crear de nuevo, el cuerpo puede electrificarse y recrearse, y no mediante el sufrimiento y el dolor, sino mediante una percepción nueva. Rehaz tu mente aquí y ahora, en este instante, y todo tu mundo podrá cambiar.

Postura 33: El Arco (Dhanurasana)
La postura del Arco continúa con los efectos estimulantes de las flexiones hacia atrás y refuerza y mejora aún más las condiciones en que se encuentra la cara posterior del cuerpo. También constituye un asombroso sistema para abrir el pecho y liberar la parte anterior de los hombros, caderas y muslos. El equilibrar el peso corporal en la zona media del cuerpo conlleva un intenso masaje a los órganos digestivos. Esa presión saludable estimula los riñones y las glándulas adrenales.

Pasos a seguir: Desde la posición de reposo posterior al Saltamontes, vuelve a colocar la barbilla en el suelo. Flexiona las rodillas y sepáralas a la altura de las caderas. Eleva los talones. Estira ambos brazos hacia atrás y cógete los empeines con los pulgares hacia el suelo (o para intensificar la postura, cógete la parte externa de los tobillos y flexiona los pies). En la inspiración, aprieta hacia atrás con las piernas y levanta muslos y pecho, despegándolos del suelo. Tira el torso hacia delante. Las piernas constituyen el ancla de la que cuelga el peso del torso. Las piernas resisten, el torso se relaja. Es el mismo tipo de acción hacia delante y hacia atrás que realizábamos en la postura del Bailarín (que es el arco en bipedestación). Cuanto más rígido, más impulso se obtiene para la flecha. Utiliza la respiración para elevar ambos extremos. La expresión completa de la postura se logra cuando tanto brazos como piernas se estiran hacia arriba y se forma un perfil de cima con las manos y los pies.

Deja caer la cabeza hacia delante y relaja el cuello. Respira donde haya cualquier tensión. Estira los dedos de los pies y mantenlos vivos. Relájate de verdad en la postura, libérate del esfuerzo lo más posible. Tras cinco respiraciones, desciende y relájate con una mejilla en el suelo. Repite la postura, desciende y relaja con la otra mejilla en la esterilla. Luego adopta el Perro que Mira Hacia Abajo (2) para reposar y rejuvenecerte.

Alineamiento:
- Activa los pies y estira y separa los dedos.
- Separa las rodillas a la anchura de las caderas.

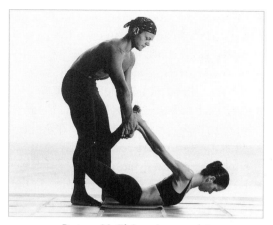

Postura 33: El Arco (con ayuda)

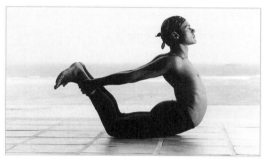

El Arco

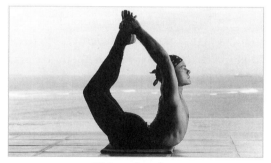

El Arco Completo

- Imprime un movimiento espiral a los muslos de forma que su cara interna suba hacia el techo.
- Piernas fuertes como un ancla.
- Aprieta el cóccix hacia el suelo.
- Piernas hacia atrás, pecho hacia delante. Luego, todo hacia arriba.
- Mitad inferior del cuerpo activa, mitad superior relajada y colgando.
- Deja caer la cabeza hacia delante de forma que se estire la musculatura del cuello.
- Afloja la máscara y mira suavemente a un punto del suelo.

Factor de riesgo: No dejes que las rodillas se separen más allá de la anchura de las caderas, pues eso supone un riesgo para las articulaciones de la parte inferior del cuerpo. Asimismo, elevar la barbilla puede crear tensión en el cuello.

Modificación: Si la parte baja de la espalda duele, levanta sólo una pierna.

Enfoque espiritual: La idea de relajarnos, hacer menos y seguir el fluir de las cosas puede atemorizarnos. Creemos que de esta manera no haremos lo suficiente. Nos decimos que si hacemos menos y somos más pasivos nunca lograremos nada. Sin embargo, la energía relajada posee su propio tipo de poder. Nuestra fuerza personal es superior cuando equilibramos acción y relajación, como el arco y la flecha. El arco aporta la tensión mediante la cual la flecha se libera. Ninguno de los dos es tan eficaz cuando carece de la energía del otro; en combinación, te van a llevar adelante con una elegancia y potencia sorprendentes.

Postura 34: El Camello (*Ustrasana*)

La postura del Camello es la inversa de la postura sedente. Sentarse es algo exigente y no una posición de reposo. La persona que permanece constantemente sentada paulatinamente va dejando de estar en forma y suele carecer del apoyo estructural y de la fortaleza que le permitirían sentarse manteniendo un alineamiento neutro, simétrico y natural. Su espalda, cuello y hombros sufren, la cara anterior de su torso y caderas se ponen rígidas y, con el transcurso del tiempo, su pecho se queda hundido de manera que los hombros también entran en un estado de rigidez. Al igual que un atleta al entrenarse, el profesional del asiento se provoca desequilibrios corporales y lesiones potenciales.

Las posturas de flexión posterior, como la del Camello, pueden ayudar a remediar esa situación. El Camello abre las caderas de una forma increíble y suelta la musculatura utilizada en posición sedente. Relaja los flexores de la cadera, el psoas y algunos de los músculos rotadores que afectan la capacidad de movimiento de todo el cuerpo, sea en la actividad deportiva o en la cotidiana. Estira y abre toda la cara frontal del torso (pecho, pared abdominal, pectoral menor, cara frontal de los hombros y bíceps). También genera una gran distensión emocional por cuanto abre el centro del corazón y activa el centro emocional del cuerpo.

Pasos a seguir: Desde el Perro que Mira Hacia Abajo, ponte de rodillas con las espinillas apretando contra el suelo. Quizá vaya bien doblar la esterilla y ponerla bajo las rodillas para que estén más mullidas. Separa las rodillas y los pies a la anchura de las caderas. Pon las manos en la parte baja de la espalda con los dedos apuntando hacia

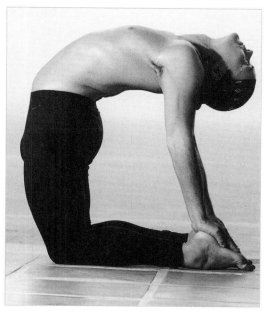

Postura 34: El Camello

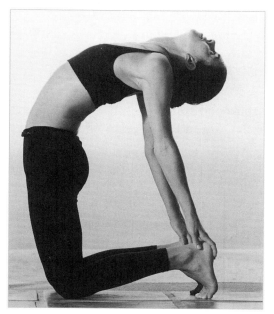

El Camello, modificación

arriba y los pulgares en el sacro, y contrae los músculos de la mitad inferior del cuerpo, que en esta postura tienen que mostrarse muy sólidos. En las flexiones hacia atrás, la potencia procede de las piernas. Busca la respiración. Calma la mirada, espira y bascula la pelvis para que el cóccix quede remetido hacia abajo y hacia dentro; luego inspira elevando el pecho y suelta la cabeza hacia atrás con suavidad, como una expresión natural de una flexión posterior completa. Si estás cómodo así, estírate más atrás y coloca las manos en los talones, primero una y luego la otra. **¡Lo más importante para proteger la parte baja de la espalda es remeter el cóccix basculando la pelvis!** Las palmas de las manos cubren los talones con el pulgar hacia fuera, en el exterior de los tobillos (si resulta difícil, mira la modificación).

De cintura hacia abajo –nalgas, muslos e isquiotibiales– aprieta y contrae de verdad. Y a partir de esa potencia, respira levantan-

do el pecho hacia el cielo. Enraízate y elévate. Aprieta las tibias con fuerza hacia abajo y eleva el corazón a lo más alto. El pecho sube, sube, sube, el centro del corazón se abre y se expande como un globo de helio. No pongas el peso de la mitad superior del cuerpo sobre los brazos. Los brazos son una cuerda tirante amarrada a los talones que impide que la pared pectoral salga volando como un cohete atravesando el techo. Aprieta un poco con las caderas hacia delante. Mueve los omóplatos espalda abajo separándolos de las orejas. Deberías sentir un gran estiramiento del trapecio superior (los músculos que hay entre el cuello y los hombros).

Tras cinco respiraciones, mete la barbilla en el pecho, aprieta la mitad inferior del cuerpo y enraízate; desde esa fuerza de las piernas vuelve a ponerte de rodillas, como si flotaras. Adopta la postura del Niño para descansar (si deseas mantener en calor a buen nivel, adopta el Perro que Mira Hacia Abajo). Repite una vez la postura del Camello yendo en esta ocasión un poco más lejos que antes. Luego el Perro que Mira Hacia Abajo, respira unas cuantas veces, y descansa en la postura del Niño.

Alineamiento:

- Enraíza las espinillas, tobillos y pies en el suelo.
- Mete el cóccix y levanta la parte anterior de la pelvis.
- Activa el cierre abdominal.
- Activa la parte inferior del cuerpo, ponla muy fuerte.
- Empuja con las caderas hacia delante hasta que los muslos estén en posición vertical.
- Levanta el pecho.
- Lleva las escápulas espalda abajo.
- Suelta la cabeza hacia atrás.
- Llena de contenido la forma entera y la expresión de tu cuerpo.
- Suaviza el rostro y dirige la mirada a la pared posterior.

Factor de riesgo: Si el cuello está rígido, el echar la cabeza atrás puede tensarlo; presta mucha atención a lo que te está pidiendo. Una manera de proteger el cuello (y de impedir la obstrucción de las vías respiratorias) en todas las flexiones posteriores es colocar el mentón un poco hacia abajo y hacia dentro, como si sostuvieras un lápiz con la barbilla, y luego dejar caer la cabeza con suavidad. También puedes adoptar la posición con la cabeza hacia arriba y la barbilla contra el pecho.

Modificación: Si la zona lumbar está tensa, puedes ponerte sobre la bola de los pies, lo cual disminuirá la intensidad del movimiento en un cuarenta por ciento. Para disminuirla aún más, pon las manos en la parte baja de la espalda con los dedos mirando hacia arriba y aprieta los glúteos hacia abajo; luego empiézate a doblar hacia atrás hasta llegar a un ángulo conveniente.

Enfoque espiritual: En cuerpo humano es una obra maestra del ingenio. Sin tener que preocuparnos por ello, el corazón late unas 100.000 veces al día, los pulmones se expanden y se contraen y el cuerpo se recrea una y otra vez. En los momentos difíciles debemos tener fe en su inteligencia. En lugar de decirle lo que ha de hacer o hasta dónde llegar, que te lo diga él. Confía en esa vocecilla tranquila y secreta: ¡ella lo sabe!

Vinyasa de enlace

Desde la postura del Niño, extiende los brazos adelante y lleva las piernas atrás para entrar en el Perro que Mira Hacia Abajo (2) (si ya estás en ella, quédate ahí). Date un descanso activo en el Perro que Mira Hacia Abajo durante varias respiraciones, luego mira hacia delante, a las manos, dobla las rodillas y salta entre los brazos para sentarte. No hagas una montaña de eso. Haz lo mejor que puedas para saltar adelante y sentarte con las piernas cruzadas. (Si lo prefieres, da unos pasos hasta las manos y luego siéntate.) Échate un poco hacia atrás encima de la esterilla y estírate sobre la espalda. Ahora estás en posición para la siguiente postura: el Puente.

Postura 35: El Puente (Setu Bandhasana)

La postura del Puente ofrece muchos beneficios: abre el pecho y estira la pared abdominal; tonifica las nalgas y los muslos; y estabiliza, libera y alivia la parte baja de la espalda. Abre el cuerpo que respira, creando una conciencia y un ritmo nuevos.

Pasos a seguir: Acuéstate sobre la espalda y pon los pies planos en el suelo a la altura de las caderas con las rodillas sobre los talones (*no* sobre los dedos). Bascula la pelvis y mete el cóccix para adentro. En la inspiración levanta las caderas muy arriba y quédate sobre los hombros. Acerca ambas escápulas bajo el torso, entrelaza los dedos y aprieta las manos. Haz presión contra el suelo con las palmas y con la parte superior de los brazos. Mantén las rodillas separadas a la anchura de las caderas y rota la cara interna de los muslos hacia abajo, hacia el suelo. Es muy importante que las rodillas no se abran hacia los lados. Mantenlas todo el rato justo en la vertical de los talones. Mete el vientre.

Mírate la punta de la nariz. En la inspiración expande la caja torácica. En la espiración empuja con los pies y parte alta de los brazos hacia el suelo y levanta más las caderas.

Alineamiento:

- Pies a la altura de las caderas y paralelos (o ligeramente abiertos para mayor comodidad de las rodillas).
- Las rodillas sobre los tobillos.
- Contrae los cuadriceps, isquiotibiales y nalgas.
- Rota la cara interna de los muslos hacia el suelo.
- Enraízate con las plantas de los pies y levanta las caderas.
- Relaja la cara y fija la vista en la punta de la nariz.

Factor de riesgo: Dejar que las rodillas se abran o que vayan más allá de los dedos de los pies provoca tensión en los ligamentos de la rodilla.

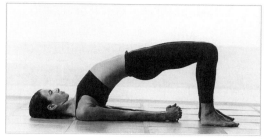

Postura 35: El Puente

Modificación: Si no puedes subir mucho las caderas, súbelas menos. Trabaja según tus capacidades aunque ello implique dejar la elevación a medias. Si notas tensión en las rodillas, pon los talones un poco más lejos de los isquiones o juega con la apertura de los pies.

Enfoque espiritual: No tengas otra agenda que el presente más absoluto. Utiliza la respiración para conectar la mente al aquí y al ahora y contempla cómo se despliegan los momentos ante ti. No importa ni el estrés, ni la presión ni la adversidad que conlleva el momento presente, quédate en el cuerpo, quédate con tu respiración. Cada vez que la mente comience a vagabundear, vuelve a empezar. Si pierdes presencia y te sumerges en la reactividad, no pasa nada. Date cuenta de ello y vuelve a empezar.

Vinyasa de enlace

Tras cinco respiraciones, separa las manos y baja las caderas hasta la esterilla. Relájate durante unas cuantas respiraciones y luego repite el Puente una vez. Vuelve a bajar las caderas y quédate así como preparación para la próxima postura: la Rueda.

Postura 36: *La Rueda (Urdhva Dhanurasana)*

La Rueda es una de las posturas más intensas del yoga. Implica el despliegue de toda

la cara anterior del cuerpo en un floreci-
miento magnífico. La musculatura posterior de las piernas y de los hombros se refuerza considerablemente y se pone en
buena forma. Es una postura inmejorable
para abrir y liberar la rigidez de la parte alta de la espalda, pecho, hombros y flexores
de la cadera. El aparato respiratorio se
abre, lo cual incrementa el flujo de oxígeno
que llega a la sangre. También aporta vida
y amor a la columna.

A nivel más profundo, la Rueda inspira
un sentido de libertad física, juventud, ligereza y alegría. También puede provocar
una liberación emocional intensísima.

Pasos a seguir: Estírate en el suelo con la espalda plana sobre la esterilla y los pies con
las plantas en el suelo, a la anchura de las
caderas (los mismos preparativos que para
el Puente). Pon las manos planas junto a las
orejas con las palmas hacia abajo y los dedos apuntando a los hombros. Mete los codos hacia dentro hasta que estén alineados
con la articulación del hombro, luego dirige los hombros hacia las nalgas.

Primer paso: Espira y mete el cóccix hacia
dentro. En la inspiración, comienza a ejercer una presión hacia el suelo con las plantas de los pies y las manos y elévate hasta
quedar con la coronilla en el suelo. Es importante colocar el peso del cuerpo en manos y brazos en vez de dejar que sea el cuello quien lo aguante. Si eso es todo lo lejos
que puedes llegar sin forzar, ya está bien;
mantente ahí durante cinco respiraciones.
Cuando los hombros están rígidos, estirar
los brazos puede resultar complicado, pero
con el tiempo y la práctica se abrirán y esti-
rarán.

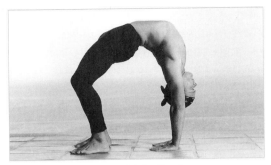

Postura 36: La Rueda

Segundo paso: Mete los codos hacia dentro
de forma que se alineen con la articulación
de los hombros. Luego lleva los omóplatos
hacia la parte baja de la espalda. Es crucial
hallar dicho movimiento antes de subir
más. Ahora espira. Inmediatamente, apretando con manos y pies, inspira y proyécta-
te hacia lo alto, formando una bella flexión
posterior. La cabeza, que pese; el cuello, libre. ¡Te sientes de maravilla! Pivota hacia
dentro y hacia el suelo la cara interna de los
muslos para continuar enraizado y estable.
Coloca las rodillas una frente a la otra sin
sobrepasar la anchura de las caderas: que
no se abran. Los pies, lo más paralelos posible, aunque si se abren un poco no pasa
nada.

La Rueda puede ser muy intensa, de
manera que la fatiga quizá aparezca antes de completar las cinco respiraciones.
Acuérdate, sin embargo, que justo cuando quieres abandonar, justo cuando percibes el fracaso, en ese instante estás a punto de penetrar en un nuevo territorio. El
cambio es incómodo. Y cuando sientes
que tienes que parar, probablemente es
que has llegado a un punto en el que, en
algún nivel, tienes ante ti una posibilidad
de cambio. Es el momento de conservar la
calma y de respirar profundamente. Si en
esos momentos difíciles eres capaz de

quedarte ahí, lograrás tu ansiada transformación.

Después de las cinco respiraciones, mete la mandíbula y desciende empezando por el extremo superior de la columna hasta el extremo inferior, y luego las caderas. ¡No lleves las rodillas al pecho! Muchos profesores te dirán que lo hagas, pero ese movimiento es muy duro para el sacro. Limítate a mantener la planta de los pies en el suelo y las caderas abajo (o adopta *Supta Baddha Konasana*, la postura siguiente). Repite la postura de la Rueda de tres a seis veces. ¡Sí! ¡De tres a seis! Las buenas noticias sobre las flexiones hacia atrás es que cada repetición resulta más fácil. Con cada una de ellas se elimina una capa de resistencia. La última ya puede ser bastante desalentadora, ¡pero en eso consiste la diferencia entre salir caminando después de la sesión de yoga o salir volando!

Alineamiento:
- Rodillas en la vertical de los talones.
- Codos aproximándose hasta la anchura de los hombros.
- Escápulas espalda abajo antes de la subida.
- Enraíza tus cuatro extremidades cuando levante las caderas.
- Empuja hacia arriba con los isquiotibiales y las caderas.
- Rota la cara interna de los muslos hacia el suelo.
- Pon más peso en las piernas.
- Deja el cuello colgando libremente.
- Haz tuyos todos los huesos del cuerpo.
- Relaja la cara y enfoca las lentes de tus ojos en la pared que tienes detrás.

Factor de riesgo: Si no haces bajar los hombros hacia las caderas antes de elevarte, corres el riesgo de tensar los hombros en demasía. Quizá al principio no lo notes, pero con el tiempo y la repetición constante de movimientos no saludables se puede provocar un desgaste natural de la articulación del hombro. El hecho descender las escápulas estabiliza los hombros. Reparte el peso en las cuatro extremidades más que amontonarlo sobre los hombros.

Modificación: Quédate con la coronilla en el suelo y los brazos en ángulo recto. Si no puedes, permanece en la postura del Puente hasta que estés listo para adentrarte en ese nuevo territorio que supone la Rueda. Experimenta un poco abriendo algo los pies (*no* las rodillas) en caso de notar demasiada tensión en las rodillas.

Enfoque espiritual: Hay quien siembra en primavera y pierde la paciencia si no ve resultados inmediatos. Si te has comprometido por un período, trabaja hasta el final. No tienes porqué quedarte para siempre, pero como mínimo espera a ver lo que crece. A lo mejor te sorprende y hace que te quedes otra temporada más.

***Vinyasa* de enlace**
Tras la última Rueda, desciende a la esterilla, y estando así acostado sobre la espalda y con los hombros en la esterilla, gira un poco y lleva ambas rodillas a un lado y luego al otro. Respira cinco veces en cada lado. Vuelve al centro para entrar en la postura siguiente: *Supta Baddha Konasana*.

Postura 37: *Supta Baddha Konasana*

Supta Baddha Konasana es otra de las posturas a la que nos referiremos por su nombre en sánscrito. Es una maravillosa postura de neutralización, especialmente tras la intensidad de las flexiones posteriores. La postura calma el sistema nervioso y le ofrece al cuerpo un profundo descanso. Libera la parte baja de la espalda y las caderas al tiempo que estira la cara interna de los muslos. Mientras te abandonas en el suelo y te rindes a la postura, todos los órganos internos se reequilibran y revitalizan. Esta postura convida a un descanso auténtico y reparador, un raro presente en nuestro mundo apresurado.

Desde la posición de reposo posterior a la Rueda, estirado con la espalda en el suelo, dobla las rodillas y junta las plantas de los pies de manera que las piernas y las rodillas se abran a los lados como las alas de una mariposa. Los pies quedan a medio metro más o menos de las ingles. Mete suavemente el cóccix, reduciendo un poco el arco lumbar. Afloja el vientre. Los brazos descansan a los lados con las palmas mirando hacia el cielo (si se prefiere, las manos también se pueden recoger sobre el vientre). Cierra los ojos; que reposen en su órbita. Deja caer la máscara, suelta los pensamientos, relájate profundamente y respira.

Alineamiento:

- Afloja el vientre.
- Haz que el valle de la pelvis se hunda en la tierra.
- Mete el cóccix y bascula la pelvis (cara anterior hacia las costillas).
- Cierra los ojos.
- Deja que todo se disuelva.

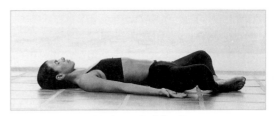

Postura 37: *Supta Baddha Konasana*

Modificación: Si notas tensión en las rodillas, relájalas, separando los pies de las ingles. En la espalda hay un arco natural, pero si eso crea tensión, coloca los pies planos en el suelo.

Enfoque espiritual: El miedo llamó a la puerta, la fe salió a abrir y el miedo desapareció.

7. Serie Abdominal: Estabilidad

Serás tan fuerte como fuerte sea tu centro. Fortalecer las extremidades te aporta agilidad de movimientos, pero el desarrollo de la musculatura de tu centro te dará una base más sólida en la que asentar esa potencia. Se trata de una fuerza interior que confiere estabilidad a todos tus movimientos. El trabajo abdominal es crucial en cualquier práctica sana de yoga, porque tener unos abdominales fuertes suprime la presión innecesaria de la zona lumbar. Las posturas se vuelven mucho más ligeras y fáciles cuando el esfuerzo parte de ese centro fuerte en vez de salir de músculos aislados situados en las extremidades o en la espalda. Y como un agradable subproducto, ¡nos vamos a encontrar con unos abdominales realmente definidos y tonificados!

Los ejercicios que refuerzan los abdominales que realizaremos aquí son variaciones de yoga de ejercicios de *fitness*. La diferencia es que en el Power Yoga el trabajo abdominal es global: integra y coordina las partes baja, media y alta del cuerpo de manera que se generan nuevos esquemas de movimiento estable que preparan el cuerpo para movimientos como, por ejemplo, llevar los paquetes del súper, coger a los niños o bajar cosas del altillo. Se trata de un tipo de fuerza flexible y real que te permitirá ir por el mundo con elegancia y comodidad.

Postura 38: Piernas en Tijeras y Elevación 60/30

Esta postura consta de dos partes y tonifica y fortalece toda la pared abdominal.

Pasos a seguir: Desde la posición de descanso, estirado boca arriba, lleva las rodillas al pecho apretando contra el pecho. Entrelaza las manos en la nuca y estira las piernas hacia arriba. Baja la pierna derecha hasta que quede a un palmo y medio del suelo. Flexiona ambos pies (punta hacia el rostro) y empuja con ambas piernas. Levanta la cabeza y separa los omóplatos del suelo. Inspira y prepárate.

Espira y contrae el vientre hacia el suelo mientras subes el torso haciendo diez rebotes cortos. Mientras subes, contrae la pared abdominal. Acompasa la respiración al movimiento. Cambia de pierna y haz diez repeticiones por la izquierda.

A continuación, sube ambas piernas y pon los brazos paralelos al suelo (o sigue con las manos en la nuca si el cuello necesita un apoyo), manteniendo los omóplatos despegados del suelo, baja las piernas 30° y aguanta la posición durante cinco respiraciones. Luego bájalas 30° más y vuelve a aguantar durante cinco respiraciones. Luego bájalas hasta que los talones queden a cuatro dedos del suelo y aguanta las últimas cinco respiraciones. Descansa en *Supta Baddha Konasana*.

Alineamiento:
- Al cogerte la cabeza, mantén los antebrazos abiertos hacia los lados; que no entren hacia las orejas.
- Mantén ambos omóplatos despegados del suelo durante toda la secuencia.
- No preocupes de aplanar la espalda en el suelo; la curvatura natural de la columna es su posición más sana.
- Mete el vientre hacia el suelo.
- Activa las piernas.
- Empuja a través de la bola de los pies.

Factor de riesgo: No encojas el cuello, deja que descanse en las manos.

Modificación: Si notas tensión en la parte baja de la espalda, dobla una rodilla y aprieta contra el suelo con la planta del pie

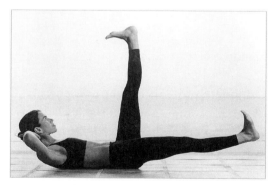

Postura 38: Piernas en Tijera

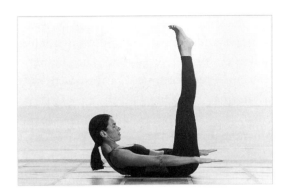

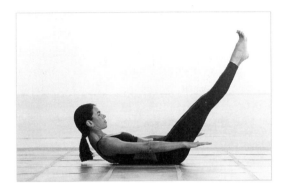

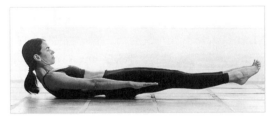

Postura 38: Elevación 60/30

de esa misma pierna. O experimenta doblando ambas rodillas.

Enfoque espiritual: En yoga, el cuerpo se considera como un vehículo para la transformación del mundo entero. De hecho, el poseer un cuerpo sano y fuerte no constituye un objetivo egoísta en sí mismo. Adoptar como meta el estar en buena forma física genera egocentrismo, falta de armonía y enfermedad. El cuerpo, sin embargo, se puede utilizar como instrumento para expresar ese poder personal que puede provo-

car cambios en el mundo que nos rodea. Esa es la gran inspiración que nos estimula a trabajar en el desarrollo de la potencia de nuestro centro.

Postura 39: *Torsiones Abdominales*

Las Torsiones Abdominales reforman los esquemas de movimiento en la línea de una coordinación elegante y una potencia integrada. Fortalecen y tonifican la musculatura profunda de nuestro núcleo, como algo opuesto a la musculatura superficial, concretamente los abdominales oblicuos, los músculos que sirven de sostén de la parte baja de la espalda y la estabilizan.

Pasos a seguir: Tras varias respiraciones en *Supta Baddha Konasana*, aprieta las rodillas contra el pecho. Si quieres, mécete de atrás adelante, de delante atrás y a los lados varias veces para masajear la parte baja de la espalda. Luego sitúate sobre la espalda con las rodillas hacia el pecho y entrelaza las manos en la nuca. Despega las escápulas del suelo sin tensar el cuello. Tienes que notar que la cabeza pesa sobre las manos. Acunando la cabeza, levanta los codos hasta la parte externa de las rodillas.

En la espiración, extiende la pierna derecha y déjala a 45° del suelo mientras el codo derecho va a buscar la parte externa de la rodilla izquierda. El omóplato que ahora está más bajo, el izquierdo, tiene que continuar despegado del suelo, pero sin aplastar el cuello con las manos. Tira de los abdominales hacia arriba y cuenta hasta tres; luego, en la inspiración, vuelve al centro y toca con los codos la parte externa de las rodillas. Contrae el vientre y eleva caderas y hombros, como cerrando un acordeón.

Espira, extiende la pierna izquierda y lleva el codo izquierdo al exterior de la rodilla derecha. Aguanta, y en la inspiración vuelve al centro y coloca ambos codos en la parte externa de las rodillas. En la espiración, la pierna se extiende y se gira; en la inspiración se recoge sobre el pecho. Armoniza la respiración con el movimiento. El ritmo es como sigue: inspira y al centro. Mantén. Extiende, estira y gira. Inspira y al centro. Aguanta. Espira, extiende y gira. Sé consciente, no lo hagas mecánicamente. Estate plenamente presente en la respiración y en el cuerpo. ¡Cuanto más difícil te resulte, más tienes que respirar!

Repite durante diez respiraciones. En la última, estíralo todo hacia el techo –piernas, caderas, cabeza, manos– y cuenta hasta diez. Todo se eleva menos el vientre, que se contrae y se aprieta hacia el suelo. Luego, relaja la cabeza, el cuello y las plantas de los pies ya en la esterilla y adopta *Supta Baddha Konasana* para descansar.

Factor de riesgo: Cuidado con pegar tirones del cuello y con arquear en exceso las lumbares.

Modificación: Para disminuir un poco la intensidad, se pueden levantar las piernas hasta unos 60° durante la torsión. También se pueden dejar las rodillas flexionadas todo el rato en el ángulo que sea preciso.

Enfoque espiritual: En todo momento, o bien nos estamos encontrando o bien nos estamos perdiendo a nosotros mismos. O estamos *aquí y ahora* en el cuerpo o no estamos en ninguna parte. El conectar la mente, el movimiento y la respiración siem-

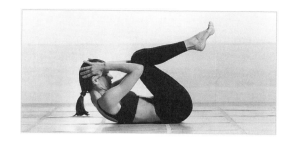

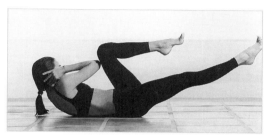

Postura 39: Torsión Abdominal

pre nos traerá de vuelta al instante presente, a ese lugar en el que es posible toda auténtica curación y crecimiento.

Postura 40: El Barco (Navasana)

Esta postura genera integración estructural y equilibrio al tiempo que refuerza y tonifica la pared abdominal y los flexores de la cadera. Estabiliza la espalda y el torso gracias al fortalecimiento bilateral de los abdominales oblicuos, lo cual proporciona apoyo interno a la parte baja de la espalda. Además, limpia los órganos alojados en el vientre.

Pasos a seguir: Siéntate y contrae la pared abdominal levantando piernas y torso y estirando los brazos hacia delante hasta quedar paralelos al suelo. El objetivo es equilibrarse sobre el cóccix y los isquiones de manera que formemos una V. Para lograr una mayor estabilidad se pueden mantener las manos en el suelo hasta que las piernas y el torso se hayan equilibrado, y luego levantar los brazos. Si hay que doblar las rodillas un poco, se doblan, pero lo ideal es mantenerlas rectas.

En esta postura, la elevación y el equilibrio proceden del abdomen, espalda y caderas. Así pues, activa dichos músculos para estabilizar y levantar el torso y las piernas. Al mismo tiempo, levanta el esternón hacia el cielo. Aprieta las piernas con la cara interna de los muslos en contacto. Activa los pies. Enfoca la vista en un punto frente a ti y ¡zarpa con tu maravilloso barco!

Mantén *Navasana* durante cinco respiraciones, luego flexiona las rodillas, cruza los pies ante ti y sepáralos del suelo. Aprieta las manos contra el suelo junto a las caderas, contrae los abdominales y levanta el cuerpo de la esterilla durante una respiración. Desciende y repite la secuencia –primero *Navasana* y luego la elevación con los tobillos cruzados– de tres a cinco repeticiones. Luego estírate sobre la espalda con las plantas de los pies juntas en *Supta Baddha Konasana*.

Alineamiento:

- Piernas rectas y vivas.
- Abdominales activos.
- Levanta el esternón hacia el cielo.
- Extiende los brazos hacia delante, paralelos al suelo.
- Mirada poderosa, tranquila y firme.

Factor de riesgo: Cuidado con arquear o hiperextender (arquear excesivamente) la parte baja de la espalda. Pon énfasis en el cierre abdominal y haz que las costillas, en la cara anterior del torso, desciendan.

Modificación: Si levantar ambas piernas resulta demasiado arduo, se pueden doblar un poco las rodillas o trabajar con un pie

en el suelo. Otra opción es mantener las manos en el suelo mientras se estiran las piernas. Para la elevación con los tobillos cruzados, coloca un apoyo a cada lado del cuerpo para lograr más altura.

Enfoque espiritual: La respiración es lo que te ancla. Siempre está ahí, debajo de la nariz. Contempla su flujo y reflujo mientras te deslizas por las aguas cristalinas de tu mente ecuánime.

8. Serie de Inversión: Rejuvenecimiento

Se considera una inversión cualquier postura en la que la cabeza quede por debajo del corazón.

Las inversiones constituyen una parte de gran importancia en la práctica del yoga por cuanto inundan de sangre nueva y oxigenada los órganos situados en la cabeza y en la parte alta del torso; activan y electrifican las glándulas que gobiernan el sistema inmunológico y la farmacia interna, generando vitalidad y vigor; drenan los fluidos de las piernas y caderas, flexibilizando la mitad inferior del cuerpo. Con los años, tanto si eres una persona inactiva, como si eres atlética o practicas yoga intensamente, si no pones tu mundo cabeza abajo con las posturas de inversión, tenderás a secarte. El cuerpo se te pondrá rígido y perderás agilidad y movilidad en las acciones cotidianas. Las inversiones conservan el cuerpo flexible y elástico.

Invertir el flujo de la gravedad mueve la linfa –el «alcantarillado» del cuerpo– por todo el organismo, lo que permite que nos desprendamos de los residuos metabólicos. También activa las glándulas tiroides y pa-

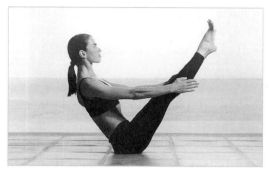

Postura 40: El Barco

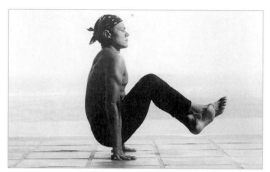

El Barco, con elevación de tobillos cruzados

ratiroides, que impulsan y equilibran el metabolismo. Existen muchas posturas de inversión diferentes –hacer el pino, el equilibrio sobre los antebrazos, la vertical sobre las manos–, mi consejo es que, según vayas progresando y madurando en la práctica, investigues e intentes esas inversiones más avanzadas. No obstante, de cara a configurar una práctica segura para hacer en casa, he elegido tres que son relativamente sencillas y al tiempo muy eficaces: la Vertical Sobre los Hombros, el Arado y la postura del Sordo.

Postura 41: La Vela (Sarvangasana)

La Vela drena las piernas de los residuos metabólicos y hace circular sangre fresca y bien oxigenada en la cabeza, corazón y pecho. Despeja y estimula los senos y las glándulas tiroides y paratiroides. Inunda el cuerpo de luz y te hace sentir resplandeciente pero sereno.

Pasos a seguir: Estírate boca arriba y dirige las rodillas al pecho. Contrae los abdominales y, en una espiración, eleva las piernas y las caderas hacia el cielo hasta quedarte

sobre la parte de atrás de los hombros. Coloca las manos en la parte baja de la espalda y aproxima los codos entre sí, así como las escápulas. Empuja hacia arriba desde las plantas de los pies utilizando las manos como apoyo de las caderas para llevarlas aún más arriba.

Lo ideal sería colocar el cuerpo en una línea vertical recta. Utiliza los abdominales para tirar hacia arriba de las piernas, caderas y hueso púbico, y aprieta con los codos contra el suelo. Rota los muslos hacia dentro y hacia la pared de delante. Los huesos de los tobillos se tocan y los pies están muy vivos. Mira recto hacia arriba, **nunca a izquierda o derecha.**

Una manera de practicar esta posición con más apoyo consiste en colocar una manta doblada bajo los hombros únicamente, pero con la cabeza en el suelo. ¡Nunca pongas una manta, una toalla u otro objeto bajo el cuello en una inversión! Asegúrate de que la manta está bien doblada y sin arrugas.

Quédate en la Vela durante diez respiraciones. De aquí pasarás directamente a la siguiente postura, el Arado.

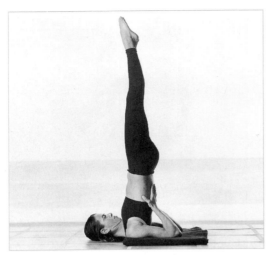

Postura 41: La Vela

Alineamiento:

- Empuja con los hombros sobre la esterilla.
- Aproxima los codos entre sí, al igual que los omóplatos.
- Utiliza las manos como apoyo lumbar.
- Levanta el peso del cuerpo hacia arriba, alejándolo de hombros, cabeza y cuello.
- Remete el cóccix hacia el cuerpo y súbelo hacia el techo.
- Imprime un movimiento espiral a la cara interna de los muslos, dirigiéndolos hacia la pared que tienes delante.
- Contrae los abdominales.
- Abre el pecho.
- Relaja el cuello y la garganta.
- Sube desde los talones.
- Relaja el rostro.
- Relaja los ojos y dirige tu mirada hacia la punta de la nariz o a los dedos de los pies.

Factor de riesgo: Una vez hayas tomado esa posición, ¡no gires la cabeza! Coloca el mentón en línea con la columna y mira rec-

to hacia arriba para no dañar el cuello. Otro elemento de riesgo para el cuello es dejar que el peso abandone la vertical.

Modificación: Si hay debilidad en la zona lumbar o problemas en el cuello o si se nota cualquier tipo de tensión en el cuello, insisto en que adoptes la siguiente modificación, que casi ofrece los mismos beneficios. Estírate boca arriba con los brazos a los lados y, simplemente, sube las piernas a la vertical. Conserva las caderas en la esterilla durante las cinco respiraciones completas. Al igual que con la Vela, rota la cara interna de los muslos y potencia el centro abdominal.

Enfoque espiritual: Olvídate del aspecto de la postura. La cuestión es cómo la sientes. Tu objetivo debe ser lo contrario que actuar en busca de gloria. Sólo cuando te olvidas de todos esos procesos de construcción de la imagen empiezas a descubrir la recompensa de la paz interior y de tu auténtico poder personal.

Postura 42: El Arado (Halasana)
El Arado constituye un fantástico estiramiento de toda la espalda, desde el sacro hasta los hombros. Tranquiliza, calma y nutre partes vitales internas del cuerpo y también el sistema nervioso.

Pasos a seguir: Desde la Vela, utiliza la potencia de tu centro para hacer descender lentamente las piernas bien estiradas hasta el suelo por detrás de la cabeza. Puede que no lleguen al suelo. No pasa nada: baja hasta donde puedas y quédate ahí. Ése es tu límite en esta postura. Y recuerda: ¡lo que bloquea tu camino *constituye* precisamente tu camino! Si los pies llegan a tocar el suelo, extiende los brazos hacia la pared de delante entrelazando los dedos y apretando los codos hasta que queden rectos. Si los pies no llegan a entrar en contacto con el suelo, conserva las manos en la parte baja de la espalda para que le sirvan de apoyo.

Relaja el rostro y mira hacia delante, al ombligo. Respira profunda y libremente cinco veces.

Alineamiento:
- Aproxima los omóplatos.
- Levanta el hueso púbico.
- Empuja con los cuadriceps hacia el cielo.
- Gira la cara interna de los muslos hacia el techo.
- Mírate el ombligo relajadamente.

Factor de riesgo: Al igual que en la Vela, en esta postura es muy importante no girar la cabeza ni a derecha ni a izquierda porque existe el riesgo de sufrir un tirón en el cuello.

Modificación: Se puede colocar una manta doblada sin arrugas entre los hombros para apoyarse mejor, o descender con las rodillas algo flexionadas, en caso de notar tensión en la parte baja de la espalda. Si en el descenso nos quedamos bloqueados y los pies no alcanzan a tocar el suelo, se pueden poner contra la pared de detrás o simplemente permanecer en ese punto y mantener la posición tal como haya quedado.

Enfoque espiritual: Tu viaje meditativo va en dos direcciones al mismo tiempo: hacia dentro y hacia fuera. Y en la misma medida en que salgas de tu mente y estés presente en el cuerpo, podrás ver hacia dónde dirigirte en el mundo tangible. Verás qué dirección tomar, lo lejos que puedes llegar, cuándo insistir y cuándo rendirte. Conforme avanza tu viaje interior, tu luz se refleja en el exterior.

Postura 43: El Sordo (Karnapidasana)

En esta postura renuevas la sabiduría del cuerpo y creas un santuario, una profunda liberación y un equilibrio a nivel bioquímico. La columna se abandona a este intenso estiramiento que aumenta su espacio.

Pasos a seguir: Desde el Arado, dobla las rodillas y bájalas hacia las orejas. Mueve los brazos hacia los lados y hacia arriba hasta llegar a asir los pies. Puedes ir experimentando con asir los talones, tobillos, pantorrillas, o ponerlas en la base de la espalda para mayor comodidad. Los dedos de los pies pueden estar estirados hacia atrás o remetidos hacia la cabeza. Relájate en esta posición y respira profunda y tranquilamente.

Permanece en la posición de diez a veinte respiraciones. Paulatinamente, incrementa el tiempo de permanencia en la posición. Al final te querrás quedar en ella todo un minuto.

Alineamiento:
- Agárrate los pies, tobillos o pantorrillas.

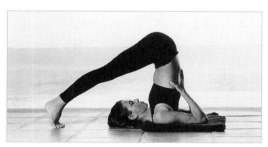
Postura 42: El Arado

- Colócate sobre los hombros.
- Lleva las rodillas hacia las orejas.

Factor de riesgo: Hay que ir con mucho cuidado si la zona del cuello es débil. Diluye la presión que recibe el cuello o sáltate la postura.

Modificación: Coloca una manta bajo los hombros con la cabeza directamente sobre el suelo. Lleva las rodillas a la frente y los talones a las caderas en vez de bajarlos hasta el suelo.

Enfoque espiritual: Aíslate de las distracciones del entorno y escucha el sonido de tu propio aliento. No hay nada mejor que oír que el bello ritmo de tus inspiraciones y espiraciones. Sigue su hilo hasta algún lugar en lo más profundo de ti mismo, donde tendrás la posibilidad de renovarte.

Vinyasa de enlace
Con delicadeza y parsimonia, deshaz la postura y ponte sobre la espalda con las manos en las rodillas. Suavemente sube y baja cinco veces. En la quinta, coloca las manos en el suelo frente a ti y, dándote un gran impulso, lleva los pies caminando o saltando hasta la Plancha Baja (9). Inspira y entra en el Perro que Mira Hacia Arriba (10), espira y Perro que Mira Hacia Abajo (2). Ahora estás en posición para la próxima postura, la Media Paloma.

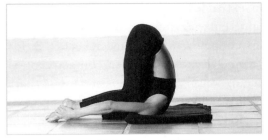

Postura 43: La Postura del Sordo

9. Serie de Cadera: Apertura

En la serie de apertura de caderas nos vamos a centrar en liberar y abrir el abductor y el rotador de las nalgas. Además, las posturas que abren las caderas deshacen las tensiones de la parte baja de la espalda, la incomodidad de las rodillas, el dolor en el nervio ciático, y mejoran la circulación de la sangre en la columna lumbar, los intestinos y las glándulas reproductoras. Crean una mayor agilidad general y más libertad de movimientos.

Las caderas son el depósito de almacenamiento emocional del cuerpo. Albergan una gran parte de nuestra tensión y estrés. Cuando la pelvis se empieza a liberar y sus tejidos comienzan a ablandarse, el resto del cuerpo cambia sin esfuerzo para adoptar un alineamiento natural nuevo. En ocasiones, simplemente soltando tensiones y eliminando rigideces damos paso a la curación y el equilibrio, resolviendo traumas enquistados en el cuerpo. Si padeces del cuello, las rodillas, las lumbares, si tienes migrañas o lo que sea, verás lo asombroso que resulta ver esfumarse todas esas molestias, dolores y desequilibrios simplemente por abrir las caderas.

Cuando tuve la oportunidad de trabajar con jugadores profesionales de fútbol americano, personas muy musculadas y rígidas (la mayoría no llegaban a tocarse la punta de los pies), de inmediato comencé con posturas para abrir las caderas. Tras unas cuantas sesiones, empezaron a soltarse y ganaron más movilidad corporal de la que habían tenido en años. A mí, a las caderas me gusta llamarlas «la madre de todos los movimientos» por razones obvias.

Los ejercicios de apertura de caderas hacen surgir las resistencias con más celeridad que casi ninguna otra serie de posturas. El dolor será muy obvio, pero si te sientas con él y no lo combates, pasa. Pasa y se va para siempre. Acuérdate del principio yóguico de que nada es permanente. Si respiras en esos dolores de purificación, te adentrarás en nuevos territorios de crecimiento. Llegas hasta los recovecos más ocultos de los tejidos, a esos lugares donde mora tu poder más profundo a la espera de ser utilizado. Barreras que han estado levantadas toda una vida se derrumban al liberarse los tejidos, y poco a poco vas quitando capas de energía e información inútil y caduca.

En el Power Yoga enseño tres posturas para abrir las caderas: la Media Paloma, la Paloma Doble y la Rana.

Postura 44: *La Media Paloma (Adho Mukha Eda Pada Rajakapotasana)*

La Media Paloma suelta el músculo piriforme, muy conocido por encontrarse muy rígido en atletas y corredores. Si eres un «profesional de la silla», esta postura te ayudará a impedir que dicho músculo se vuelva frágil, rígido o doloroso.

Pasos a seguir: Desde el Perro que Mira Hacia Abajo, levanta la mirada entre las manos y pon el pie derecho en la parte ex-

terna de la mano izquierda; luego coloca la rodilla derecha cerca de la mano derecha y baja la cadera derecha hasta el suelo. Buscas situar la espinilla lo más paralela posible al borde frontal de la esterilla. Según lo rígidas que tengas las caderas, eso puede resultar difícil, o sea que procura trabajar en una posición que te sea cómoda. Flexiona el pie derecho. Si quieres, pon la palma izquierda en la planta del pie derecho. Por último, relaja la parte superior del cuerpo hacia delante por encima de la espinilla derecha, y pon los brazos rectos delante de ti y la frente en la esterilla, si llegas a tocar. Procura cuadrar la parte anterior del torso hacia el suelo. La pierna y el pie traseros deben estar estirados y rectos hacia atrás.

Hay que mantener una línea central que pase por las caderas, es decir, haz bajar la cadera izquierda hacia la esterilla.

Canaliza la respiración hacia las caderas y las nalgas, ablandando y soltando los tejidos. Tiene que sentirse como algo profundo... beneficioso... ¡liberador! Si te pones nervioso o estás incómodo, piensa que sólo se trata de tu ansiedad saliendo a la luz. Si eres capaz de reconocerla como tal y respirar en ella, la incomodidad se disolverá como la nieve bajo sol estival. Sintoniza, respira, relájate. ¡Rompe la tensión, rompe con lo viejo y penetra en lo nuevo!

Alineamiento:
- La pierna frontal forma un ángulo de 90° (o menos, dependiendo de la flexibilidad de las caderas o si hay molestias en la rodilla).
- La pierna posterior se extiende recta hacia atrás.
- Aprieta contra el suelo con la parte superior de los cinco dedos del pie trasero.

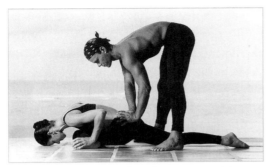

Postura 44: La Media Paloma (con ayuda)

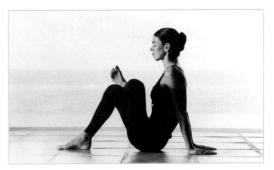

La Paloma, modificación

- Flexiona el pie delantero.
- Aprieta hacia abajo con la cadera de arriba.
- Rota la cara interna del muslo de atrás hacia arriba.
- Acerca la frente a la esterilla hasta tocarla, si puedes.
- Relaja los ojos y mira hacia abajo.

Enfoque espiritual: Frena mentalmente y expándete en la plena aceptación del momento presente: todo lo que estás sintiendo es lo que está ocurriendo. No intentes cambiar nada. Respira, sé testigo de ello y suéltate. Deja que este momento sea exactamente como es y observa con una mente en calma cómo se va desplegando cada instante. Permítete ser exactamente como eres, así pasarás a través de tus propias resistencias.

Vinyasa de enlace

Haz cinco respiraciones, luego eleva el tronco lentamente descansando sobre las manos. Deja las piernas tal como están: es la preparación para la postura siguiente, la Paloma Doble.

Postura 45: La Paloma Doble (Dwapada Rajakapotasana)

La Paloma Doble constituye un intenso estiramiento de cadera que realmente te abre. A veces resulta difícil adoptar esta posición. Tómate todo el tiempo que necesites porque la recompensa es grande.

Pasos a seguir: Desde la Media Paloma siéntate y, lentamente, levanta la pierna trasera y llévala en círculo hasta que la pantorrilla izquierda quede depositada sobre la pantorrilla derecha. Lo ideal sería que el pie de encima quedase situado en la parte externa del muslo contrario, con lo que permanecería suspendido en el aire y no sobre la pierna. Flexiona ambos pies. Camina con las manos hacia delante y relájate hacia el suelo, dejando que la cabeza cuelgue adelante, o bien coloca ambas manos sobre la rodilla de arriba y apóyate en ella. Si puedes, lleva la frente a la esterilla. Ahora envía la respiración a lo más hondo de la pelvis como si estuviese hueca. Deja que una brisa purificadora plena de belleza se lleve toda la tensión que mantienes ahí.

Alineamiento:
- Pon una pantorrilla sobre la otra con las piernas en ángulo recto.

- Coloca el hueso del tobillo del pie de arriba en el exterior del muslo de abajo.
- Flexiona la punta de ambos pies.
- Alarga la columna.
- Deja caer la máscara y relaja los ojos.

Factor de riesgo: Estirar o dejar caer los pies tensa en exceso los pies y/o las rodillas. Mantén los pies firmemente flexionados estirando los talones.

Modificación: Si la postura te resulta difícil, prueba esta variante: desde la posición sedente, pon los pies planos en el suelo con las rodillas flexionadas. Levanta un pie y llévalo al muslo contrario. Pon las manos en el suelo tras las caderas y desplázalas, moviendo el torso hacia las piernas hasta sentir un profundo estiramiento en la nalga.

Enfoque espiritual: Thoreau dijo: «Vuelve tu mirada al interior y hallarás mil regiones de tu mente que todavía no han sido descubiertas. Recórrelas y sé un experto en cosmografía local». ¿Dónde se encuentran esas regiones inexploradas de tu interior?

Vinyasa de enlace

Tras cinco respiraciones, lleva la pierna de arriba hacia atrás hasta entrar de nuevo en la Media Paloma. Pon las palmas en el suelo y vuelve al Perro que Mira Hacia Abajo. Luego adelanta el pie izquierdo hasta el exterior de la mano derecha y repite la Media Paloma y la Paloma Doble a este lado. Cuando hayas acabado, suelta las piernas y siéntate. Estás listo para la siguiente postura, la Rana.

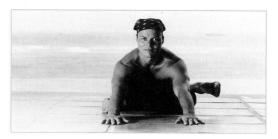

Postura 45: La Doble Paloma

Postura 46: La Rana (Bhakasana)

La Rana alcanza y libera los músculos y los tejidos más profundos de las caderas y las ingles. Esta postura constituye un estiramiento intenso y rejuvenecedor con una posible carga emocional. Tras mantenerla un buen rato, el cuerpo entero se siente revigorizado e inundado de luz.

Pasos a seguir: Ponte de cara a la pared de al lado. Dobla la esterilla a lo largo y colócate de rodillas con las espinillas apretando contra el suelo. Separa las rodillas al máximo como si estuvieras haciendo un *spagat* lateral sobre las rodillas. Ábrete al máximo hasta alcanzar tu límite. Gira los talones de forma que el borde interno de los pies quede en contacto con la esterilla. Flexiona los pies. Entre el muslo y la pierna tiene que haber un ángulo recto. Cerciórate de que los talones estén en línea con las rodillas.

Apóyate en los antebrazos y retrocede las caderas hacia la pared de atrás hasta notar un buen estiramiento. La cabeza, pesada, y la respiración, profunda. Intenta alcanzar de veras ese punto de estiramiento y tensión y respira generando esa brisa purificadora que recorre la caverna de tu cuerpo. Vas a quedarte un rato en la postura, o sea que relájate en ella. No luches. No temas. En esta postura estás completamente a salvo y además es una oportunidad inigualable de provocar un cambio estructural y emocional. La postura cambiará tu cuerpo, pero la voluntad de permanecer en ella es lo que reconstituirá tu mente y, a la larga, cambiará tu vida.

Mantén la postura durante veinticinco respiraciones profundas, potentes y transformadoras.

Alineamiento:

- Sitúa los talones en línea con las rodillas. Piernas en ángulo recto.
- Mete el cóccix hacia dentro bajo el cuerpo.
- Contrae el vientre suavemente hacia arriba.
- Empuja con las caderas hacia atrás en cada respiración.
- Deja caer la cabeza.
- Disuelve tu máscara.
- Cierra los ojos o relájalos, poniendo la vista en un punto entre los antebrazos.

Factor de riesgo: No dejes que la parte baja de la espalda se hunda; mantén el vientre arriba. En las rodillas no se tiene que sentir ni el más mínimo dolor. Si es preciso, se acolcha más el apoyo de las rodillas en la esterilla.

Modificación: Si tienes las caderas realmente muy rígidas, ponte una manta enrollada o un almohadón bajo el pecho y vientre. Al final, con la práctica, las caderas se irán abriendo y ya no lo necesitarás.

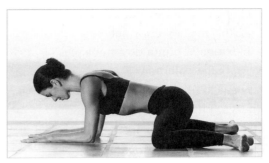

Postura 46: La Rana

Enfoque espiritual: Si no estás dispuesto, no te puedes abrir. Céntrate en la curación y olvídate de lo demás. Fíjate en cómo surgen los antiguos patrones de ataque y reactividad y deja que se vayan. Si deseas que tu cuerpo se relaje, es muy sencillo: relaja la mente. Si quieres desembarazarte de todo el equipaje que acarreas en el cuerpo, suéltalo primero en tu mente. Estate bien dispuesto y todas las posibilidades se desplegarán ante ti.

Vinyasa de enlace

Abandona la postura simplemente echándote hacia delante y estirándote sobre el vientre, así saldrás bien de ese trabajo en lo profundo de las caderas. Tras varias respiraciones, date la vuelta y, boca arriba, lleva las rodillas al pecho. Luego siéntate, vuelve a ponerte en el centro de la esterilla y estira las piernas hacia delante. Ahora estás en posición para iniciar la Serie de Flexiones Anteriores.

10. Serie de Flexiones Anteriores: Soltar

Las flexiones hacia delante aportan nueva energía y tonificación a los órganos vitales del cuerpo. Alargan y generan una tracción natural en la cara posterior del torso y disuelven la tensión en la cara posterior de los muslos, nalgas y parte baja de la espalda. Estas posturas de enfriamiento, hacen disminuir la frecuencia cardíaca y ordenan el cerebro. Al poderse mantener largo rato, se dispone de tiempo para sentir y relajarse profundamente en el cuerpo.

Hay dos posturas de flexión anterior, la Cabeza Hacia la Rodilla y la Pinza. Luego adoptaremos la Tabla y el Pez como posturas de neutralización.

Postura 47: *Cabeza Hacia la Rodilla (Janu Sirsasana)*

Esta postura relaja las pantorrillas, la parte posterior de los muslos, los glúteos y la espalda, y mejora la circulación sanguínea en las piernas. Disuelve la inquietud y la irritabilidad y calma el cerebro y el sistema nervioso.

Pasos a seguir: Desde una postura sedente erguida, coloca el talón izquierdo contra la cara interna del muslo derecho. Mantén el pie derecho activo y empuja con la parte superior del muslo derecho hacia el suelo. En la espiración, estírate hacia delante y agárrate el pie con ambas manos, si puedes (si no, agárrate el tobillo). Inspira y elévate hasta que la espalda quede recta, luego espira y estírate hacia delante mientras te doblas hacia abajo.

Puedes intentar introducir una pequeña acción de torsión en la postura llevando la oreja izquierda hacia la rodilla derecha al mismo tiempo que levantas las costillas de la derecha hacia el cielo. También podrías poner la mano derecha en el suelo, en el exterior de la cadera, para incrementar la torsión. Respira profundamente cinco veces, yérguete y repite por el otro lado cinco respiraciones más.

Alineamiento:
- Mantén activo el pie de la pierna estirada.
- Aprieta contra el suelo con la cara superior del muslo de la pierna estirada.
- Dóblate por las caderas.
- Mete el vientre hacia dentro y hacia arriba.
- Relaja cuello, cara y ojos.

Factor de riesgo: Doblarse por la cintura puede tensar la columna lumbar; dóblate por las caderas.

Modificación: Si estás muy rígido, dobla un poco la pierna extendida.

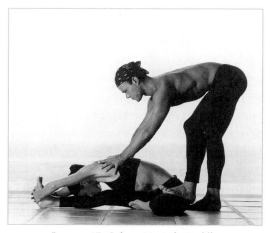

Postura 47: Cabeza Hacia la Rodilla
(con ayuda)

Enfoque espiritual: Provocar un cambio interno es como arrojar una piedra a un estanque. Cada microcambio crea una onda que se transmite por tu mente, tu cuerpo y tu vida, haciéndose más grande y más potente.

Vinyasa de enlace

Tras cinco respiraciones en el lado izquierdo, sube y estira ambas piernas. Estás listo para la siguiente postura, la Pinza.

Postura 48: La Pinza (Paschimottanasana)

Se trata de un fantástico contramovimiento para todo lo que has hecho hasta ahora. Alarga y libera toda la parte posterior del cuerpo y te deja con una sensación de neutralidad, equilibrio y renovación.

Pasos a seguir: Sentado erguido con ambas piernas extendidas hacia delante, estira la parte de las nalgas y tira de ellas hacia los lados para que los isquiones sean tu apoyo directo sobre el suelo. Piernas juntas y tobillos tocándose. Aprieta la cara superior de los muslos hacia el suelo y flexiona los pies (dedos a la cara). En la espiración, estírate hacia delante doblándote por las caderas y cógete los pies, tobillos o piernas con ambas manos. (Si no llegas a los pies, prueba a doblar las rodillas, y, tras agarrarlos, poco a poco, ve apretando la cara superior de los muslos hacia el suelo hasta un punto intenso pero cómodo.) Inspira y elévate hasta poner recta la espalda; espira y vuelve a doblarte. Mantén activos los pies; los dedos abiertos y estirados. Deja que los codos se doblen hacia fuera.

En la inspiración utiliza las manos para ir hacia delante, alargando la columna. En la espiración baja el torso hacia las rodillas. No te preocupes de si la columna se arquea. Tú intenta que se vaya estirando poco a poco y con suavidad. Es cuestión de tiempo. Deja la cabeza muerta y suelta el cuello. Relaja los ojos y pon la mirada entre las piernas.

Es importante que te centres en doblarte por las caderas y no por la cintura. Tirar de la cintura crea una presión innecesaria en la parte baja de la espalda. En esta postura no se trata de ver hasta dónde llegas, sino cómo la realizas en general: la compasión, la intención, la integración global del movimiento. Mantén la postura durante diez respiraciones y regresa a la posición sentada en inspiración.

Alineamiento:
- Activa los pies y aprieta desde las protuberancias del dedo gordo.
- Empuja hacia el suelo con la cara superior de los muslos.
- Rota hacia abajo la cara interna de los muslos.
- Dóblate por las caderas.
- Aleja el pecho de las caderas.
- Relaja los hombros.
- Cuello neutro y libre.
- Mira hacia las piernas.

Factor de riesgo: Doblarse por la columna tensa la columna. Trabaja para doblarte por las caderas, estirando la columna.

Modificación: Flexiona las rodillas o pásate una toalla o una cinta por los pies como un asa ampliada.

Enfoque espiritual: Algunas posturas pueden llevarte a pensar que la práctica del yoga es demasiado simple para producir los resultados que necesitamos. Tras un tiempo, sin embargo, te das cuenta de que tus

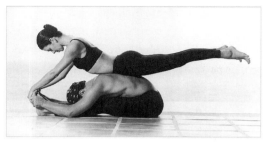

Postura 48: La Pinza (con ayuda)

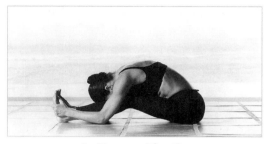

La Pinza, modificación

posibilidades de salir adelante han aumentado precisamente *porque* el programa es simple y directo. Llegamos a comprender que es muchísimo mejor trabajar según nuestra propia capacidad y realizar un conjunto de posturas básicas prefijadas de manera saludable y regular, que probar muchas cosas distintas y fracasar. La práctica del yoga nos recuerda el valor y el poder de la simplicidad en el crecimiento personal.

Postura 49: La Tabla (Purvottanasana)

La Tabla neutraliza las flexiones hacia delante, liberando la espalda y abriendo la cara frontal del torso. También estira y tonifica los músculos frontales de los hombros y los bíceps. La postura despierta una sensación general de liberación y expansión.

Pasos a seguir: Desde una posición sedente con las piernas extendidas por delante, coloca las manos a unos treinta centímetros por detrás de las caderas a la altura de los hombros. Pon las palmas planas en el suelo con los dedos apuntando hacia delante. En la inspiración, empuja hacia abajo con brazos y manos, enderezando los codos y elevando las caderas. Empuja contra el suelo con todos los dedos de los pies y sube las caderas. Deja caer hacia atrás la cabeza de forma que la coronilla apunte al suelo. Mira hacia la pared posterior y respira profunda y libremente.

Alineamiento:
- Empuja con las palmas planas.
- Estira los brazos y sitúa los hombros sobre las muñecas.
- Acerca los omóplatos entre sí.
- Aprieta contra el suelo con los dedos de los pies.
- ¡Pon entusiasmo en los muslos!
- Mira relajadamente hacia la pared que tienes detrás con una conciencia eterna.

Modificación: Si resulta difícil elevar las caderas, dobla las rodillas y pon los talones en la vertical de las rodillas. En esta variante buscas que el cuerpo, desde las rodillas al pecho, quede paralelo al suelo, como una mesa. Y si dejar caer la cabeza provoca dolor en el cuello, sube la mandíbula hasta tocar el pecho.

Enfoque espiritual: Abstente de juzgar y te maravillarás de lo que te sucede. Si estás abierto, hallarás más fe en lo que no sabes que en lo que sabes.

Vinyasa de enlace

En la quinta espiración, baja las caderas hasta quedarte sentado. Ahora estás listo para la postura del Pez.

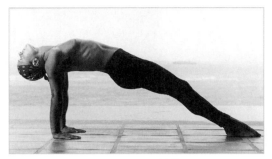

Postura 49: La Tabla

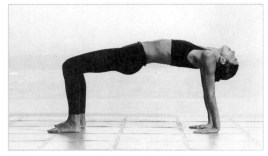

La Tabla, modificación

Postura 50: El Pez (Matsyasana)

La postura del Pez es una posición fantástica y un potente reequilibrador que suelta los músculos de la espalda y reabre la garganta, el pecho y toda la cara frontal del torso, volviendo a equilibrar el cuerpo. También ayuda a redirigir el flujo sanguíneo a la tiroides y paratiroides.

Pasos a seguir: Desde la posición sentada, coloca las manos bajo los glúteos con las palmas hacia abajo. Inclínate hacia atrás hasta que los antebrazos entren en contacto con el suelo. Mete los codos y los antebrazos hacia dentro, acerca los omóplatos el uno al otro. En la inspiración, eleva el corazón y arquea la espalda, baja la cabeza hacia atrás y deslízate hasta que la coronilla toque el suelo. Crea una gran flexión en la parte alta de la espalda abriendo la garganta y el corazón hacia el cielo. Mueve los hombros separándolos de las orejas y tira del pecho hacia arriba. (Como en el Camello, las escápulas son como manos gigantescas que empujan el pecho hacia arriba.) Pon los pies de punta y activa los muslos. ¡Este estiramiento te hace sentir de primera!

Mira hacia un punto en la pared de atrás y respira profundamente: cinco inspiraciones y cinco espiraciones. Llena los pulmones de dulce oxígeno, colma todo tu ser de aliento y de vida. Tras la quinta espiración, inspira, levanta la cabeza, mete la barbilla y, lentamente, suelta los brazos y baja las lumbares hasta llegar a una posición horizontal de descanso.

Alineamiento:
- Activa los dedos de los pies, que están en punta.
- Pies juntos, maléolos internos en contacto.
- Enraíza antebrazos y hombros en el suelo.
- Activa los muslos.
- Enraíza las caderas y eleva el músculo del corazón hacia lo alto.
- Fija una mirada tranquila y estable en algún punto detrás tuyo.

Modificación: Si sientes dolor o tensión en el cuello, trabaja sin que la cabeza toque el suelo y con la barbilla contra el pecho.

Enfoque espiritual: Se puede hablar desde el corazón a partir de una atención firme a la intuición en el momento. Desde este espacio interior, brota un flujo constante de sinceridad y penetración. Cuando nos enfadamos, perdemos el foco y lo que decimos ya no fluye con elegancia desde lo más hondo de nuestro ser.

La postura del Pez estimula y abre la garganta y la zona del corazón, el centro energético de la expresión y la intuición. Quizá haya un estallido de inspiración o repentinamente tomemos conciencia de alguna verdad que nunca hayamos dicho ni a los demás ni a nosotros mismos. Presta una meticulosa atención a lo que surja.

Vinyasa de enlace
Suelta los brazos y quédate estirado sobre la espalda con los brazos descansando a los lados. Ahora estas preparado para abordar la parte final de la práctica: Abandonarse a la Gravedad.

11. Serie de Abandonarse a la Gravedad: Descanso Profundo

La Serie de Abandonarse a la Gravedad es la secuencia que pone punto final a la práctica. ¡Lo has logrado! Has cumplido con tu parte; ahora ha llegado el momento de soltarte y de dejar que el universo venga a tu encuentro a medio camino. Gracias a haberte abierto de verdad, a haberte desafiado a ser más, a haber respirado profundamente dejándote de jueguecitos y del rollo mental que traías contigo a la esterilla al principio, has dejado que sucedieran muchas cosas. Has atravesado los ríos de resistencia de tu propia mente, has aceptado el desafío de escalar montañas emocionales y espirituales. Y ahora, como Goethe prometió hace siglos: «En todas las cumbres hay paz».

En la secuencia de Abandonarse a la Gravedad hay tres posturas: el Escarabajo Muerto, la Torsión Supina y la postura de descanso final, Savasana.

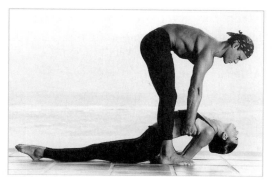

Postura 50: El Pez (con ayuda)

Postura 52: El Escarabajo Muerto (Urdhva Mukha Upavista Konasana)
La postura del Escarabajo Muerto proporciona un estiramiento final a las caderas, isquiotibiales y cara interna de los muslos, además de liberar la columna lumbar y sacra. Hace disminuir la frecuencia cardíaca y pone el cuerpo en un estado de restauración y descanso. La gravedad se encarga de aguantarte por completo.

Pasos a seguir: Desde la posición horizontal boca arriba, inspira y lleva las rodillas al pecho. Cógete los bordes internos de los pies, con los pulgares hacia abajo mirando a los talones. Muy suavemente, tira los pies, rodillas y cuadriceps hacia el suelo. Los tobillos tienen que estar en la vertical de las rodillas. Baja el cóccix hacia la esterilla y alarga la columna en el suelo. Tendrías que notar una liberación en la columna y un buen estiramiento de las caderas, cara interna de los muslos e isquiotibiales.

Suelta el vientre. Relájate en una conciencia infinita y respira. Estate realmente quieto... ¡realmente muerto! ¡Sé como el dibujo de Raid! Tras cinco respiraciones, vuelve a poner las rodillas en el pecho y quédate ahí como preparación para la postura siguiente, la Torsión Supina.

Alineamiento:
- Tobillos en la vertical de las rodillas.
- Separa los muslos hacia los bordes laterales del torso.
- Tira hacia abajo de las plantas de los pies.
- Desplaza el cóccix hacia el suelo.
- Alarga la línea de la columna, plana en el suelo.
- Afloja el vientre.
- Mete la barbilla hacia el pecho alargando el cuello.
- Relaja o cierra los ojos y disuélvete en el resplandor de tu propia mente.

Enfoque espiritual: No puedes agarrar el próximo trapecio si no sueltas el que tienes cogido. ¡Suéltate!

Postura 52: La Torsión Supina

Esta torsión final acaba de limpiar cualquier resto de tensión. Integra todo lo que has hecho, equilibrando y soltando a todos los niveles. Inunda de sangre rica en nutrientes la parte media del cuerpo y la columna, y ayuda a calmar una mente emocional inquieta, dando paso a un nuevo sentido de serenidad y paz.

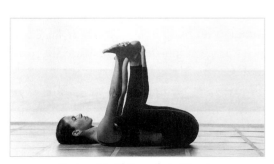

Postura 51: El Escarabajo Muerto

Pasos a seguir: Estira la pierna izquierda en el suelo y acerca la rodilla derecha al pecho. Espira y gira la rodilla derecha sobre el costado izquierdo exterior del cuerpo. Abre el brazo derecho desplegándolo como un ala y mira por encima del hombro derecho. Cierra los ojos y descansa. Lo único que hay que hacer es abandonarse.

Respira profundamente y dirige el aire al bajo abdomen y a la cavidad pélvica. Respira en la parte baja de la espalda y en la zona de los riñones. Retuerce la columna y los órganos vitales como una esponja. Es tu ocasión para limpiar y soltar. En la inspiración, absorbe ese viento cristalino y purificador. En la espiración, expulsa todas las toxinas e impurezas.

Tras cinco respiraciones, trae la pierna derecha de vuelta al centro en inspiración. Invierte la posición de las piernas y haz otras cinco respiraciones con la pierna derecha estirada. Regresa al centro, lleva las rodillas al pecho –venga, dales un buen apretón– y luego suéltalas en el suelo. Relájate como nunca antes.

Alineamiento:
- Crea una línea larga y recta desde la coronilla hasta la planta del pie estirado.
- Haz la torsión hasta el punto en que te sientas bien.
- Procura mantener ambos hombros en contacto con el suelo.
- Cierra los ojos.

Factor de riesgo: No fuerces la torsión ni tenses la espalda; sé delicado.

Modificación: Si la torsión resulta demasiado intensa para la parte media o baja de la espalda, acerca un poco la rodilla doblada

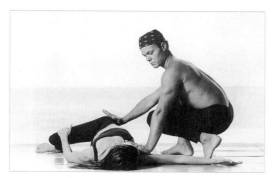
Postura 52: La Torsión Supina
(con ayuda)

al pie de la pierna estirada. Si es preciso, también puedes flexionar ambas rodillas y, manteniéndolas en contacto, girarlas a un lado. Eso disminuirá la intensidad del movimiento.

Enfoque espiritual: Tendemos a pensar que abandonarnos es renunciar a nuestro poder. Pero entregarnos no es algo pasivo. No es tirar nuestro poder, es expandirlo mediante la fe y una disposición a soltar todo lo que creemos saber... todo lo que queremos lograr luchando... todo lo que pensamos que necesitamos obtener.

Postura 53: Savasana

Savasana, a la que nos referimos únicamente por su nombre en sánscrito, señala la conclusión de la práctica de *asanas* y la puerta de entrada a un estado meditativo más profundo: un nuevo comienzo. El descanso profundo hace que las ondas cerebrales pasen a estado alfa, el estado de la creatividad, del despertar espiritual y del rendimiento máximo. El menor atisbo de esta sensación nos renueva y nos pone en camino hacia una manera de ser mas sana y con más poder.

Pasos a seguir: Estírate boca arriba con las piernas estiradas y con unos treinta centímetros de separación. Relaja los pies y deja que se abran. Coloca los brazos a lo largo del cuerpo a unos quince centímetros, con las palmas mirando hacia arriba. Acerca los omóplatos, lo cual permitirá que el pecho se expanda y la respiración gane en profundidad. Pon distancia entre la cabeza y el cuello, entre los brazos y los hombros y entre las piernas y las caderas. Alarga la columna en el suelo pero respetando su curvatura natural. Siente el suelo debajo de ti y el contacto que mantienes con él. Retoca la postura cuanto precises hasta sentirte cómodo y suéltate. Con cada respiración, húndete un poco más en el suelo.

Ya has hecho lo tuyo. Te has encontrado con el universo a medio camino. Ahora deja que cada fibra de cada uno de tus músculos se relaje y se suelte, y que surja la magia. Cierra los ojos y no te muevas. Deja pasar los pensamientos. Sólo estás tú y tu respiración. No hay que ir a ninguna parte. No hay que estar en ninguna otra parte más que aquí y ahora, en este instante. No hay nada que hacer, sólo entregarte, sólo disfrutar de este resplandor curativo del yoga y ser consciente de que no hay nada más importante que este momento y que tu propio ser auténtico y fulgurante.

Quédate ahí todo lo que apetezca. Lo ideal sería de diez a veinte minutos para que el sistema nervioso asimile todo lo bueno que has hecho con tu práctica.

Alineamiento:
- Suelta el cerebro.
- Cierra los ojos.
- Afloja el vientre.
- Suelta todo el cuerpo.

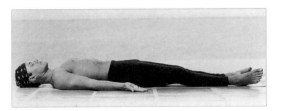

Postura 53: *Savasana*

- Abre los oídos y escucha de verdad.
- Permanece en el ahora.

Modificación: Si te duele la zona lumbar, pon los pies planos en el suelo y/o recuesta el cuerpo en unas mantas. También puedes colocar una manta doblada bajo las rodillas.

Enfoque espiritual: Cuando acoges sinceramente este momento como una oportunidad de curación, utilizas una energía que te hace avanzar en tus esfuerzos físicos. Nuestro mayor logro no es resultado de lo que hacemos, de lo que conseguimos o de lo que acumulamos, sino de quiénes somos, y eso puede cambiar simplemente al experimentar una transformación interior. El auténtico éxito no consiste en nada más que en vivir de verdad una vida que funcione en todos sus niveles, y no sólo que nos funcione a nosotros sino que beneficie a todo el mundo.

Para cerrar la práctica
Haz este movimiento con los ojos cerrados. Cuando estés listo, rueda hacia la derecha desde *Savasana* y ponte en posición fetal, con las rodillas hacia el pecho. Permanece así todo lo que te apetezca y luego, muy lentamente, siéntate con las piernas cruzadas. Junta las manos en posición de oración junto al corazón durante un minuto de quietud. Si lo deseas, puedes cantar el «om» tres veces desde muy adentro para crear armonía en el aparato respiratorio y el sistema hormonal.

Luego sube las manos a la frente, al tercer ojo. Respira invocando la luz. Acabamos todas nuestras prácticas diciendo un tranquilo «Namasté», como reconocimiento de la presencia de la luz en nosotros y en los que nos rodean.

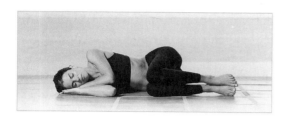

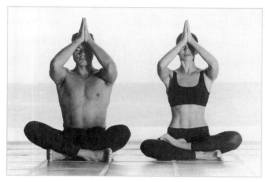

Secuencia de cierre

Visión de conjunto de las posturas

Serie de Integración
El Niño
La Muñeca de Trapo
El Perro que Mira Hacia Abajo

Saludo al Sol A
Samasthiti
Postura de Pie
Flexión Hacia delante en Bipedestación
Media Elevación
Plancha Alta
Plancha Baja
El Perro que Mira Hacia Arriba
El Perro que Mira Hacia Abajo
Salto Hacia Delante
Elevación Media
Flexión Hacia Delante en Bipedestación
Postura de Pie
Samasthiti

Saludo al Sol B
Samasthiti
El Rayo
Flexión Hacia Delante en Bipedestación
Media Elevación
Plancha Alta
Plancha Baja
El Perro que Mira Hacia Arriba
El Perro que Mira Hacia Abajo
El Guerrero I, pie derecho delante
Plancha Alta a Plancha Baja, el Perro que Mira Hacia Arriba al Perro que Mira Hacia Abajo
El Guerrero I, pie izquierdo delante
Plancha Alta a Plancha Baja, el Perro que Mira Hacia Arriba, el Perro que Mira Hacia Abajo
Salto Hacia Delante
El Rayo

En la tercera repetición del Saludo al Sol B, se añade el Guerrero II después del Guerrero I y se acaba el *vinyasa* en *Samasthiti*.

Serie del Guerrero
La Lanza
La Lanza Girada
Postura Angular Doblada
Plancha Lateral
Oración Girada
La Cigüeña
El Cuervo

Serie de Equilibrio
El Águila
El Ala Frontal
El Ala Lateral
El Avión
El Bailarín
El Árbol

Serie del Triángulo
El Triángulo
El Triángulo Girado
Extensión de Pecho a Pierna
Estiramiento Interno Hacia Delante

Serie de Flexión Posterior
El Saltamontes
El Arco
El Camello
El Puente
La Rueda
Supta Baddha Konasana

Serie Abdominal
Piernas en Tijeras y Elevación 60/30
La Torsión Abdominal
La Barca

Inversiones
La Vela
El Arado
El Sordo

Serie de Caderas
La Media Paloma
La Paloma Doble
La Rana

Flexiones Anteriores
Cabeza Hacia la Rodilla
La Pinza
La Tabla
El Pez

Entregarse a la Gravedad
El Escarabajo Muerto
La Torsión Supina
Savasana

Cómo confeccionar una práctica que encaje en tu programa de actividades

Reconozco que no todo el mundo dispone de noventa minutos diarios para practicar yoga y que habrá días en que tendrás que modificar la práctica para que encaje en tu agenda. A continuación te presento la fórmula que puedes usar para crear tu propia práctica modificada.

1. Empieza por la Serie de Integración.
2. Haz dos Saludos al Sol A.
3. Haz un Saludo al Sol B.
4. Elige una o más de las once series de posturas (Integración, el Guerrero, Inversiones, Apertura de Caderas, etc.) y realiza todas las posturas de la serie escogida. Sin embargo, si realizas más de una serie, asegúrate de hacerlas en el orden en que están dispuestas en el presente libro. Por ejemplo, si se escoge la Serie de Flexiones Posteriores y la Apertura de Caderas, primero se hacen las flexiones. Si se escoge las Flexiones Anteriores y la Serie del Triángulo, primero se hace la Serie del Triángulo.
5. Finaliza con un mínimo de cinco minutos de *Savasana*.

La elección de la serie dependerá de cómo notes tu energía o de cómo te sientas físicamente y emocionalmente ese día, o una combinación de ambos factores. Por ejemplo:

• Si te encuentras cansado o necesitas una inyección de energía, haz la serie del Guerrero.
• Si estás nervioso y quieres relajarte, haz la serie de Abandonarte a la Gravedad.
• Si notas tensión en la espalda, haz la se-

rie de Flexiones Posteriores. También van especialmente bien si te sientes emocionalmente oprimido o cargado, por cuanto abren la zona del pecho.

- Si has estado sentado mucho rato en tu mesa y te sientes encogido, puedes hacer la serie de Apertura de Caderas.

Una precaución: Si sólo puedes realizar prácticas modificadas, procura ir cambiando de serie cada día. No hay que concentrarse únicamente en una parte del cuerpo. El yoga es un ejercicio global, y desarrollar en demasía una parte no es mejor que ignorar completamente otra parte.

No te saltes del todo la práctica sólo por no disponer de noventa minutos para hacerla completa, ni intentes hacer más de noventa minutos cuando tengas tiempo. Recuerda: es mejor hacer un poco de yoga con frecuencia si no puedes mantener una práctica completa regular.

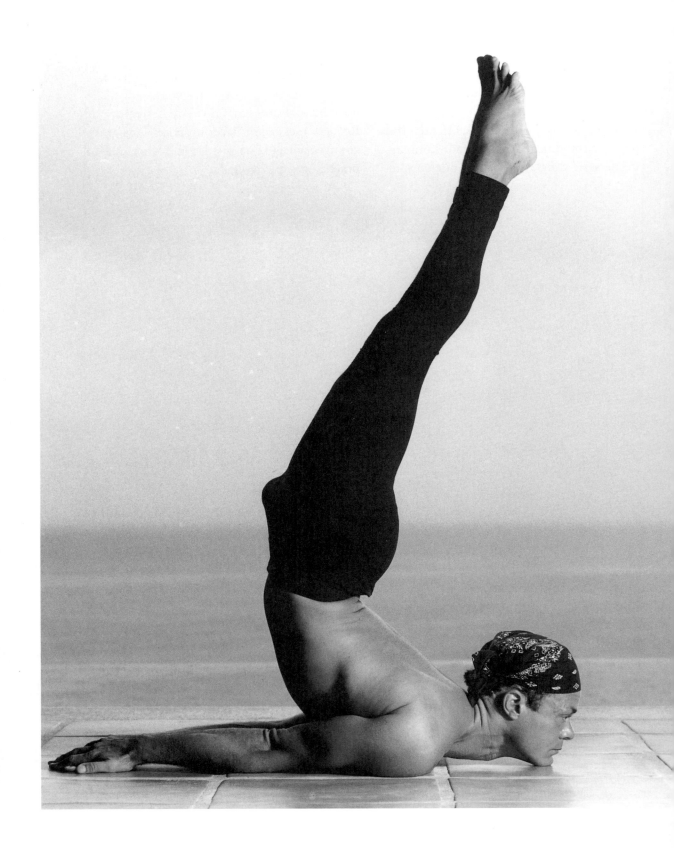

Dime lo que comes y te diré quién eres.

Anthelme Brillat-Savarin

TERCERA PARTE

La dieta de limpieza

A menudo me preguntan lo siguiente: «¿Qué debo comer? ¿Cuánto tengo que comer? ¿Cuál es la manera yóguica de comer?»

Hay multitud de «expertos» que estarían encantados de responder a esas preguntas; yo, sin embargo, opino que nadie te puede dar una dieta universal y garantizarte que te funcionará a las mil maravillas. Yo tampoco he escrito este libro para tratar este tema, y desde luego el programa no versa sobre él. Todas las personas son distintas y tienen gustos, aparatos digestivos, metabolismos y necesidades psicológicas y espirituales únicas. Sugerir que todo el mundo debería comer lo mismo o de la misma manera es como afirmar que todo el mundo debería llevar los mismos pantalones aunque les quedaran demasiado estre-

chos, demasiado cortos o no tuvieran nada que ver con el estilo personal de cada uno. Es como con las posturas de yoga: dos dietas auténticas nunca se van a parecer. Ni tampoco deberían. En este planeta vivimos seis mil millones de personas y cada uno de nosotros es único.

Te diré algo: *No tienes por qué* volverte vegetariano para hacer yoga. No tienes que empezar a engullir algas verdosas y azuladas, o tomar sólo alimentos crudos, o ayunar. Todo eso forma parte del dogma que rodea a muchas enseñanzas yóguicas, pero desde mi propia perspectiva creo que es mejor seguir la verdad personal de cada uno que seguir ciegamente una tradición. Gandhi era vegetariano, pero no lo era arbitrariamente; incluso él, para quien el vegetarianismo era una costumbre religiosa, experimentó e investigó en otras maneras de comer hasta que escogió desde lo más profundo de su alma su propia manera de comer.

Para mí, todo se reduce a comer con conciencia y cosas limpias. Comer cosas limpias no es un requisito para llevar una práctica de yoga. Pero cuando tu viaje te conduzca a adentrarte en tu propio poder querrás abandonar tus hábitos alimenticios negativos.

Cuando la gente se compromete a vivir conscientemente y empieza a experimentar cambios positivos y saludables en su cuerpo y en su vida, también comienza a querer comer mejor. Sucede orgánicamente. Una vez desvelas tu auténtica mente, cuerpo y espíritu mediante un proceso de rehacer la mente, practicar yoga y meditar, el crecimiento se convierte en tu principal interés y, con toda naturalidad, buscas el despertar en todas las áreas de tu vida, y eso incluye la alimentación. Tanto en la esterilla como en tu vida empiezas a mostrarte más ligero, más puro. La energía de la transformación se propaga hasta alcanzar todos los rincones de tu existencia como la luz de un sol que te cura. Gracias a la práctica de yoga, empiezas a tener mejor aspecto y a sentirte mejor, y de pronto la idea de una pizza grasienta con patatas fritas deja de parecerte deseable. No tienes que abandonar tus caprichos, ellos te abandonan a ti. Parece cosa de magia, pero es cierto: lo he visto en infinidad de personas, ¡yo mismo incluido!

El problema es que hay tantas recomendaciones contradictorias por ahí sobre qué comer que cuesta decidir qué creer e incluso por dónde empezar. Quizá ya has probado varias dietas y has acabado por abandonarlas por demasiado estrictas, confusas o simplemente por lo raras. El fallo fue no comprender que esas dietas se dirigían sólo a una minúscula parte del gran retablo que tú eres. Los detalles de lo que comes corresponden al 20 % técnico del que hablaba antes. Puedes probar todas las dietas del mundo pero, como he dicho en innumerables ocasiones, la parte mecánica siempre te fallará a no ser que tu visión del mundo cambie. Lo que realmente importa es cambiar ese 80 % de la psicología que subyace a tu relación con la comida. Y esa pieza clave es precisamente el núcleo de mi Dieta de Limpieza.

Tu relación con la comida

El poder que la comida ejerce sobre tu mente es profundo. Los norteamericanos utilizan la comida como una droga de muchas maneras distintas. En su aspecto positivo, nuestras reacciones químicas y biológicas ante la comida nos alimentan y ayudan a que el cuerpo funcione en grado óptimo. Pero muchos norteamericanos utilizan esa química en su aspecto negativo: como una droga para entumecerse, consolarse, distraerse o quitar hierro en momentos de dolor emocional.

Muchos somos presa de la reactividad emocional y nos atiborramos compulsivamente. Es muy habitual que la gente, cuando está nerviosa o alterada emocionalmente, coma. Cuando estamos bajo presión o nos sentimos frustrados, echamos mano de la comida hipnóticamente para alterar nuestro humor en ese instante. La comida puede representar una manera de colmar el vacío creado por el miedo, la rabia, el estrés, la tristeza o la ansiedad. Inconscientemente nos preguntamos qué y por qué comemos en exceso, nos preguntamos por qué razón somos esclavos de nuestros antojos. En un momento de necesidad, la comida aparece como un amigo o una solución, pero al cabo de muchos tentempiés, resulta obvio que esa solución se ha convertido en sí misma en un problema.

Hace años tenía un alumno, Joe, con gran sobrepeso. Joe acudió a mi centro de Filadelfia por recomendación de su médico, que también era alumno mío, el cual le sugirió hacer Power Yoga para perder esos quilos que estaban poniendo en peligro su salud. Los dos primeros meses, Joe asistió a clase con regularidad y, para mi sorpresa, su peso no pareció cambiar en absoluto; me llamó la atención, pues es raro que la gente con sobrepeso no lo pierda si practican yoga con constancia.

Al cabo de unos tres meses, sin embargo, empecé a notar algún cambio en él. Parecía haber comenzado a adelgazarse algunos quilos, pero más que eso, parecía diferente, más feliz y ligero en su energía. Al final de una clase se me acercó a darme las gracias.

–No hay de qué –le dije, suponiendo que me daba las gracias por la clase.

–No –repuso–. Realmente te quiero dar las gracias no sólo por lo de hoy. Hace varias semanas dijiste algo que me hizo cambiar por completo de manera de pensar sobre el trato que le doy a mi cuerpo.

–¿Y qué fue? –le pregunté.

–Dijiste que para curarse de verdad, tenemos que estar dispuestos a sentir. Y de repente vi que todas las dietas que había probado habían sido inútiles porque yo no abordaba la raíz del problema, todas las historias emocionales que me hinchaban a reventar.

Joe prosiguió diciendo que había intentado lo que yo había propuesto para ver lo que ocurría. La siguiente vez que tuvo un día malo en el trabajo, en lugar de hacer lo de siempre, es decir, bajar al vestíbulo del edificio directo a la máquina expendedora de pastelitos y zamparse tres porciones de galleta de chocolate con un café grande con nata y azúcar extra, permaneció con la frustración. No le fue fácil, pero se sentó con ella y no huyó de los pinchazos que la ansiedad le producía en el pecho. De repente se dio cuenta de que esos días horrorosos del trabajo en realidad eran el producto de hallarse en una posición equivocada en su propia vida. No estaba viviendo desde su luz interior. No estaba siendo fiel a lo que su corazón albergaba; al contrario, estaba abordando su propia situación dando rodeos. Vio de qué forma se había estado aislando ante numerosas posibilidades, apresurándose a anestesiar su propia inquietud. Esa decisión de permanecer centrado y dejar que sus sentimientos se abriesen paso hasta la superficie le permitió contemplar opciones en donde antes sólo había una urgencia por comer. En su propio dolor se encontraba el mensaje necesario para transformar su vida.

La curación se presenta en esos instantes en los que observas tu propia mente, tus antojos, tus excusas acerca de comer en ese momento, y estás dispuesto a dejar que surja la verdadera causa. Al ser consciente, cortas el patrón negativo y comienzas a crear una nueva disposición. Recuerda, hay dos maneras de curar cualquier tipo de dolor o ansiedad: o sigues un camino negativo dictado por el ego, dándote caprichos de comida, bebida o tabaco como escapatoria, lo cual te reduce a un estado de dependencia total; o puedes plantar cara a la verdad, admitir tus errores, encajar los golpes, entristecerte, llorar... dejar que salga lo que tenga que salir y luego soltarlo; eso conduce a la auténtica curación. La elección es siempre tuya.

Al igual que cuando en la esterilla de yoga alcanzas tu límite, si en los momentos de ansiedad no huyes ni te abandonas en brazos del pseudoconfort, lo más probable es que se manifiesten viejos dolores, ansiedades y sentimientos de culpabilidad que podrás solucionar y dejar partir. Esos momentos abren una puerta en tu mente que te permitirá aprender más sobre ti mismo. Permanecer con la inquietud te dará la posibilidad de tener introspecciones acerca de cómo has utilizado la comida como una droga para aliviar tus sentimientos negativos. Al sentir lo que en ese preciso instante está ahí, no sólo curas tu relación con la comida, sino que también abres una puerta para curar la causa que subyace a dicho síntoma.

La dieta y los principios expuestos en este capítulo son herramientas para una pérdida permanente de peso, pero en última instancia, la transformación será el resultado de dejar de luchar y de una entrega profunda a la verdad que liberará tu relación con la comida. Nuestra relación con la comida se cura cuando se curan nuestras heridas emocionales, nuestro estilo de vida destructivo y nuestras hiperreacciones ante el estrés cotidiano: todo ello se ilumina en cuanto nos comprometemos a seguir un camino verdadero.

La limpieza de tu yo interno

La piedra angular de la Dieta de Limpieza es la palabra *limpiar*. Todo el programa de transformación de vida del presente libro se basa en ir quitando las capas y los bloqueos que te retienen, empezando por los corporales. Y si estás haciendo limpieza ge-

neral en tu cuerpo, lo lógico será comenzar por lo que introduces en él, ¿no? La Dieta de Limpieza pretende transformar la relación que mantienes con la comida cada día de tu vida.

Todo lo que ingieres es o bien alimento que te sostiene y energetiza, o bien un lastre que te atasca y te agota. En la Dieta de Limpieza se trata de comer limpio, es decir, introducir en el cuerpo comida que te alimente, que te reponga y que te limpie en lugar de contaminarte. En realidad, no es más complicado que eso. La simplicidad de dicho proceso hará que le encuentres un profundo sentido, de manera que tu cuerpo te lo recompensará de innumerables formas. De entrada, empezarás a «limpiar la casa» y a desprenderte de incluso el menor cúmulo de toxinas, material de deshecho y residuos metabólicos almacenados en los tejidos y que están flotando en tu corriente sanguínea; así comenzarás a experimentar una pérdida de peso físico y emocional que dará paso a una nueva claridad y vitalidad. Por mucho que cueste reequilibrar tu cuerpo y traerlo de vuelta a su estado ideal y más auténtico, la Dieta de Limpieza lo logrará. Los cambios, además, se producirán con más celeridad y facilidad de lo que creías posible.

Si la comparamos con lo que vulgarmente se entiende por «dieta», la Dieta de Limpieza no es una dieta. Se basa en unos principios orientativos universales, los cuales son atemporales. Por definición, universal significa aplicable a cualquier situación relacionada con la comida. No hay recetas, no hay regímenes estrictos como camisas de fuerza, no hay restricciones en cuanto a cantidades, no hay menús que haya que seguir a rajatabla. No hay ni obligaciones ni prohibiciones tajantes. No se centra en la restricción de calorías, de grasas o de hidratos de carbono. No hay códigos de colores, pastillas, batidos o pociones. De hecho, llamar «dieta» a la Dieta de Limpieza, tal como se suele utilizar el término, resulta un poco confuso porque es muchísimo más que eso: es una manera de vivir centrada y basada en principios. De hecho, la palabra *dieta* viene de *diaita*, «manera de vivir». La Dieta de Limpieza no es un elemento aislado, sino una parte integrante de todo tu Viaje hacia el Poder.

La Dieta de Limpieza consta de dos partes: los Principios Orientativos y la Limpieza Desintoxicante. Los Principios Orientativos son como el verdadero norte en la brújula, siempre te sitúan en la dirección correcta, con lo cual sabrás intuitivamente lo que es positivo para ti y lo que no. Te alinean con las leyes de la naturaleza. Se fundamentan en principios y verdades psicológicas que te conducen hasta tu propio sentido innato de cómo nutrir el cuerpo. Esos principios son tan naturales y potentes que incorporarlos a tu organismo –y a tu vida– hará que toda tu relación con los alimentos y con el comer a todas horas cambie.

Un elemento de gran eficacia de este programa es lo que llamamos una Limpieza Desintoxicante, el proceso de desintoxicación de siete días que seguimos en mis campamentos. Se basa en la idea de que si dejas en suspenso tus costumbres respecto a la comida y conscientemente te centras en comer para efectuar una limpieza en profundidad, se puede producir una curación y una purificación natural y espontánea. La Limpieza Desintoxicante te brinda la oportunidad de detener el ciclo de malos hábitos alimenticios y de devolver el cuerpo a su estado normal de equilibrio y energía. Básicamente, consiste en borrar la pizarra.

Los Principios Orientativos aparecen en primer lugar para que comprendas el 80 % psicológico de este proceso. La Dieta Desintoxicante impulsará el proceso global, pero en último término los Principios Orientativos son más importantes, porque constituyen las filosofías y las prácticas que iluminarán tu camino, te darán poder y te permitirán adoptar unos ritmos diarios de comida que te resulten auténticos y naturales.

Yo he sido testigo de cómo los Principios de la Dieta de Limpieza han afectado a miles de alumnos. Cuando llegan a los campamentos, lo hacen fatigados, con el espíritu pesado y perezosos, aplastados bajo el peso de su estrés y de sus quilos de más. Pero siete días de una práctica de yoga intensa y potente y de «comer limpio», ayudan a que su aparato digestivo, exhausto y atiborrado, se sienta más descansado. Como resultado, parten más ligeros, más limpios y más claros. Disponen de mucha más energía y se van con una perspectiva totalmente nueva sobre los alimentos y sobre cómo comer. Muchos se quedan tan asombrados ante los efectos de los Principios de la Dieta de Limpieza que no vuelven a los hábitos alimenticios insanos que traían consigo la noche de su llegada. No tienen que obligarse a base de fuerza de voluntad a no consumir azúcar; su cuerpo automáticamente ansía otras alternativas más sanas. Muchos de ellos dejan de estar dominados por el hábito de la cafeína o por el dragón de la nicotina y así se liberan de años de dolores de cabeza, problemas digestivos y otros peligros crónicos para la salud. Se agudiza su apetito por la fruta fresca y revitalizante, y sus ansias de carne roja y de productos lácteos pesados se volatilizan sin esfuerzo. Habiendo experimentado lo mucho que les puede ayudar ese nivel de desintoxicación, escogen espontáneamente integrar en su vida los Principios de la Dieta de Limpieza.

No hace mucho, en una de las primeras veladas de un campamento, me dirigí a un participante que paseaba por la playa. Había algo en él que me resultaba familiar, pero no podía relacionar su cara con nada conocido. Estaba claro que él me conocía. Me saludó afectuosamente, se rió y dijo:

–No me reconoces, ¿verdad?

–Lo siento –repuse–. Tu cara me suena, pero...

–Perfecto –dijo sonriendo–. De hecho, me encanta. La última vez que nos vimos fue hace cuatro meses aquí, en tu último campamento. Desde entonces he perdido trece quilos y medio.

Con esa información lo reconocí. Casi no daba crédito a la transformación que se había producido en él. La última vez que lo vi estaba hinchado y gordo, con una palidez enfermiza, y ahí estaba: delgado, en forma, casi radiante. ¡Y sólo era el primer día del campamento! Me contó que había continuado con la práctica diaria de Power Yoga, meditación y con la Dieta de Limpieza desde su regreso a Arizona, a casa, y que el sobrepeso simplemente se había volatilizado como si en realidad nunca hubiese sido algo suyo. Recordé que en campamento anterior nos había explicado que durante el año anterior había adquirido unos hábitos desastrosos debido al estrés (pizza y cerveza varias veces a la semana, cenas frías y tentempiés industriales, cigarrillos). Era fantástico ver en él una libertad y una ligereza que nunca habían estado presentes con anterioridad.

Sin lugar a dudas, los resultados externos de comer más limpio son fantásticos; pero no son la única gratificación. La transformación es mucho más profunda, y por ello los resultados perduran. Los Principios de la Dieta de Limpieza se centran en *soltar* la mochila de la vida: se trata de limpiarse de dentro hacia fuera, comenzando a nivel celular y luego elevando el listón de nuestra actitud emocional y espiritual. No sólo te sentirás mejor; *estarás* mejor.

A continuación, te muestro algunos de los resultados que cabe esperar de la Dieta de Limpieza:

Los residuos tóxicos que bloquean tu flujo natural de energía se disolverán.

Te vas a desprender de la grasa, celulitis, quilos y centímetros no deseados, si eso es lo que tiene que suceder.

Vas a ganar peso saludablemente, si eso es lo que necesitas.

Tu cuerpo recobrará su auténtica estatura.

Tu piel resplandecerá.

Los dolores de estómago y los problemas intestinales desaparecerán.

Tu aliento será limpio y agradable.

Los problemas de olor corporal, estreñimiento y cansancio general desaparecen.

Dispondrás de una energía y una vitalidad renovadas.

Tus emociones y humores se estabilizarán.

Ya no sufrirás esos bajones de media tarde en que te vas en busca de un café o de algo dulce para aguantar.

Te sentirás psicológicamente potente, pues habrás pasado a controlar tus hábitos alimenticios.

¿Por qué no crear la oportunidad para que estos Principios de la Dieta de Limpieza vuelvan a demostrar una vez más lo potentes que son, pero ahora en tu vida? ¿Qué tienes que perder, a parte de un exceso de grasas, malas costumbres relativas a la comida y mala salud? Tanto si deseas perder peso, como ganar peso o disfrutar de una salud inmejorable, te debes a ti mismo el aprender a comer conscientemente. Y lo que digo siempre: si ahora no, entonces ¿cuándo?

Principios Orientativos de la Dieta de Limpieza

Existen numerosas leyes naturales sobre la comida y cómo comer. Lo que yo he hecho aquí es extraer las más importantes. Es más que probable que ya lleves años bajo un bombardeo de complicados consejos sobre la dieta. Desde luego, eso no es lo que pretendemos aquí. Buscamos lo sencillo, reducirlo a lo básico y aprender a comer conforme a la sabiduría natural que ya está en nuestro código genético.

Tampoco es imprescindible incorporar todas las leyes a la vez. Tómatelo con calma. Experimenta, tenlas presentes y vete incorporándolas a tu vida diaria de forma que te funcionen. Según vayas quitando capas, las leyes te irán abriendo la puerta para liberarte de los hábitos de comida negativos que ahora te esclavizan. Al final tendrás el poder, porque te habrás liberado de los sentimientos de culpa, vergüenza o remordimientos respecto a tu cuerpo y a cómo lo tratas. Vas a crear una relación con la comida, con la manera de comer y con tu propio cuerpo que alimentará tus potenciales más elevados.

Si aplicas los principios con regularidad, el exceso de peso y de equipaje se des-vanecerá. Una vez absorbida la información, dispondrás de unos instrumentos únicos que podrás usar en cuanto notes que hay síntomas no deseados que quieren volver a entrar a hurtadillas.

Principio Orientativo I: conciénciate de tus hábitos alimenticios

Muchos de nosotros estamos inmersos en una confusión respecto a la comida. Cuando se trata de comer, nos alienamos y mecánicamente nos metemos la comida en la boca a paletadas simplemente porque está ahí. ¿Cuántas veces te has zampado un enorme paquete de palomitas con mantequilla en el cine sólo porque lo tienes encima de las rodillas? ¿Alguna vez te has puesto a punto de reventar en un bufete libre y luego (agarrándote las tripas) te has preguntado por qué? ¿O te has sorprendido a ti mismo ante la puerta abierta de la nevera buscando como sin querer cualquier cosa para calmar un hambre muy inconcreta? Ponemos el piloto automático, completamente insensibles a lo que nos estamos haciendo a nosotros mismos.

La triste verdad es que la mayor parte de la gente cuida mejor de su coche que de su cuerpo. Si se demostrara que fumar en el coche produce una corrosión instantánea en el motor, casi todos los fumadores se abstendrían de fumar en el vehículo. Ningún conductor echa Coca-Cola en el depósito, ni mete un bistec grasiento en el carburador, ni inunda el radiador con un *banana split*. Nunca dañarían de tal manera sus preciosas máquinas. Al contrario, sólo utilizan combustible de la mejor calidad, cambian el aceite regularmente y lo llevan a hacerle una puesta a punto cada vez que toca, como un reloj. Y sin embargo, ¡esas mismas personas van con sus preciosos coches a los restaurantes de comida rápida, sección auto, y causan estragos en su máquina física!

Comer es un acto de comunión con las fuerzas vivientes de la naturaleza; es cuando absorbemos el poder de la Madre Naturaleza en nuestro cuerpo y espíritu con la intención de nutrirnos. Desgraciadamente, debido a nuestras actitudes y a las costumbres que hemos aprendido sobre la comida, con frecuencia ya damos por sentado que es así y nos olvidamos de que la comida es un regalo precioso. Lo que yo he aprendido es que cuando nos olvidamos de que la comida es un regalo, se convierte en una tirana y en una traidora. Nos volvemos inconscientes respecto a ella y dejamos de prestar atención al potente efecto que nos causa. Según sean nuestras actitudes y conciencia con respecto a ella, la comida es una amiga que nos apoya a todos los niveles, o un demonio que provoca estragos en nuestro cuerpo y en nuestra vida.

Sé por experiencia lo fácil que es ser inconsciente respecto a lo que comemos. Siempre he vivido según esos Principios de la Dieta de Limpieza, que ya formaron parte de mi educación. Habiendo crecido en California en los sesenta y setenta, recibí una gran influencia de mi entorno: el bullicioso centro de yoga de mis padres, el restaurante de comida sana, los retiros de meditación y salud... Eso era todo lo que yo conocía. Era como una segunda naturaleza; por eso me fue fácil seguir respetando esos mismos principios ya en la vida adulta.

Pero en 1995 me metí en un ambiente totalmente distinto. Me trasladé del «orgánico» Los Angeles a la «capital mundial del solomillo al queso», Philadelphia. Me convertí en el especialista de alto rendimiento de los NFL Philadelphia Eagles y empecé a comer lo que ellos comían desde siempre: una dieta repleta de grasas, carnes, lácteos, aderezos químicamente potenciados, soda, bebidas deportivas, etc. Como os podréis imaginar, entre aquella comida y el agitado programa del deporte profesional, no tardé nada en engordar ¡nueve quilos!

Mi trabajo con los Eagles consistía en lograr que rindiesen al máximo. Así pues, y tras ver lo que la comida les estaba haciendo a ellos –¡y a mí!–, una de las primeras tareas que me impuse al entrar en el equipo fue modificar su dieta. Por primera vez, los Eagles se dejaban de fritos y sustituían las carnes grasientas por proteínas procedentes de carne magra. Asimismo, se suprimía el azúcar refinado y los dulces. Puedo atestiguar que fue así en cada una de las tres ocasiones diarias en que nos sentábamos todos juntos a comer. Ese fue el año en que entraron en los *play-off* (la temporada 95-96).

¿Quién puede decir hasta qué punto la dieta de limpieza influyó en su rendimiento? Yo no me quiero atribuir su éxito, pero vi surgir la magia en el cuerpo y en la vida de aquellos atletas de élite. Muchos perdieron la grasa sobrante reemplazándola por abultado músculo metabólicamente activo. La mayoría dijeron haber notado un aumento de energía y vitalidad y una disminución de dolores, molestias y tirantez articular. Como mínimo, mis años de experiencia en el deporte profesional fueron un testimonio más y la confirmación del poder de esos principios yóguicos cuando se aplican en serio.

Sólo existe una salida de la confusión que rodea a la comida: ser consciente de tu relación con ella. Desde luego, crear una conexión entre el cerebro y lo que se come requiere un poco de práctica, pero justamente ahí es donde la conciencia adquirida en la esterilla puede ser de ayuda. Recuerda lo que es el yoga: la ciencia de optimizar, refinar y mejorar tus relaciones con todo lo que es relevante para estar vivo y alcanzar los potenciales y propósitos más elevados. Si consideramos que la comida es uno de los elementos fundamentales de la vida, nos daremos cuenta de lo vital que resulta prestar atención a nuestra relación con ella, ya que puede amargarte o refinar tu existencia en la tierra. ¡La comida tiene *mucha fuerza*!

Dos de las verdades fundamentales del yoga son la conciencia y la intención. Y difícilmente hallarás una ocasión en que sean tan importantes como al comer. ¿Seguirías engullendo alimentos insanos o trozos gigantescos si fueras realmente consciente de lo que estás haciendo? Hay muchas maneras de poner más conciencia en cada comida o tentempié. A continuación encontrarás una lista de herramientas y preguntas que te harán ser más consciente en cada bocado. Si realmente deseas hallar la paz en tus relaciones con la comida, ¡ser consciente es un deber!

Antes de comer nada, plantéate siempre la siguiente pregunta: ¿Voy a comer para escaparme o para llegar a un estado de excelencia? ¿Estoy alimentando mi ego (para negar sentimientos y volverme insensible) o estoy alimentando mi cuerpo? ¿Como porque tengo hambre o para ocultar un vacío más hondo?

Guarda unos instantes de silencio y da gracias por la comida. El agradecimiento es un acto muy espiritual que cambiará en gran medida tu relación con la comida. Date cuenta de que la comida posee el poder de alimentar tanto tu espíritu como tu cuerpo y de que inspira agradecimiento por ese regalo. Es imposible sentir gratitud y ser inconsciente a la vez.

Escucha las señales del cuerpo. ¿Te das cuenta de cuando el cuerpo te dice «basta»? Descubrir y seguir las pistas del cuerpo es la llave maestra para aprender a comer con conciencia.

Sé consciente de los caprichos no saludables. Comprométete a observar una pausa entre tener un capricho y automáticamente concedértelo. Pregúntate de dónde sale. Pregúntate si de verdad lo necesitas. A menudo, si interrumpes el patrón de comportamiento con algún movimiento, meditación, yoga o con un paseo, puedes cambiar y prescindir del capricho o de la necesidad.

Intenta preparar la comida con una conciencia total. ¿Estás absolutamente presente y consciente mientras pelas, cortas, mezclas y cocinas? ¿Te das cuenta de verdad de los colores, las texturas y los sabores? Ser consciente de lo que rodea a la comida, como la preparación, es una poderosa fuerza para transformar tu actitud respecto a ella.

Sé consciente del ambiente en el que comes. ¿Comes de prisa, mientras trabajas o miras la televisión? ¿O dedicas un tiempo para sentarte y relajarte mientras comes? ¿Qué efecto provoca cada una de estas situaciones en tu digestión? El comer mientras estás tenso, preocupado o nervioso tiende a provocar síntomas negativos en el tracto intestinal. Comer en un ambiente tranquilo y sosegado, sin embargo, conlleva un tono relajado que favorece una digestión sana.

Sé consciente de lo que le añades a la comida (el aliño de la ensalada, el azúcar del café, la mantequilla del pan). Son elementos que suelen pasar inadvertidos, pero que suman. Una alumna llamada Elena me contó que cuando era niña se dio cuenta de que su padre se ponía unas cucharadas enormes de azúcar blanco en el té de cada día, así que le sugirió que pusiese otra cucharada igual en una tetera cada vez que se tomase un té. ¡Al cabo de una semana se quedó anonadado al ver que el azúcar casi rebosaba de la sopera! Prueba el método de Elena y comprueba cuánto azúcar y grasas añades a tu dieta sin darte cuenta.

¿Después de comer tienes indigestiones, gases, retortijones? ¿Lo relacionarías con los alimentos que tomas o con cómo los combinas? El achacar los problemas estomacales a lo que comes, a cuándo y a cuánto comes, te permitirá empezar a regularlo con más conciencia.

Presta atención a cómo se siente tu cuerpo en los minutos y horas posteriores a la comida. ¿Hay alimentos que te hagan sentir fatigado? ¿Que te hagan sentir ligero? Relaciona las sensaciones corporales con lo que has comido, con la idea de crear esas conexiones de causa y efecto en tu mente. De nuevo, escucha las indicaciones de tu interior.

Sé consciente de lo que comes y de cómo lo comes es la solución mágica para cambiar tus hábitos acerca de la alimentación. Cada bocado que tomas con conciencia provoca otra chispa que ilumina la salida de la confusión que envuelve a la comida.

Principio Orientativo 2: Come intuitivamente

¿Alguna vez has seguido una dieta que estuviese de moda? Di la verdad. ¿Nunca has suprimido todos los hidratos de carbono, incluyendo plátanos y zanahorias, y te has hinchado a tocino y huevos? ¿Nunca te has tomado esos batidos de pseudochocolate que parecen de yeso? ¿Nunca has sustituido una comida por una barrita «dietética»? ¿Nunca has dado crédito a esos anuncios de la televisión que dicen que comiéndote cada día determinado bocadillo de un sitio de comida rápida tendrás una pérdida de peso milagrosa? Si alguna vez has hecho algo de eso, desde luego no eres el único. Los norteamericanos se gastan miles de millones de dólares al año en programas de adelgazamiento. La triste realidad, sin embargo, es que nunca funcionan. ¡Por eso hay uno nuevo cada año! Además, aunque logres perder peso, lo más probable es que lo recuperes en cuanto dejes de seguir el programa.

¿Por qué no hay ninguno que funcione? Es muy sencillo: no son reales. ¡Las dietas son una trampa descomunal! No se basan en alimentar el cuerpo como la naturaleza lo tiene pensado, sino en técnicas que contravienen las necesidades y los procesos que el cuerpo activa de forma sana e instintiva.

Hemos estado soportando el estruendo de las «opiniones de los especialistas» hasta tal punto que nuestra propia voz de sabiduría se ha perdido. Si buscas en fuentes exteriores qué y cómo debes comer, te estarás alimentando según lo que otra persona cree que es bueno para ti. Es evidente que existen ideas básicas y sensatas sobre la nutrición humana y que hay numerosos especialistas que hablan sobre ellas, pero si entras en contacto contigo mismo, comprobarás que ya sabes todo lo que necesitas saber sobre lo que te tienes que meter en el cuerpo y lo que no. En un nivel profundo (quizá tan profundo que aún permanece oculto para la mente consciente), ya sabes lo que tu cuerpo necesita para funcionar a un nivel óptimo. Está en nuestro código genético. No necesitas que nadie te lo diga; lo que necesitas es entrar en contacto contigo mismo y trabajar para escuchar la voz de tu propia intuición. Hay una gran diferencia entre educarse uno mismo respecto a la comida, y escuchar lo que los especialistas tengan que decir, aceptándolo ciegamente sin plantearse si tiene o no sentido para ti.

La clave para sintonizarte con tu intuición acerca de la comida es *comer desde la causa*. ¿Qué quiere decir «comer desde la causa»? Quiere decir que antes de meterte algo en el cuerpo, pares y te hagas una sencilla pregunta: ¿Qué es lo que este alimento *causará* en mí? ¿Me producirá culpabilidad, remordimientos, hinchazón, molestias estomacales, grasas? ¿O me producirá sostén, energía y un estado de ánimo general positivo sobre mi propia capacidad de elección? ¿Te dará vigor o te lo quitará? ¿Te dará una satisfacción temporal (buen sabor) a cambio de unos remordimientos duraderos?

Deteniéndote y planteándote estas preguntas clave crearás un espacio entre el estímulo y la respuesta, lo cual, a su vez, te permitirá una elección más consciente. No te lanzas de cabeza a la satisfacción del capricho. Sientes el capricho, te detienes para preguntarte: «¿Qué me producirá esta comida?», y luego *eliges* si dártelo o no basándote en la respuesta. Ese es el primer paso para aprender a comer conscientemente desde la intuición. Con el tiempo, eso se hará automático y no tendrás por qué sentirte presa de tus caprichos porque fluirás desde un poder inconsciente.

Para intuir *qué* es lo que debes comer, primero tienes que ver qué alimentos te provocan dolor –indigestión, grasa, culpabilidad, náuseas, pesadez– y cuáles te proporcionan auténtico placer –energía, ligereza y sensación de estarte cuidando de manera sana. Desde ahí, encontrarás el flujo creando un equilibrio entre ambos. Si cedes ante los caprichos de alimentos que causan dolor, contrarréstalo con unos días de alimentos que causen placer. Y a la inversa, si has estado comiendo con limpieza durante un buen período, puedes ceder un poco.

Este equilibrio es importante por dos motivos: en primer lugar, por el factor psicológico, ya que, haciéndolo así no te sentirás como si te hubiesen puesto una camisa de fuerza; y en segundo lugar, porque el cuerpo se protege instintivamente acumulando grasas para las épocas de privaciones (recordando nuestros períodos cavernícolas). Si constantemente estás tirando demasiado fuerte de las riendas, el cuerpo recibe la señal y dice: «¡Cuidado! Se acabó la comida... Mejor será almacenar». Sin embargo, si el cuerpo recibe la indicación de que hay suficiente comida, no acumulará grasas. Nada que ver con no comer nunca lo que te guste. Si te encantan los dulces, puedes comer dulces pero de manera equilibrada. No es que lo que comes en cada instante tenga una importancia definitiva. La pregunta clave de verdad es: ¿qué es lo que domina?

Según vaya madurando tu intuición sobre la comida y sobre el efecto que causa en ti, acabarás por encontrar un equilibrio que te funcione. A mí lo que me funciona es comer limpio cinco días por semana y los otros dos relajarme y permitirme algún capricho, si me apetece. Como mi organismo, en general, está bastante limpio, puede manejar bien esos dos días. No me paso de la raya, pues tras tantos años de comer intuitivamente ya no tengo antojos de cosas demasiado tóxicas, pero si de vez en cuando me doy un capricho, tampoco se acabará el mundo. A mis hijos les encantan los helados, y algunos de los momentos más felices de mi vida han sido sentado con ellos a la mesa y poniéndoles helado en la cara, riendo y charlando. La comida puede ser un gran puente de unión entre las personas; y acordarse de disfrutar de ella en torno a una mesa es fundamental para nuestro bienestar mental.

Con respecto al *cuándo* y al *cuánto* tiene que comer el cuerpo, la Madre Naturaleza nos ha proporcionado un mecanismo infalible: ¡el hambre! Decidir si tienes hambre o no, es como decidir si estás enamorado: si no estás seguro, lo más probable es que no.

Fíjate. ¿Tienes hambre por la mañana? ¿El día va mejor si tomas fruta antes del mediodía? ¿Los lácteos te hinchan? ¿Cómo te sientes mejor: comiendo poco varias veces al día o con tres comidas consistentes? Olvídate de las normas que no te funcionen y adopta las que sí. Acuérdate: se trata de un proceso de refinamiento, y tu intuición siempre la acierta. Nunca, nunca se equivoca.

El truco, sin embargo, es no engañarte a ti mismo pensando que lo que deseas que sea verdad lo es. Dicho de otra forma, si tu ego te está diciendo que tu vida va mejor cuando para desayunar te zampas un pedazo enorme de tarta de chocolate, *tienes que* dudar de ello. La clave para discernir si quien habla es tu intuición o tu ego es ver si te sientes en paz con lo que has escogido. Si se trata del ego, es muy posible que te sientas a la defensiva, como si tuvieses que justificar de alguna manera tu elección. Si te sientes a la defensiva respecto a un tema de comida, pregúntate qué parte de ti es la que está eligiendo. Cuando la elección es la correcta, te sientes en paz contigo mismo sin ningún género de dudas.

Principio Orientativo 3: Descubre los alimentos ricos en agua y por qué tu cuerpo los necesita

El agua es el limpiador de la naturaleza. Beber agua pura es perfecto. Tendrías que beber mucha. Aquí, sin embargo, me refiero al contenido en agua de lo que comes. El agua por sí misma ni alimenta al cuerpo ni suprime los efectos de una dieta empalagosa y viscosa. El objetivo es maximizar nuestra energía, limpiar el tracto gastrointestinal para que todo circule bien y ayudar a mantenernos lo más limpios posible por dentro.

Una dieta rica en agua es más fácil de asimilar por nuestro sistema digestivo porque los alimentos que contienen mucha se digieren con un gasto energético mucho menor que los alimentos ricos en grasas. La digestión es una especie de desagüe de energía para el cuerpo, y cuando el cuerpo no tiene que mantener esos quemadores digestivos a pleno rendimiento, se experimenta un incremento inmediato de energía. Cualquiera que se haya pasado un día esquiando sabe a lo que me refiero. En la primera mitad de la jornada te sientes muy bien y, si vas bien abrigado, te mantienes caliente. Luego viene la comida, que en el mundo del esquí suele consistir en una inmensa fuente de carne con chiles o una sopa de pescado con crema de leche; luego, cuando vuelves a las pistas, todo te cuesta un poco más. Incluso tienes más frío, porque el cuerpo está usando toda su energía para digerir esa comida tan pesada y poco le queda para mantenernos calientes o ágiles y atléticos.

Así pues, la pregunta es: ¿cuáles son los alimentos ricos en agua? La fruta y las verduras frescas y los zumos *recién exprimidos* contienen una gran proporción de agua y la mayor parte de elementos nutritivos de valor que nuestro organismo necesita.

El agua de la fruta y la verdura fresca posee una cualidad especial. A diferencia del agua normal de beber, el agua de los alimentos vivos contiene enzimas y nutrientes que se absorben en los intestinos para que el cuerpo los utilice. El beneficio doble, pues, consiste en que esa agua rica en nutrientes maximiza la vitalidad del entorno celular para que los residuos metabólicos se arrastren, y al mismo tiempo rellena y enriquece todas y cada una de las células.

De todos los alimentos, la fruta es el más cercano a la naturaleza: se compone de agua en su mayor parte y consume muy poca energía para su digestión. Comer sólo fruta limpia el cuerpo. Una vez al mes, me tomo un día de descanso y únicamente como fruta. Esto lo empecé a hacer veinte años atrás y estoy convencido de que ha contribuido en buena medida a mi salud, energía y vitalidad. Cuando en los campamentos pongo a todo el mundo a fruta durante tres días, ¡el nivel de energía y jovialidad asciende hasta el tejado!

Una alumna, Carmen, estaba bastante alarmada ante la perspectiva de tres días comiendo sólo fruta. Le preocupaba la idea de pasar hambre y de sentirse débil y necesitada sin proteínas. Pero lo hizo y la última noche, cuando todo el mundo estaba compartiendo sus experiencias, se puso de pie y nos mostró que sus vaqueros le iban unos centímetros más holgados.

«Cuando empezó la semana», dijo, «apenas me los podía abrochar. Todos sabéis lo aterrorizada que estaba pensando en comer sólo fruta durante tres días, pero lo increíble es lo fuerte que me encuentro. Es muy raro. El primer día sólo pensaba en hamburguesas con queso, pero ahora no quiero ni verlas si eso significa seguir sintiéndome así.»

Lo que Carmen descubrió es lo mismo que tú experimentarás cuando sustituyas conscientemente todos esos alimentos pesados y repletos de carbohidratos y de grasas por alimentos ricos en agua: una energía ilimitada, menos antojos poco sanos y un incremento general de vitalidad. Para lograr esos resultados no hay que hacer un ayuno total a base de fruta, porque incluso el menor cambio hacia el consumo de alimentos ricos en agua supone una diferencia.

Si te apetece empezar a notar los beneficios de una limpieza de fruta, puedes empezar por tomar únicamente fruta fresca por las mañanas. Verás que funciona como una especie de solvente, como un enjuague interno a base de agua. También verás que enciende el fuego metabólico sin atascar el organismo. Recuerda, la noche es un descanso para el tracto digestivo, por lo tanto, lo mejor es que rompas ese ayuno (des-ayuno) con alimentos que den inicio a la jornada de la manera más limpia posible. Empieza a apartarte de los huevos, las féculas, los cereales tratados, el beicon, los bollos azucarados y otras cosas con las que lastras el cuerpo cuando comienza el día y te garantizo que sentirás una energía y una vitalidad renovadas.

De hoy en adelante, comprométete a sustituir aquellos alimentos que provocan somnolencia, cansancio y lentitud por los que te nutren, te limpian y eliminan los residuos que bloquean tu energía. Antes de llevarte cualquier cosa a la boca, pregúntate: ¿Me hará sentir más ligero o más pesado? ¿Me limpiará o me taponará?

Principio Orientativo 4: Entérate de por qué el intentar engañar a la Madre Naturaleza te convertirá en un tonto más gordo

El principio más básico de todos es, sencillamente, volver a la naturaleza y a sus alimentos revitalizantes. En la actualidad, las personas conscientes de su salud y con fobia a la obesidad de los Estados Unidos se están gastando millones de dólares en alimentos de régimen superprocesados, refinados, conservados y alterados. Los Estados Unidos parecen estar obsesionados por seguir una dieta baja o carente de grasas y, sin embargo, el país está más gordo y enfermo que nunca. ¿Por qué? Porque los alimentos bajos en calorías que escogemos son bajos en calorías mediante un proceso artificial; básicamente son falsos alimentos. Están fabricados a base de química y aditivos: sustancias que envenenan el cuerpo, el cual no es capaz ni de usarlas ni de asimilarlas adecuadamente. El cuerpo humano no fue creado para metabolizar la comida artificial. Ingerir grasas hidrogenadas o químicamente alteradas de mil maneras elimina la función propia de la naturaleza y obliga al metabolismo y al proceso digestivo a sufrir un esfuerzo terrible. Comer artificialmente significa comer barro. Comer barro quita energía, con lo cual te vas a mover menos, vas a digerir menos y vas a eliminar menos; y no moverse ni respirar te intoxica, te hace infeliz, te engorda y te sume en la depresión.

Me acuerdo de que, cuando vivía en Los Angeles, veía a mucha gente tomando copas o cucuruchos gigantes de yogur helado sin calorías. La mayor parte de ellas tenían sobrepeso y estaba claro que lo consumían con la idea de que si algo es bajo en calorías, es que es bueno para la salud o que se puede comer tanto como se desee sin tenerse que preocupar por los posibles efectos negativos. ¡Pues es exactamente lo contrario! La gente se mete paquetes enteros de galletas bajas en calorías –carbohidratos vacíos que se convierten en grasa en el organismo–, pensando que le están haciendo un favor al cuerpo, cuando en realidad lo que le están haciendo es sobrecargarlo con más basura artificial que generará grasas y empeorará su salud.

Los alimentos a los que les han extraído las grasas (es decir, que les han quitado algo, cambiando así lo que la naturaleza había dispuesto) son lo más distante de los alimentos integrales. ¡Comer alimentos muertos, tratados, llenos de aditivos, de conservantes, significa escoger vivir en un cuerpo sin vida, tratado, lleno de aditivos y de conservantes! Recuerda un cadáver tratado, ¿no? ¿No sería más lógico comer alimentos vivos, integrales y ricos en nutrientes?

¿Por qué suponemos que podemos mejorar los alimentos respecto a cómo brotan de la tierra? La Madre Naturaleza ya sabía lo que hacía cuando creó nuestras formas originales de sustento. Comer alimentos orgánicos y completos, lo más parecidos posible a como se dan en la naturaleza, significa mantenerse en línea con el poder y la fuerza de la naturaleza. Lo que necesita cualquier criatura son alimentos vivos. ¿Qué sucedería si alimentásemos un caballo con paja cocida o caramelizada? ¿O a un oso koala con *strudels* de eucalipto?

Adopta como enfoque de tu nueva vida respecto a la dieta la supresión de falsos alimentos y química, y notarás la diferencia inmediatamente. El estado de salud natural es precisamente eso: natural. Elimina los conservantes, los aditivos, los colorantes artificiales, los tintes. Ahí se incluye el glutamato monosódico, los azúcares extra, los almíbares, los edulcorantes artificiales, los nitratos/nitritos, la olestra y otras falsas grasas, los aromatizantes y saborizantes artificiales, etcétera. Si eliminas todas esas falsas sustancias de lo que comes, perderás centímetros, somnolencia e impedirás la aparición de enfermedades o harás que remitan. Vas a añadir años a tu vida y vida a tus años.

Te propongo algunas ideas sobre cómo irte acercando a la comida limpia mientras te distancias de los contaminantes:

Compra marcas de alimentos biológicos (sin química). Recuerda que la química en la comida es química que va a parar al cuerpo. La tienda de comida sana de tu barrio es el mejor lugar para encontrar alternativas sabrosas y sin química.

Toma alimentos con el menor número de ingredientes posible. *¡Lee las etiquetas!* Abandona lo que yo llamo «muerte blanca»: harina blanca y azúcar blanco. En su lugar elige harina integral y alimentos endulzados con edulcorantes naturales.

Utiliza aderezos, condimentos y aliños frescos y naturales (por ejemplo, ajo, albahaca, cebolla, orégano, comino, canela, mostaza y ketchup naturales, etc.).

Escoge alimentos en estado natural. Es decir, evita alimentos empaquetados, enlatados o preparados.

En pocas palabras, vete acercando a unas opciones de alimentos que sean mejores, más limpios y más naturales, y decide cuál es el mejor camino para ti para lograrlo. Por ejemplo, quizá no desees dejar la mantequilla u otros lácteos. Pero por lo menos empieza a comprarlos en su versión biológica. A mi hijo y a mí nos encantan las salchichas, o sea que he optado por comprar salchichas biológicas de pavo de granja en vez de las de cerdo, que están hinchadas de nitritos y nitratos. A mi hijo mayor le chifla la pizza, pero es vegetariano y no come queso, o sea que en las fiestas de cumpleaños él mismo se lo quita, o bien encargamos pizzas sin queso, sólo los ingredientes y la salsa. Yo creo que para que una «tradición» dure y llegue a ser parte de nosotros, tenemos que tener libertad de decidir qué es lo que nos va bien y de qué manera.

Antes de llevarte algo a la boca, pregúntate: ¿Cuán cercano a la tierra está este alimento que me voy a comer? ¿Es completo o está procesado? ¿Es auténtico o falso?

Principio Orientativo 5: Aprende a vivir hasta los cien comiendo menos

Andrea se dedicaba en serio a la halterofilia antes de acudir a mi campamento. Todo lo que había leído hasta entonces indicaba que las dietas ricas en proteínas eran la mejor manera de aumentar la masa muscular, con lo cual en cada comida ingería una buena cantidad de ellas. Empezaba el día con una tortilla hecha con ocho claras de huevo y seguía con cinco comidas más en el transcurso del día, convencida de que necesitaba un aporte extra de alimento para mantener su energía. Cuando se enteró de que íbamos a hacer una semana de Limpieza de Desintoxicación, se mostró escéptica pero dispuesta a intentarlo.

Esta es la descripción de su experiencia:

«Primer día del campamento. ¡Estaba segura de que me iba a morir de hambre! Me llené hasta el borde dos o tres platos de ensalada y fruta. Me miraban como si fuese un bicho raro, pero es que estaba convencida de que tenía que comer algo extra para mantener mi energía durante todo aquel yoga. Según transcurría la semana, me fui llenando de comida sana y fruta y empecé a ver que no necesitaba comer tanto. Cuando dio comienzo el ayuno de tres días consumiendo sólo frutas (en medio de la semana) ya estaba comiendo la mitad que al principio. El proceso de desintoxicación me resultó sorprendente, casi indescriptible. De hecho empecé a ser capaz de apreciar lo buenos que eran aquellos sencillos alimentos. Limpios y deliciosos. Empecé a entender que sólo necesitaba comer cantidades pequeñas para llenarme y disponer de toneladas de energía. El campamento cambió mi manera de comer, y mi vida, para siempre.»

Formamos parte de una cultura de glotones, educados por admoniciones del estilo: «La comida no se tira» y «Acábate el plato». No nos atiborramos por temor a que mañana no haya qué comer. Nos atiborramos porque es lo que nos han enseñado que hay que hacer o, cuando es por causas emocionales, para insensibilizarnos.

Los especialistas en enfermedades cardiovasculares consideran que al menos una cuarta parte de toda la problemática de las enfermedades coronarias se puede achacar al exceso de comida, lo cual obliga al corazón a realizar esfuerzos superiores a los saludables y a envejecer antes de tiempo. Los científicos que han estudiado cómo viven los centenarios atribuyen su dilatada vida a unas costumbres austeras en el comer. «Comer poco» es un elemento común a casi todos ellos. Y como no agotan su cuerpo ni su sistema digestivo, sencillamente duran más. Ya lo dijo Benjamin Franklin cientos de años atrás: «Para alargar la vida, reduce las comidas».

Si te gusta comer mucho, come menos en cada comida y a la larga acabarás comiendo más. ¿Cómo es eso? Pues porque vivirás más, y cuanto más vivas, más comida llegarás a ingerir. Un octogenario que goce de buena salud llega a comer mucho más que quien fallece a los sesenta de enfermedad coronaria producida por su obesidad.

Come menos de lo que crees que necesitas y, como Andrea, te quedarás asombrado de todo lo que te estabas embutiendo en el cuerpo sin necesitarlo. Identifica la auténtica sensación de hambre y presta atención al momento en que alcanzas el punto en que ya no tienes hambre (en lugar de llegarte a sentir lleno). Eso no significa saltarte comidas, sino comer menos en cada una. Ir comiendo menos a lo largo del día es como ir añadiendo leña menuda: mantiene prendido el fuego digestivo. Las comilonas son como los troncos grandes que consumen toda la llama y la reducen a humo de brasas.

Yo tomo cinco o seis comidas discretas a lo largo del día, y por lo menos una o dos las hago con la licuadora. La fruta y los batidos de proteínas en polvo (me gusta el suero de proteínas) son una gran fuente de energía sin ser un peso para el aparato digestivo. Tienes que experimentar por ti mismo para ver con qué frecuencia y qué cantidad necesitas comer.

Comer menos no quiere decir necesariamente ayunar. Hay personas que defienden la práctica del ayuno, y si esto te atrae, desde luego busca la manera de hacerlo de manera sana y pruébalo. Creo que si vives tu vida con limpieza, no tienes por qué hacer ayuno. Cuando era más joven ayunaba todos los lunes. Ahora ya no. El ayuno puede provocar que el sistema nervioso se sienta poco sólido y un poco desnudo. Cuando ayunaba era joven y tenía menos responsabilidades. Ahora creo que cuantas más presiones recibes en tu vida y más tiempo pasas en un entorno urbano, más enraizado necesitas que se sienta tu sistema nervioso.

Al comer menos y más limpio, tu práctica de yoga progresará rápidamente puesto que eliminarás mejor, pesarás menos y, en general, tendrás más energía en lugar de desperdiciar tu fuerza interior con un exceso de comida. Tu vida se cargará de una energía totalmente nueva en la esterilla y fuera de ella.

La limpieza desintoxicante

¿Por qué desintoxicarse?

La toxicidad del cuerpo es la causa fundamental de numerosas enfermedades que afligen a los seres humanos. No importa lo sano que pretendas ser, no importa las medidas que adoptes para conservar la salud, si tu nivel de toxicidad va en aumento, tarde o temprano te pasará cuentas. Los síntomas se irán acumulando y los años de comer mal, junto con otros hábitos negativos, paulatinamente irán minando tu vitalidad, tus defensas y tu energía.

Existe un experimento que demuestra que si tiras una rana en un recipiente de agua hirviendo, saltará afuera y se salvará.

Pero si metes una rana en una olla de agua fría y la vas calentando poco a poco hasta llegar al punto de ebullición, la rana no lo notará y morirá hervida. Es macabro pero cierto. Nosotros somos como esas ranas: vamos incrementando el calor en nosotros mismos pero no nos damos cuenta, porque hemos crecido acostumbrados a la temperatura. Estamos tan hechos a lo que sentimos, incluso cuando estamos depresivos, que ni nos acordamos de que la vitalidad también es una opción.

Tu cuerpo se encuentra siempre en estado de cambio, como un río. No te puedes meter dos veces en el mismo río, pues la corriente siempre fluye y el agua que estaba aquí hace un momento ya se fue río abajo al momento siguiente. La situación y el nombre del río pueden seguir siendo los mismos, pero su realidad ha cambiado. Tu cuerpo es un campo de energía activado: cada día aparecen nueva células que lo reconstruyen y lo renuevan sustituyendo a las viejas. Puede que parezca el mismo, pero está sumido en un estado de cambio constante. La desintoxicación es una manera de dirigir ese proceso de cambio hacia un destino más luminoso.

El mecanismo es bastante sencillo. Una vez has eliminado la entrada de la basura de tu organismo, dejas de desearla. Ves los resultados –los sientes– de inmediato y experimentas una ligereza como nunca antes. Has abierto el ciclo inconsciente de capricho/satisfacción del capricho y le has permitido a tu organismo que empiece a decidir lo que tu cuerpo necesita de verdad en vez de lo que tu ego la logrado hacerte creer fraudulentamente que necesitabas. No te prometo que una vez que hayas desintoxicado tu organismo nunca más te vaya a apetecer un poco de chocolate, ni tampoco te estoy amenazando con no poderlo comer nunca más. No se trata de privarse de nada, sino de encontrar el equilibrio. (Pero me sorprendería mucho que tus viejos antojos conservasen el mismo atractivo.) Sabrás mejor cuáles son tus necesidades y podrás empezar a comer desde tu capacidad de elección y no desde la sensación de hallarte inerme para luchar contra tus propios caprichos.

El paso de comer inconscientemente a comer conscientemente es una transición significativa; lo más probable es que haya reacciones físicas. Si estás acostumbrado a las grandes comilonas, quizá te sientas un poco mareado al principio cuando tu energía se libere del peso de las digestiones agotadoras. Si estás acostumbrado a un tipo de energía superficial, como la de la cafeína o el azúcar refinado, te darás cuenta de lo fatigado que estás y de los muchos cuidados que tu cuerpo necesita. Puedes experimentar mal aliento, irritabilidad, etc., mientras la toxicidad recorre tu cuerpo. Son síntomas totalmente normales, o sea que si aparecen *¡no te preocupes!* Son simplemente las señales de que tu cuerpo se está desintoxicando. Tú aumenta la ingesta de agua y de alimentos ricos en agua. Como cualquier otro dolor de purificación, con el tiempo desaparece (normalmente en cuestión de horas o días).

Tu cuerpo necesitará energía para funcionar durante esa limpieza y esa curación a fondo (también llamada «crisis curativa»), o sea que quizás te sientas cansado durante unas horas o incluso un par de días. Si ese es el caso, descansa un poco más de lo habitual, ¡porque ese aletargamiento se verá sustituido por una energía radiante!

Te recomiendo que esperes un tiempo antes de querer que todo te encaje bien. Puedes seguir con tu vida normal, pero procura no planear nada muy importante para esa semana y dedicarte al descanso, al yoga y a estar en contacto con la naturaleza el mayor tiempo posible. Llevar a cabo una desintoxicación en medio de un programa apretado es como intentar meditar sentado en la mediana de una autopista de ocho carriles. Es mejor crear las condiciones óptimas que poner todas las apuestas en contra de uno mismo.

¿Tu salud y tu longevidad no se merecen siete días de descanso? ¿No darías siete días a cambio de tener más energía, desembarazarte de los síntomas perniciosos que te envuelven y poder ir más ligero por la vida?

Siete días que durarán toda una vida

Este plan de siete días se va desarrollando paulatinamente. Comienza con dos días completos de una dieta macrobiótica modificada, luego vienen tres días de sólo fruta, y después vuelve a un plan de comidas más habitual para los dos últimos días. Durante todo el plan se suprime absolutamente la cafeína, el alcohol, el azúcar refinado, los lácteos y los alimentos artificiales. No hay unas directrices estrictas que haya que observar respecto a cantidades o a cuándo hay que comer; utiliza lo que has aprendido en los Principios Orientativos para determinarlo por ti mismo.

Días 1 y 2

En estos dos días tu dieta consistirá en fruta y verdura fresca de cultivo biológico, cereales integrales y tofu, pollo o pescado. A continuación detallo lo que normalmente comemos en los campamentos, pero lo puedes variar de acuerdo con tus propios gustos:

Al despertar: Un gran vaso de agua pura y caliente con el zumo de medio limón recién exprimido. Si se desea, se le puede añadir miel para endulzarlo. Este tónico ayuda a limpiar de residuos el tracto digestivo y mantiene el aliento fresco.

Desayuno: Fruta fresca y zumos de fruta recién exprimidos, yogur biológico (si tomas lácteos), almendras troceadas sobre el yogur o sobre rebanadas de fruta, y tanta infusión como desees. Se puede tomar un poco de miel biológica para endulzar.

Comida: Un plato de proteínas (tofu, pescado o pechuga de pollo sin piel) al vapor, escalfado o al horno sin aceite, y un plato de cereales integrales (como, por ejemplo, arroz integral). Yo suelo considerar que un plato equivale a una porción de comida del tamaño de un puño. También se puede tomar tanta verdura fresca y ensalada como se desee. Para aliñar, además de cualquier aderezo natural, utilizaremos vinagre y limón y una cucharada (de postre) de aceite de oliva. La del mediodía debe ser la mayor comida del día. Pero acuérdate de que menos es más.

Tentempié: Cualquier tipo de fruta o verdura.

Cena: Un plato de proteínas como en la comida, otro de cereales integrales y otro de verduras o una ensalada. Normalmente para cenar tomamos algo distinto de lo del mediodía para variar. De postre, fruta fresca o al horno, o te puedes poner creativo y preparar algún postre natural bajo en calorías, integral y sin lácteos que encuentres en un buen libro de cocina vegetariana.

Días 3, 4 y 5

Aquí entramos en los tres días de ayuno con frutas. Parece difícil, pero tras dos días de comer ligero, no será tan duro como te imaginas. Puedes tomar toda la fruta que desees, ya sea entera o en zumo recién exprimido. ¡Sé creativo! En vez de limitarte a una manzana o una pera, dedica un rato a prepararte una magnífica ensalada de frutas combinando varios tipos. Aquí tienes varias sugerencias aportadas por los *chefs* de nuestros campamentos para que la fruta nos resulte un poco más amena.

- Haz un puré con unos cuantos plátanos y congélalo para obtener un «helado» de plátano.
- Haz manzanas al horno con un poco de miel o de canela para darles aroma.
- Escalda unas peras y, si te apetece, ponles un poco de miel o de sidra para endulzarlas.

Recuerda que los aguacates y los tomates son frutas y que con ellos puedes hacer sopas, ensaladas, guacamole, etc. También puedes añadir un poco de salsa de tomate (pero sin cebollas, que no son frutas) o vinagre de manzana de sidra para aromatizar.

Días 6 y 7

Los dos últimos días de la limpieza volverás a lo que comiste en los días 1, 2 y 3. Pero lo importante es tener conciencia de lo que estás haciendo. Tu organismo está más limpio y más ligero de lo que estaba hace tres días, o sea que probablemente necesitarás menos comida de la que crees. Sé consciente respecto a lo que tu cuerpo necesita; para ello, vuelve a los Principios Orientativos de comer a partir de la intuición y de poner conciencia en tus hábitos de comida.

Y también:

- Practica yoga cada día para ayudar al proceso de limpieza. Haz por lo menos treinta minutos de posturas fuertes.
- Procura sudar cada día (sauna, baño caliente, práctica de yoga en ambiente cálido, ejercicios aeróbicos).
- Duerme un mínimo de siete a nueve horas cada noche. Tu cuerpo pasará por un proceso energético y necesita rejuvenecerse.
- Si tienes hambre, no te prives de una comida o de un tentempié. Comer es necesario, natural y bueno. Tu metabolismo necesita combustible. Si no tienes hambre, no comas, pues eso arruinaría tu propósito de tomar conciencia de tus patrones de hambre.
- Intenta desintoxicar también la mente y las emociones. ¡Medita! Descansa –o ayuna– del exceso de noticias, televisión y de todo lo que te resulte demasiado estimulante. En especial, procura que las mañanas y las noches sean lo más tranquilas posible. Este proceso es para ti, o sea que tómatelo como una especie de retiro.
- Absorbe los Principios Orientativos de manera que te empieces a preparar para cuando acabes los siete días.
- Cada día disfruta: comprométete a hacer algo que te ponga una sonrisa en los labios cada uno de los próximos siete días.

El final de la desintoxicación de siete días

Al final de los siete días, *no* rompas tu ayuno de desintoxicación tontamente. Hay gente que en el octavo día, en cuanto se levantan, se lanzan a comer algo que no les entraba en la dieta de limpieza. Eso es *lo peor* que le puedes hacer a tu organismo. Tus intestinos no están en condiciones de habérselas con tamaña conmoción. Créeme, hablo por experiencia. Hace años hice un ayuno de desintoxicación de diez días y al final me zampé un enorme paquete de anacardos. No un puñado o dos, sino un medio kilo o así. Ni que decir tiene que acabé en posición fetal agarrándome el estómago durante tres días. Mi organismo necesitó semanas para recobrarse del golpe y, créeme, eso es algo que nunca voy a volver a hacer. Cualquier necio puede ayunar, pero sólo una persona cabal sabe cómo salir de un ayuno responsablemente.

Para salir de un ayuno de desintoxicación hay que irse adaptando poco a poco y darle al organismo la ocasión de irse regulando. En los últimos siete días te has librado de algunas toxinas metabólicas; o sea que ahora no tires por la ventana todo ese esfuerzo sólo para cansar y sobrecargar de nuevo tu organismo.

Te recomiendo que sigas esta Limpieza de Desintoxicación de siete días como un buen empujón que te ayude a adoptar la Dieta de Limpieza diaria; también estará bien que la repitas varias veces al año cuando notes que te estás apartando de la buena dirección, o bien cuando necesites un poco de claridad en tu interior.

Cuando limpiamos nuestra casa física y eliminamos lo que bloquea las funciones naturales del cuerpo, su propia sabiduría brota con toda su magia. El cuerpo posee una gran capacidad de restablecimiento, y cuando le quitamos trabas al flujo de energía, nos adentramos en un nuevo estado de viveza. Concederle descanso al cuerpo y alimentarlo con poder en lugar de con veneno le permitirá trabajar en su propia curación y equilibrio y funcionar a pleno rendimiento, tanto en la esterilla como fuera de ella, todos y cada uno de los días de nuestra vida.

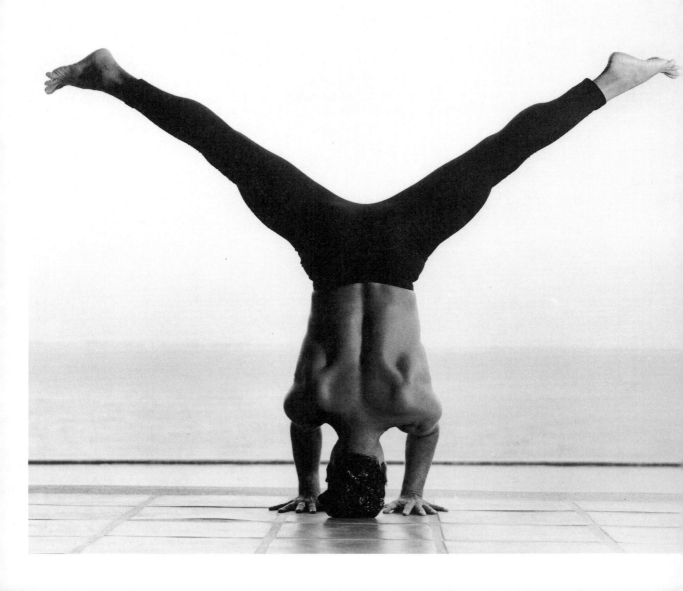

*Para ser sincero tienes que aceptar la totalidad
de tu ser.*

Rumi

CUARTA PARTE

Meditación para una vida sincera

¿En qué piensas cuando oyes la palabra meditación? ¿En *swamis* metidos en sus cuevas en la punta de una montaña? ¿En sentarse en el suelo con las piernas cruzadas durante horas y canturrear? ¿En escuchar una casete que te va sugiriendo que te imagines a ti mismo en algún lugar tranquilo y exótico?

Para algunas personas eso es la meditación. Para mí, sin embargo, no tiene nada que ver con cómo te sientas ni dónde te sientas ni con lo que imaginas, sino con anclar la conciencia en el instante presente, estando plenamente consciente de los pensamientos y entregándote a la quietud. El propósito de la meditación es simplemente cultivar una conciencia tranquila desde donde fluyan las emociones y el intelecto.

Siempre estamos haciendo, haciendo, haciendo; por eso, ponerse de repente a no hacer nada, supone un gran cambio. Pero si logramos no hacer nada, algo sucede en un nivel más profundo e interno. Empezamos a encontrarnos a gusto en nuestra propia piel. Vaciamos nuestras copas emocionales, limpiamos nuestra buhardilla mental de estática y abrimos la mente y el corazón para poder ver y vivir desde nuestra propia verdad.

Muchos alumnos me confiesan que son incapaces de meditar. Algunos me dicen que lo han intentado, pero que no ocurre nada. Otros, que no tienen paciencia. Otros, tiempo. Pero si has empezado a hacer yoga, ya has iniciado el proceso de aquietar la mente. El yoga y la meditación van de la mano, una práctica potencia a la otra. Entras en la quietud gracias a la práctica del yoga, pero cultivas tu conexión con la quietud que te guía desde el interior mediante la práctica de la meditación.

Estoy convencido de que la meditación le funciona a cualquier persona siempre que la intención sea correcta. Desde luego, tanto un cuerpo bello y fuerte, como una mente tranquila son cosas fantásticas que cultivar, pero si perseguimos este fin por sí mismo, nos estamos quedando cortos. Ir a por todas supone tener una intención sincera de crecer y un anhelo de conocer aquellas verdades que nos van a hacer libres. Un propósito puro nos despierta a un nuevo nivel de conciencia, que al final generará un poder auténtico y duradero.

Ocupar una posición ventajosa nueva

No me acuerdo bien dónde la oí, pero os contaré la historia de un hombre que adquirió un cuadro en unas rebajas. Se trataba de un óleo más bien pequeño, en tonos grises. Todo el mundo lo encontraba feo y desolado, pero, por algún motivo, a aquel hombre lo atrajo. Como el marco estaba roto, llevó la tela a un marquetero para que lo cambiara. Cuando el marquetero sacó el cuadro del marco original descubrió que estaba plegado sobre sí mismo muchas veces y que en realidad se trataba de un cuadro enorme. ¡Aquel punto gris era una nube flotando en un cielo radiante!

La meditación ayuda a cultivar lo que yo me complazco en llamar la «mente del cielo azul». Te permite dar un paso atrás apartándote del centro de tus circunstancias y ocupar una posición ventajosa nueva. Cuando estás mentalmente perdido, sólo puedes ver lo que tienes en frente de tus narices. Te centras únicamente en la nube gris. Pero al dar un paso atrás, puedes ver el cuadro entero. Ello puede suponer un gran alivio. Es muy liberador comprobar de golpe que en realidad existe una enormidad de cielo azul y que toda la basura que hay en la vida no són más que unas nubes.

Al meditar, el cerebro emite determinadas ondas cerebrales que crean nuevos campos de conciencia y más espacio en la mente para recibir nuevas informaciones y vivencias. Luego, al regresar a los problemas cotidianos, ya has elevado la conciencia a un punto nuevo desde donde disfrutas de una perspectiva clara acerca de cómo dejar que dichos problemas se desmoronen. Creas un cierto espacio entre el estímulo y la respuesta allí donde aparecen las opciones. Cuanto más eleves la altitud de tu actitud, mayor será el espacio y, de repente, te encontrarás con que el control que ejerces sobre las circunstancias de tu vida ha aumentado en lugar de lo contrario.

¿Tienes presente la paz y la serenidad que experimentas cuando estás de vacaciones? Tres días en la playa, en la montaña o en la carretera, y de pronto los problemas que has dejado en casa te parecen pequeños e insustanciales. Te cuesta acordarte de por qué estabas tan estresado y te juras que nunca volverás a dejarte atrapar por esas tonterías; sin embargo, a las pocas horas de volver a estar en casa, la antigua dinámica reaparece y tu paz provisional se hace pedazos.

Sin embargo, con la meditación, el «efecto vacaciones» perdura e incluso puede llegar a ser permanente. De alguna manera, cada meditación es como unas mini-vacaciones lejos de la conciencia en la que vives normalmente. Los efectos tranquilizantes son acumulativos y, con el tiempo, vives más constantemente desde la quietud de tu alma.

Cuando meditas, los problemas que traes contigo siguen estando ahí al final de la práctica (lo mismo que siguen ahí cuando vuelves de vacaciones). Lo que ha cambiado es tu perspectiva. Ahora ocupas una posición ventajosa y de pronto ves soluciones donde antes sólo veías problemas, inspiración donde sólo percibías confusión.

En la esterilla de yoga empiezas a aprender a detener el ciclo de reactividad; una práctica regular de meditación hará que esa conciencia profundice y la llevará al siguiente nivel. Cuando reaccionamos en exceso, perdemos el centro de equilibrio. Pero cuando las dificultades surgen, la meditación nos enseña a fluir y a funcionar desde una mente tranquila. Mientras todo el mundo es presa del pánico, tú permaneces centrado y con la cabeza fría. La meditación es el proceso de hacer que disminuyan nuestras reacciones. Nos muestra que la manera en que respondemos emocionalmente ante las presiones es lo que nos hace mejores o lo que nos amarga la existencia. Este extraordinario proceso nos trae de vuelta a nuestro centro de dignidad y comprensión y nos da la capacidad de mantener la cordura y la serenidad con independencia de lo que esté sucediendo alrededor.

Russell, un alumno mío, es el director de una conocida revista mensual. Tanto él como su equipo trabajan bajo presión, y la semana previa al cierre de la edición invariablemente van como locos y cargados de estrés. Estallan crisis constantemente: artículos no concluidos, fotos que aún no han recibido el permiso de publicación, citas por verificar... y lo normal es que Russell se pase una semana cada mes a ba-

se de Excedrin y Tagamet. Siendo en condiciones normales una persona apacible, se vuelve reactivo e iracundo y habla con brusquedad a toda la redacción, incluso a su familia, hasta que la revista entra en máquinas.

En algún momento empezó a meditar con regularidad y ya en el primer mes de práctica se dio cuenta de que la semana antes de cerrar el número no fue tan mala como acostumbraba. Al principio no estaba seguro de si la cosa tenía algo que ver con él, pensaba que simplemente aquel número era más fácil. Pero cada mes Russell estaba más tranquilo mientras los demás eran presa del pánico. Se sentía más inspirado que agobiado, y encontraba soluciones imaginativas en donde antes sólo veía complicaciones y dificultades por resolver. Estaba claro que había aumentado el espacio en su ciclo normal de estímulo y respuesta.

Ahora Russell ya no teme esa semana previa a cerrar el número. Sabe que puede escoger cómo responder a las circunstancias que surjan y sabe que en sus manos tiene el poder de hacer que su propia vivencia sea estresante o pacífica.

Control vs. Rendición

Parece que cada vez hay más y más gente intentando vivir desde un espacio interior más sencillo, más verdadero y más auténtico. ¿Cómo lo logran? Renunciando al control y aprendiendo a rendirse. El entorno interior no es algo que nosotros determinemos, sino algo a lo que rendirnos. El acto de rendición interior, de hecho, es exactamente lo opuesto a la idea del autodominio (o de seguir ciegamente a un maestro). Es una entrega a *tu propia intuición* y una disposición para actuar basándote en esa guía interna tal como se te presenta.

Uno de los atractivos con los que se nos quiere vender el yoga o la meditación es que el practicante aprenda a dominarse o a lograr un autocontrol perfecto. Esta noción «espiritual» de hecho viene dictada por el ego, por su propia naturaleza; enseña a dominar y a controlar el propio destino en lugar de a ser un recipiente abierto para recibir la guía del universo. Al final, provoca sentimientos de culpa y menoscabo en la persona que no acaba de atinar en ese blanco huidizo del autodominio total. Para el perfeccionista, o personalidad tipo A, es como la zanahoria y el palo: una meta inalcanzable y que, inevitablemente, cavará la zanja de las dudas sobre uno mismo.

En el yoga y la meditación que van en pos del autodominio te dicen: «No vengas tal como eres, ven como se supone que tienes que ser». Es decir, el objetivo es llegar a ser diferente o mejor de lo que eres. Yo, sin embargo, les digo a mis alumnos que vengan a clase tal como son y no como se supone que deberían ser. Esa fue una trampa de la que tardé años en escapar, y aún tengo algunas cicatrices emocionales que me sirven de recordatorio de los peligros ocultos de dicha ilusión.

Alrededor de los dieciocho pensaba que tenía casi dominada la técnica de meditación de la respiración *kriya*, que consiste en una forma muy intensa de concentración psicomental en la que se va llevando la atención hacia distintas partes del cuerpo. En concreto, me acuerdo de un día de meditación en el *ashram* en que vivía en la California del Sur. Había estado practicando casi nueve horas seguidas y estaba tan cansado que apenas podía continuar respirando. Entonces me invadió una repentina sensación de fracaso total. Tras todos mis años de meditación estaba catando el amargo sabor de la derrota al darme cuenta de que aún no había «llegado».

En aquel instante de desamparo personal tuve una maravillosa revelación: por mí mismo no podía hacer nada, todo lo que había que hacer era dejar de intentarlo y rendirme ante una fuerza interior que era más grande que yo. Me di cuenta de la falacia que implicaba suponer que a base de pura fuerza de voluntad y técnica me podría catapultar más allá de los confines de mi propia mente. Para mi sorpresa, este paso adelante no llegó gracias a ningún esfuerzo sobrehumano ni a ninguna perfección técnica por mi parte, sino más bien gracias al *abandono* tanto de la técnica como del esfuerzo. Viví en propia carne que la técnica y la fuerza de la voluntad siempre me iban a fallar y que lo que en última instancia me iba a liberar era una expansión y un cambio en mi psicología.

Siete años de plena dedicación a la meditación condujeron a ese instante de mi vida en que por fin me vi obligado a soltar. Me di cuenta sin la menor sombra de duda, que nadie puede asaltar las puertas del cielo mediante su esfuerzo. En ese momento de rendición me conciencié del poder interior –mi intuición– que siempre había estado ahí. En alguna etapa de mi viaje por la vida, y de alguna forma, había perdido la conexión que tenía con esta importantísima parte de mí, y tuvieron que pasar años antes de comprender plenamente las dimensiones y el significado de lo que ocurrió aquel día en el *ashram*, o antes de ser totalmente capaz de procesar e interpretar la profundidad de mi experiencia.

Tras la revelación, la meditación cobró un significado absolutamente nuevo para mí. Dejó de ser algo relacionado con la fuerza de voluntad o con los esfuerzos extremos y se transformó en algo que tenía que ver con el entregarse al aquí y al ahora simplemente estando despierto, totalmente presente en mi cuerpo y alentando una intención de crecimiento sincera. La meditación se transformó para mí en una práctica de aceptación. Más que poner en juego todas mis fuerzas para lograr algo que no poseía, todo ese impulso cambió hacia la aceptación más profunda de un poder que ya moraba en mí.

Hay quien da el nombre de iluminación a la experiencia que yo tuve. La gente de yoga lo llama conciencia cósmica o *samadhi*. Existen muchas etiquetas para lo que ocurrió, pero nunca he sentido la necesidad de llamarlo de una manera especial. No quería quitarle su simplicidad y convertirlo en un una especie de triunfo del ego. Ni siquiera sentía la necesidad de hablar de ello, pues el vivir aquella experiencia y sus efectos ya me pareció muy natural y satisfactorio.

Con el transcurso de los años me ha sorprendido el descubrir que no es un episodio tan poco frecuente y ha habido muchas personas sinceras que han relacionado sus propias experiencias con la meditación. Entre ellas había un médico, un licenciado de Harvard, un ama de casa madre de cuatro hijos, presidiarios que habían practicado con mis CD de meditación y, literalmente, cientos más que me han explicado sobre ese estado de unidad interna recién hallado. La historia siguiente la tengo particularmente presente:

Una mujer llamada Emily, que fue a uno de los campamentos de formación de profesores, estaba atravesando un período de grandes dificultades en su matrimonio.

Llevaba ocho años con su marido y lo habían intentado todo, incluso consejeros matrimoniales, pero seguían estando mal. La cuestión es que ella decidió pedir el divorcio.

En medio de ese desbarajuste matrimonial, Emily fue al campamento y aprendió la misma técnica de meditación que enseño en el presente libro. Al cabo de unos meses se puso en contacto conmigo y me dijo:

—He continuado meditando de la manera que nos enseñaste y algo hizo clic en mi interior.

Prosiguió explicando que había suspendido los trámites de divorcio pese a haber sido ella quien había tomado la iniciativa de la separación.

—¿Por qué? —le pregunté.

—La meditación —explicó— despertó una fuerza increíble y unos recursos que tenía en mi interior. Ahora puedo reconocer mi parte en todo. Veo que la sabiduría que necesito para nuestro matrimonio seguirá estando ahí y me guiará.

Dos años después, Emily me contó que habían resuelto con su marido la mayoría de las dificultades con las que se iban encontrando. Admitía que aún tenían problemas, pero veía que se podía enfrentar a ellos con mucha más claridad, calma y fuerza interior.

No te prometo que si te abandonas a la intuición, automáticamente experimentarás un gran despertar espiritual. Puede que sí o puede que seas protagonista de introspecciones de gran profundidad personal. Lo que sí te puedo prometer es que el ir en pos del autodominio te garantiza no «llegar» nunca. De hecho, no hay ningún sitio a dónde llegar porque, en definitiva, ya estás ahí. No creas que en algún momento del futuro se manifestará un poder máximo superior al que ahora mismo ya existe. Si estás dispuesto a relajarte, a mirar hacia dentro, a tener fe y a rendirte, lo encontrarás dentro de ti.

Abre el corazón a la verdad

La meditación se refiere al estilo de vida. Es una práctica espiritual que conduce a lo más profundo del corazón y del alma para poder vivir desde ahí en cada momento. Se trata de ser consciente: estar en el aquí y en el ahora; estar presente ante lo que hay frente a ti sin intentar cambiarlo. Es abrirse a lo que es verdad para ti y sobre ti, teniendo el valor de ser sincero y ser quien eres en cada momento, de seguir tu corazón, y de escuchar y actuar conforme a lo que te dice tu intuición. Cuanto más escuchamos y confiamos en lo que procede de nuestro interior, más se refuerza dicha relación. Empezamos a reconocerla como gracia. Unos minutos diarios de meditación bastan para comenzar a caminar hacia una vida de sinceridad, de verdad. La técnica que he practicado y enseñado durante años es sencilla y profunda, y a medida que se va progresando se vuelve aún más sencilla. La meditación te propone hacer tan poco, que a tu ego quizá le resulte difícil, incluso inaceptable. Su simplicidad es insoportable para un ego que se esfuerza constantemente por vencer nuevas dificultades, por combatir en nuevas batallas. Por otra parte, las consecuencias son tan profundas, que tendemos a interrumpir el proceso y a estropearlo todo al intentar explicarlo, etiquetarlo o analizarlo. Lo irónico del caso es que cuanto menos hacemos en el nivel del ego, más magia recibimos de esta sencilla práctica.

Abordaremos el método en sí más adelante en este mismo capítulo; baste decir por ahora que no implica nada más que sentarse tranquilamente, estando totalmente presente y observar los pensamientos. Gracias a situarte fuera de tus pensamientos durante un tiempo suficiente que te permita observarlos, empiezas a ver que tú no eres tus pensamientos, lo cual te ayuda a identificar y fortalecer el «tú» esencial interno, el observador de los pensamientos. Es sumamente liberador darse cuenta de que tus pensamientos son algo separado de ti, porque cuando surjan pensamientos negativos vas a ser capaz de desapegarte de ellos y soltarlos como residuos no deseados. La meditación perfecciona tu capacidad de disolver progresivamente pensamientos y emociones afectadas.

En realidad, lo importante, como siempre, no es tanto la técnica, sino lo que surge alrededor de la práctica y la disposición para trabajar con lo que tu corazón contiene. Cuando te sientas, los ojos internos de la mente dan un vuelco de 180 grados y de pronto ves cosas que ni sabías que estuviesen ahí: emociones, ansiedad, resentimiento, traumas, creencias, rabia, dolor... son cosas que quizás se hallan justo bajo la superficie, suplicando su liberación. Son verdades que quizás no siempre vayan a ser agradables; pero, como dice la Biblia: «La verdad os hará libres».

Revelar la verdad puede ser doloroso. Entonces, ¿qué es lo que hacemos la mayoría? En cuanto sentimos la menor incomodidad, intentamos librarnos de ella. Bebemos algo, comemos, fumamos, miramos, practicamos el sexo... cualquier cosa que nos quite el dolor del momento. Estamos tan ocupados buscando una salida a lo que nos pasa que no nos damos cuenta de que esa salida no es tal. La salida sólo se alcanza metiéndonos dentro, porque en el interior es donde se encuentran las verdades que nos pueden librar del dolor. Están encerradas en las estancias de nuestro corazón, suspirando por salir. Y si apagases la TV, dejases el periódico, desenchufases el teléfono o cerrases la puerta de la nevera, esas verdades podrían salir a la superficie y liberarse.

Personalmente, la meditación tiene mucho que ver con frenar la vida y permitirme a mí mismo sentir, ver y estar con lo que hay. Puede ser duro. Puede que no siempre me guste lo que sienta o vea, pero si soy capaz de ver algo sobre mí mismo que me desagrade sin reaccionar, aceptándolo por lo que es, ese es el comienzo de mi superación. No siempre lo practico a la perfección, pero lo hago lo mejor que puedo, y cuando lo logro es mágico. Mi amigo Jessie Peterson ha enseñado meditación a algunas de las personas más famosas del mundo. Una de las cosas que enseña que me encanta, es la idea de que la meditación le presenta el «tú real» al «no tú», con lo cual puedes empezar a distinguir al uno del otro. De muchas formas, estamos viviendo en un estado de hipnosis. Abrazamos la ilusión de que «nosotros» somos lo que hacemos y poseemos. La meditación nos ayuda a despertar a la realidad de quiénes somos sin el hacer ni el poseer. Disipas la ilusión de quién te creías que eras al ponerte cara a cara frente a tu auténtico yo.

Estoy convencido de que existe un aro de fuego que todos tenemos que saltar cuando abandonamos el reino del ego y entramos en el reino del espíritu. Se trata del temor y el dolor colectivos, producto de tu historia, tu autobiografía y tus patrones inconscientes. Hasta cierto momento en la vida, vivimos según nuestra programación inconsciente y luego acabamos por darnos cuenta de que esa programación no nos ayuda a alcanzar nuestro máximo potencial. El aro de fuego es lo que separa el «tú real» del «no tú» y la meditación es el puente que va del uno al otro.

Vaciar la copa cada día

¿Te duchas cada mañana?

Diría que lo más probable es que te despiertes y te deshagas de la suciedad del día anterior para empezar la jornada limpio y fresco. Para la mayoría es nuestra segunda naturaleza. Ni siquiera nos planteamos si vamos a lavarnos por fuera o no; lo hacemos automáticamente.

Pero, ¿cuantos de nosotros limpiamos la mente cada mañana? ¿Cuantos de nosotros nos despertamos cada día y realmente satisfacemos las necesidades de nuestro espíritu? ¿Cuántos irrumpimos en el nuevo día atronados por el despertador o con la rutina diaria de las prisas o con la violencia y las noticias deprimentes del periódico? ¿Con *qué* alimentas tu mente al despertar, que marcará el tono del resto del día?

Mientras llevamos a cabo muestra rutina diaria absorbemos muchísimas cosas sin darnos cuenta. Igual que una esponja, nos empapamos de imágenes, tensiones, energías y experiencias. Y no sólo de las que nos corresponden, también absorbemos las de la gente que nos rodea. Al levantarnos a la mañana siguiente, nos lavamos; ni nos planteamos empezar un nuevo día llevando encima la suciedad del día anterior, pero ¿qué pasa con la suciedad mental?

La meditación nos limpia la mente de «lo» de ayer, borra la pizarra. Igual que no nos sentimos bien si no nos quitamos la suciedad y el sudor, tampoco nos sentimos bien si no limpiamos la mente con la meditación. Si vamos cargando con el peso de toda una vida de hiperreacciones y experiencias emocionales, nunca vamos a ser libres para integrar nuevas perspectivas y percepciones internas.

Se cuenta una historia de un profesor que fue a visitar a un maestro zen con la esperanza de aprender los secretos de la meditación zen. El maestro lo recibió en su casa y puso una tetera a hervir. El profesor tomó asiento y comenzó a hablar y hablar y hablar sobre todo lo que sabía y lo que esperaba aprender. Cuando el té estuvo a punto, el maestro zen le empezó a llenar la taza al profesor. Se la llenó tanto que el té rebosó y se derramó sobre la mesa. Sin embargo el maestro zen no se detuvo y siguió escanciando té hasta que cayó al suelo.

–¡Deténgase! –dijo el profesor–. ¡La taza ya está llena!

–Ya lo sé –repuso el maestro–. Esta taza es usted. Usted está tan repleto de lo que ya sabe, que ya no queda sitio para nada nuevo. No le puedo enseñar nada.

Si ya sabes lo bien que se queda uno después de limpiar el desván, el armario o el garaje, ¡imagina después de limpiar la mente!

¿Cómo funciona? El cuerpo es un mecanismo de respuesta condicionada diseñado para orientarse a partir de dos fuentes: el mundo exterior (estímulos) y el mundo interior (intuición). La meditación entrena la mente para que responda a la verdad de la intuición más que al entorno, así el parloteo externo se calma, la taza se vacía y estamos en condiciones de actuar según nuestra propia guía interior en lugar de reaccionar a lo que sucede fuera.

Para cada función, sea física o espiritual, tiene que existir un mecanismo de apoyo. Para la función intuitiva se trata del centro del tercer ojo. El tercer ojo está situado cerca del centro de la frente y se cree que es el puesto de mando espiritual del cuerpo. Al meditar, llevamos la atención a ese punto. Esa conciencia elevada atrae energía que luego activa las glándulas rectoras del cerebro, sobre todo la pituitaria, que conecta nuestros sistemas bioquímico y nervioso. Entonces se generan ondas cerebrales que estimulan el impulso de la intuición. Esa misma energía, en última instancia, despertará la sabiduría innata que mora en nuestro interior.

La sabiduría, sin embargo, no posee virtud ni utilidad por sí misma. La sabiduría se convierte en algo noble sólo cuando se utiliza para *dirigir nuestras acciones correctamente*. Ese es el auténtico secreto para tener un objetivo significativo en la vida. Cuando actuamos imprudentemente, vivimos de forma ineficaz y nos estamos buscando el sufrimiento físico y espiritual. Sin embargo, vivir conforme a nuestra sabiduría permitiendo que nuestra intuición dirija nuestras acciones es la esencia de una vida sincera. En la meditación aprendemos a abrirnos a esa sabiduría y a vivir la vida de una forma más resuelta y satisfactoria.

Meditación para una auténtica curación

Uno de los regalos más profundos con que la práctica de la meditación nos puede obsequiar es una auténtica curación, es decir, el tipo de curación que va directa a la causa en lugar de simplemente aliviar sus efectos. El método de meditación que yo practico y enseño no es una tirita que te pones para sentirse mejor durante un rato, no es una aspirina espiritual. Lo que este método logra a la larga, si la intención es la correcta, es permitirte ver los surcos de causa y efecto grabados en tu psique. Te brinda la oportunidad no sólo de sentirte mejor, sino realmente de curarte en los niveles más profundos.

En meditación observamos que en todo lo que ha ido mal en nuestra vida el ego estaba implicado. Vemos que la alternativa consiste en nuestra propia intuición, y que, cuando le permitimos que nos guíe, el bien comienza a cobrar forma tanto en nuestro interior como alrededor de nosotros. Los problemas desaparecen por sí mismos. La sincronización comienza a tomar el timón y parece que las cosas se colocan en su sitio sin planificación alguna por nuestra parte. Es algo casi humillante para nuestro ego, acostumbrado a esforzarse y jadear para lograr resultados.

El haber vivido la mayor parte de mi vida en contacto con el mundo de las artes de curación me ha brindado la oportunidad de observar y aprender mucho sobre cómo la gente puede provocar y provoca cambios reales y duraderos. Por otra parte, también he sido testigo de que muchos de nosotros nos hemos quedado en el lugar donde nos sentimos cómodos y nunca hemos cambiado de verdad, sólo hemos ocultado los problemas.

La sociedad ha creado multitud de maneras para que no nos veamos obligados a alterar nuestros hábitos enfermizos; todo lo que hacemos es suprimir el dolor que nos produce determinado hábito o circunstancia emocional en lugar de ir al fondo y transformar de verdad la raíz de dicho hábito o circunstancia. Pongamos por caso que padeces jaquecas. Te tomas una pastilla, la jaqueca desaparece y, por consiguiente, crees que estás mejor. Pero no has

curado la causa de tu dolor de cabeza. Recuerda lo dicho más arriba: para curarte de verdad, tienes que sentir. El dolor contiene mensajes, informaciones y verdades que nos pueden llevar directamente al núcleo del problema.

Nos podemos ocupar de un determinado síntoma, pero luego aparece otro como consecuencia de la «cura», y lo siguiente que notamos es que tenemos un problema nuevo. Acabamos con más dolor y, en consecuencia, necesitando más soluciones para anestesiarnos: es un efecto en cascada. La gente tiende sencillamente a sustituir un problema con otro, y, a menos que se corrija ese proceso, la enfermedad se manifestará de múltiples maneras. Además, como mucha gente no busca curarse hasta que surge el dolor o la enfermedad, se limitan a ir poniendo remiendos a los síntomas. Lo que necesitan de verdad es un buen martillo de demolición que derribe esos viejos cimientos agrietados y horadados, y construir otros completamente nuevos.

Ariel, una alumna, compartió conmigo su historia: resulta que en cuanto su relación dejaba de ir viento en popa, se deprimía. Entonces se ponía a comer chocolate para sentirse mejor, pero eso le hacía engordar y le destrozaba el cutis, de manera que aún se sentía peor porque la ropa no le entraba y se le llenaba la cara de acné. Así pues, se apuntó a un gimnasio. Se pasaba casi una hora diaria entrenando compulsivamente en la máquina de subir escalones y eso le afectó las rodillas, de forma que tuvo que empezar a tomar unos calmantes que le produjeron dolor de estómago. Por otro lado, se medicaba contra el acné con unos productos que por sí mismos ya le causaron un montón de efectos negativos. El efecto en cascada iba a plena marcha. Cada solución traía sus propios problemas asociados, que requerían nuevas soluciones. La espiral descendiente que la iba a sumir en un proceso de pérdida de vitalidad era inevitable.

Pese a que para todo su círculo de conocidos y amistades aquel ciclo estaba clarísimo, Ariel se pasó mucho tiempo sin verlo porque ella estaba situada justamente en el centro del círculo. La causa original ya había dejado de ser el foco central de su búsqueda incesante de soluciones para arreglar todos aquellos síntomas. Durante años ni se le pasó por la cabeza buscar la manera de crecer y curarse en el ámbito de sus relaciones personales porque estaba atrapada en sus problemas de imagen.

Con las drogas (incluyendo la comida, que puede funcionar como una potente droga) tenemos el poder de provocar profundos cambios bioquímicos en el cuerpo. Sin embargo, está comprobado que no son sólo temporales, sino también muy perjudiciales. Enfermedades, dolores, molestias no son sino avisos de que se está violando alguna de las leyes del cuerpo, mente o alma. Lo único que hará un apaño será ocultar algo que requiere salir a la luz para poder curarse.

Hay muchas cosas buenas, incluyendo el yoga, que ayudan a vivir y a sobrellevar los problemas, las dificultades y las realidades que se nos presentan. Sin embargo, como he dicho más arriba, nuestro objetivo no es la gestión del estrés. La transformación, sí. Comer sano, recibir masajes, dar largos paseos o practicar series de posturas de yoga puede desencadenar una respuesta glandular y, por tanto, un cambio químico en el cuerpo. Pero un efecto biológico no constituye necesariamente un factor curativo genuino. Si te encuentras mal y haces algo para encontrarte bien, seguro que te sentirás mejor y pensarás que tu situación ha mejorado. Pero en cuanto a la curación auténtica, es crucial ver que no es igual sentirse mejor que estar mejor.

Fijémonos, por ejemplo, en una postura de yoga: la Vela cuando te sientes somnoliento. La Vela es una postura invertida en la que el cuerpo está cabeza abajo y el peso recae en los hombros y en la base del cuello. En esta postura el cuello queda muy flexionado para delante, con lo que el flujo de la arteria vertebral de la garganta queda interrumpido. Esto obliga a que el flujo sanguíneo pase por la tiroides, lo cual reactiva y masajea dicha glándula y a su hermana, la paratiroides. Ahora ya te sientes más vivo y energético. Estás revitalizado.

La pregunta es: ¿estás mejor como consecuencia de ese proceso? La respuesta es en potencia sí y en potencia no.

Sí, porque la práctica diaria del yoga y las posturas individuales provocan una remodelación y una reconstitución de todo el sistema fisiológico. Dicho proceso mantiene la musculatura flexible, los tejidos limpios, la sangre fluyendo y los órganos y glándulas vitales.

Pero también no, porque si existe un problema de raíz pendiente de solución, entonces incluso la práctica del yoga se utiliza para esconder sus síntomas. ¿Por qué se reduce la tiroides? Si necesitaba estimularse, lo más probable es que estaba así como consecuencia de una manera de vivir que la estaba agotando y que había provocado este estado de extenuación general.

Cuando la vida me ha puesto contra la pared o me ha obligado a arrodillarme, he aprendido a preguntarme si estoy corrigiendo lo que necesitaba ser corregido. Acuérdate, ¡estamos hablando de meditación para una vida sincera! Estamos hablando de la diferencia existente entre ir tirando y transformar totalmente nuestra relación con la vida, sobre plantearnos las preguntas más profundas y no sólo limitarnos a tranquilizarnos superficialmente.

- ¿Sabes por qué comes de la manera que comes, y qué efectos tiene?
- ¿Le das al cuerpo el descanso que necesita?
- ¿Sabes por qué reaccionas como reaccionas?
- ¿Por qué trabajas tanto?
- ¿Te estás agarrando a miedos, resentimiento, ansiedades?
- ¿Eres consciente de por qué desempeñas los papeles que desempeñas en tus relaciones?

No es nada fácil averiguar o examinar lo que subyace a nuestros síntomas. Pero, como dijo Platón: «La vida que no se examina, no vale la pena vivirla». La auténtica transformación, la auténtica curación, la auténtica fuerza, la auténtica paz y el auténtico poder provienen de trabajar con la raíz, con la causa de todo lo que no funciona en nuestra vida. Así pues, aprender a diferenciar esos sutiles puntos de causa y efecto en nuestro abordaje de la vida será el primer paso hacia la liberación del cuerpo y del alma. La práctica de la meditación despierta esa percepción interna especial, esa visión espiritual y ese sentido común que te permite discernir en esos matices y sutilezas. Cada capa de ilusión que arrancas revela nuevos descubrimientos, nuevas percepciones internas, nuevas oportunidades de auténtica curación.

Colócate tu armadura espiritual

Yo intento meditar cada mañana y cada noche, y cuando no lo hago, lo noto. El día es diferente y me noto menos resolutivo, menos conectado, más fácilmente frustrado por nimiedades, incapaz de vislumbrar alternativas. Falta algo. Pero cuando doy comienzo a la jornada sentándome en inmovilidad diez o quince minutos, me centro. Es como ponerme una armadura espiritual que me protege de las tensiones de la vida.

Cuando me siento en calma, estoy invirtiendo el flujo de energía, de forma que va de dentro a fuera en lugar de fuera a dentro. Sé que en cuanto salgo en pos de las cosas de este mundo –las distracciones y las tentaciones– estoy permitiendo que la energía vaya de fuera a dentro. Empiezo a absorberla como una esponja. Las experiencias me asaltan, se enraízan en mí y pueden acabar siendo nudos de ansiedad e intranquilidad. Pero cuando me pongo a meditar, se produce un cambio. La energía comienza a fluir desde mi interior hacia el mundo, como el río que baja de la montaña.

Cuando estás en casa meditando es muy fácil sentirse conectado y enraizado en ti mismo; la auténtica prueba consiste en continuar con esa sensación de paz y luminosidad durante la cotidianidad. Sin ese centro de calma eres como una nave sin timón; cada situación, cada persona, cada cambio de humor te influye. Por eso es tan importante meditar cada día, aunque sólo sea unos minutos. Diez minutos por la mañana van a cambiar tu conciencia durante el resto del día. Y con frecuencia, esos diez minutos van a pasar a ser quince, veinte, treinta o más. Es como el ejercicio físico:

cuanto más haces, más le gusta a tu cuerpo. Si lo pruebas, empiezas a desearlo. Comienza a funcionar y al final no quieres salir al mundo sin la meditación.

La técnica

Tal como he dicho, la técnica de meditación que utilizo es muy sencilla; pero en su sencillez está su poder. La experiencia me muestra que este método funciona. Sin embargo, como con cualquier otra cosa, siempre digo que lo mejor es aplicar lo que tenga sentido para ti y dejar que los resultados hablen por sí mismos. Eso es lo que me sucedió a mí y a miles de mis alumnos.

El propósito básico de esta técnica es permanecer consciente de los pensamientos fugaces que cruzan tu mente, del flujo y reflujo de la respiración y del ambiente que te rodea. Cuando das un paso atrás hacia tu propio interior y observas los pensamientos, lo que haces es que tu mente vaya de la distracción a la dirección, del caos al enfoque.

Si lo juzgas útil, graba las siguientes instrucciones en una casete y póntelas cuando vayas a practicar. Puedes revisar o añadir todo lo que desees para personalizar el proceso y que te resulte provechoso. De todas formas, procura conservar la estructura básica.

Siéntate en una postura cómoda que te permita mantener recta la columna. Es mejor que no te acuestes porque es muy fácil quedarse dormido y lo importante es estar despierto y alerta. Pon las manos en tu regazo en posición de oración, con los pulgares hacia arriba, las yemas de los dedos tocándose y la palmas un poco separadas. Cierra los ojos y entra en tu cuerpo.

Afirma tu convencimiento de que no existe mejor lugar que aquí y ahora. Deshazte de cualquier historia mental que te impida estar en el presente. Olvídate de las expectativas. Deja caer la mascara y sé receptivo a lo que surja. No intentes conseguir cosas, no hagas nada, simplemente entra en una sensación de rendición verdadera y profunda.

Presta atención a la base. Siente el lugar en donde estás sentado, ya sea el suelo, la silla, el cojín... lo que sea. Date cuenta de que esa base existe. Luego, con los dedos de tu mente, recorre la columna hasta lo alto de la cabeza.

Ahora, con los ojos aún cerrados, mira a través del centro de la frente. No mires con las pupilas de los ojos, utiliza el ojo de la mente. Es como si retrocedieras hasta la mitad de tu mente y mirases hacia el interior de tu cabeza. Puede que veas destellos de luz, colores o una oscuridad absoluta. Sea lo que fuere, limítate a notarlo. Observa la pared interna de tu propia frente como si estuvieses en el centro de una habitación mirando una de las cuatro paredes. Ahora lleva la atención a las manos y déjala ahí. No tardarás en notar calor y hormigueo. En cuanto llevamos la atención a cualquier punto de nuestra anatomía, movemos energía en esa dirección, por ello se calienta físicamente. No fuerces la atención hacia las manos, sólo siéntelas y obsérvalas con el ojo de la mente. Siente un flujo de energía acudiendo hacia ellas. Pon la conciencia en los pulgares, índices, mayores, anulares y meñiques. Vete trasladando la atención de un dedo a otro hasta que la conexión sea constante. Que el poder tranquilo de tu mente centrada los haga resplandecer.

El hecho de poner la conciencia en las

manos crea un puente entre la mente y el cuerpo y te trae al momento presente. Estamos utilizando el cuerpo como un ancla para la mente. En cuanto notes que la mente comienza a divagar (¡y da por seguro que lo hará!), regresa a las manos y vuelve a empezar. Ahora haz que la conciencia irradie hacia todo tu cuerpo. Mantente perfectamente presente y perfectamente relajado. Siente la presencia de tu cuerpo en la habitación como si fueses otra persona que te estuviese observando. Siente el tacto de la ropa sobre la piel. Observa el perfil de tu cuerpo, su esquema.

Lleva la conciencia al ir y venir de la respiración, a la entrada y salida del aire por los orificios nasales. Observa como sube y baja; mentalmente toma nota de cómo entra con la inspiración y cómo sale con la espiración. No intentes cambiar ni controlar la respiración, sólo obsérvala tal cual es.

Abre los oídos y escucha los sonidos que se producen en la habitación. Deja que cada sonido entre por una oreja y salga por la otra. Oír te enraíza en la conciencia del instante presente. Te mete en el aquí y el ahora, y el estar presente en cada instante de «ahora» constituye la esencia de la conciencia. Cuando escuches los sonidos que te rodean, óyelos sin construir ni crear pensamiento alguno acerca de ellos.

Empieza a notar tus pensamientos. Mediante este simple acto, sales de tus pensamientos, te colocas en el papel del observador y amplias el espacio existente entre ellos y el observador. Hay una luz que brilla en ese espacio, aumentando la distancia entre el estímulo y la respuesta y dando más tiempo y espacio para que surjan respuestas intuitivas. En el estado de conciencia normal, llegamos a creer que somos nuestros pensamientos. Pero **¡tú no eres tus pensamientos!** Si eres capaz de observarlos, entonces está claro que son algo distinto a ti. Cada vez que te des cuenta de que estás pensando, habrás echado el freno y habrás entrado en un territorio mental nuevo, en un campo de conciencia nuevo.

Date cuenta de todos los pensamientos que intentan robar tu atención. Date cuenta de ellos y vuelve a poner la atención en las manos, los planos de tu cuerpo, la respiración, los sentidos. No te vayas tras tus pensamientos hasta entrar en la corriente de lo onírico. Lo que suele suceder es que aparece un pensamiento y, antes de que nos demos cuenta, empezamos a hilvanar toda una historia a su alrededor. Los pensamientos surgen y se nos llevan. Quizás te venga un recuerdo instantáneo de lo que cenaste; el bizcocho que había de postre, y luego la mente se vaya a la tarta de la abuela y te acuerdes de que la semana que viene es su cumpleaños y que tienes que comprarle una felicitación, lo cual te recuerde que tendrías que pasarte por el banco... y así sucesivamente. Te has montado toda una historia a partir de un minúsculo pensamiento.

No luches para liberarte de tus propios pensamientos. Sólo sé consciente de ellos. En cuanto te das cuenta de que te has metido en el parloteo mental, ya te has librado de él. Vuelve a poner la atención en las manos con suavidad y deja que el pensamiento se vaya con tanta celeridad como entró. En este comenzar y recomenzar consiste el acto de meditar. Una y otra vez, volvemos a comenzar. Que sea natural. No manipules. Sólo hay que estar ahora y aquí, respirar, observar los pensamientos y dejarlos marchar.

Cuando empieces a sentarte, la mente estará por todas partes. Los pensamientos se agolparán en superficie, quizá te sientas inmerso en un caos. Te verás inundado por un torrente de pensamientos, planes, charlas, ansiedades, dolores, molestias, incluso ritmos musicales. Tu mente es como un río de aguas bravas. Hay un movimiento constante de remolinos que intentan succionarte y corrientes que pugnan por arrancarte del instante presente. Si los rápidos de tu corriente mental te atrapan, no luches. Sal del agua, ponte en la orilla y observa ese río de pensamientos fluyendo junto a ti. Relájate, regresa al cuerpo y respira.

Quizá te sientas nervioso, incómodo, con ganas de chillar o pegar un salto y salir corriendo de la habitación. Tu ego quizá intervenga: «Gracias. Muchas gracias, pero paso. Seguro que a algunas personas esto les va de perlas, pero a mí, desde luego, no». ¡Reconoce que no es más que resistencia! Suéltala y vuelve a empezar. Las emociones también pueden ponerse a burbujear en la superficie para que las veamos y las soltemos. No luches por reprimirlas o reaccionar. Quédate en el cuerpo, y si tienes que llorar un poco, llora. Siente lo que estés sintiendo sin perderte en la tristeza, el miedo, el dolor o la pena. Suéltalo y que penetre el flujo positivo. Y vuelve a empezar.

Siéntate con esta práctica por lo menos diez minutos y alarga el tiempo hasta cuarenta y cinco. Como en el yoga, es mejor hacer un poco muy a menudo que mucho de vez en cuando. La duración irá aumentando espontáneamente cuando estés preparado. Si el contar el tiempo te bloquea, ponte un despertador o un temporizador y así no te tendrás que preocupar por el rato que pasas sentado.

Anímate a meditar cada día, por la mañana y por la noche. Si te sientas, ni que sea diez minutos cada mañana, notarás la diferencia. Con el tiempo, tu nivel de conciencia continuará elevándose de forma que verás las cosas, las personas y los sitios de manera totalmente nueva. Por decirlo así, tendrás una nueva visión. Verás las causas del sufrimiento en tu propia vida e intuitivamente sabrás qué hacer para empezar a vivir mejor y más satisfactoriamente. Comenzarás a vivir desde las causas y no desde los efectos, desde la armonía del conocimiento interno en vez que desde el caos de tu mente. La meditación no es un camino mágico hacia la luz, pero, sin duda alguna, es el camino hacia el Camino. ¡Empieza a practicar y contempla como se abre el camino!

Cómo cultivar una práctica diaria de meditación

Planea meditar cada día más o menos a la misma hora. Puede que en cuanto te levantes por la mañana, por la tarde y/o por la noche antes de acostarte.

Siéntate lo más que puedas cada día. La sesión ideal sería de veinte a treinta minutos, pero incluso cinco minutos un par de veces al día te conectarán.

Antes de sentarte decide cuánto rato vas a estar. Eso impedirá que tu ego te desvíe de tu intención inicial.

Hazlo sencillo. El propósito no es inducir un determinado estado mental, sino aportar una nueva dimensión de conciencia y perspectiva a la experiencia diaria.

Olvídate de las expectativas. Sé abierto y receptivo a lo que surja. Prescinde de los juicios y embotes mentales que te impidan estar presente.

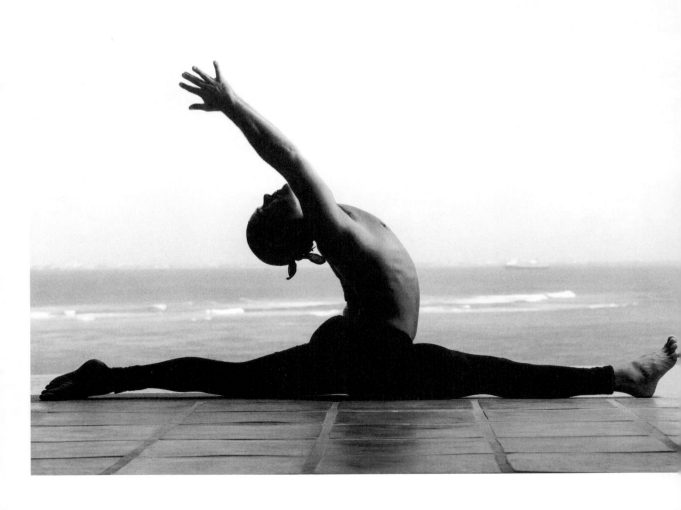

Cada espíritu se construye una casa, y más allá de ella un mundo, y más allá de él un cielo.

Ralph Waldo Emerson

QUINTA PARTE

El viaje hacia la vida auténtica

En un reciente viaje a Los Angeles, me pasé por una de mis antiguas guaridas, el Gold's Gym, en Venice Beach. Este gimnasio en concreto es una especie de meca mundial del culturismo. Arnold entrenó ahí, como tantos otros. Cuando se lo conté a una amiga, se rió y me dijo:

–Me encanta... ¿el gran yogui haciendo pesas?

–Todo es yoga –repuse–. Tanto en la esterilla como fuera, todo es yoga.

Aunque me halle entre *la crème de la crème* del mundo del culturismo, sigo aplicando lo que he aprendido en mi práctica. Utilizo mi respiración *ujjayi* para lograr resistencia y presencia; mi cierre abdominal para estabilizar el centro; la mirada centrada para la determinación tranquila, los Principios Maestros del Alineamiento para adoptar formas saludables. Pues sí, hago

pesas, pero más allá de eso soy consciente de mi límite, practico el mantenimiento de la ecuanimidad y utilizo mi intuición para saber cuándo menos es más y cuando hay que apretar.

El yoga no es únicamente lo que ocurre en la esterilla. Es mucho más que posturas o meditación en movimiento, o respiración, o comer para limpiarse. Si todo ese programa no tuviese un valor práctico y real, yo ni me molestaría en vivirlo ni en enseñarlo, sería una pérdida de tiempo. Pero es que de lo que se trata es de lograr una transformación completa de la vida. Es lo que sucede a cada momento: utilizar la intuición como guía para cambiar cualquier circunstancia de la vida.

Un Viaje hacia el Poder de verdad comporta vivir las prácticas y los principios de los que he estado hablando en todas las dimensiones de nuestra existencia: el cuerpo, el espíritu, el trabajo, las relaciones, el entorno. Todas las herramientas contenidas en este libro son medios para que despiertes, para que descubras tu conexión con el poder del universo, para que transformes tu cuerpo, tu vida y el mundo desde dentro hacia fuera. La auténtica esencia del poder es esa energía que se halla en nuestro interior y detrás de nosotros. Ahora ya sabes que existe una fuerza **en** ti que no es necesariamente **tuya**. Esta fuerza magnífica, que dirige el universo, siempre está ahí dispuesta a ayudarte; suéltate y déjala que guíe tu acción. Esta fuerza te hablará al oído con el lenguaje de la intuición, y es tu intuición lo que te permitirá vivir desde tu auténtico ser.

Mientras reconstruimos la mente hacia un crecimiento auténtico, podemos soltar nuestro apego al dinero, la fama, el prestigio y todo aquello por lo que luchamos en este mundo, porque ahora sabemos en nuestro corazón que todo eso no nos lleva a ninguna parte. Podemos cesar de perseguir lo que una vez percibimos como éxito y dejar paso a un desarrollo natural.

Cuando meditamos y aprendemos a movernos, a respirar y a existir desde nuestro centro en calma, nos transformamos en hombres y mujeres nuevos. Nos volvemos como vasijas vacías en las que el universo canaliza luz, verdad y amor. El refinamiento continuo de nuestra práctica y de nuestra intención nos permitirá transmitir un poder en este mundo que no es de este mundo. La gente no lo ignorará y seremos gratificados de muchas formas y a muchos niveles ocultos.

Si llevamos a cabo nuestra parte, el universo nos infundirá todo lo bueno. Realmente, todo se reduce a este sencillo principio. Cuanto más honres y respetes tu cuerpo, tu ser, tu vida y a los que te rodean, mayor será tu recompensa. Cuanto más alumbremos con la luz de la conciencia cada oscuro rincón de nuestra mente, más capaces seremos de ver las cosas de otra forma completamente nueva. Cuanto más abandonemos las viejas actitudes, afrontemos el fuego, perdonemos y abramos el corazón, mayores vivencias obtendremos. Y cuanto más integremos todos los aspectos de nuestra existencia en un flujo de intención dirigida al crecimiento, más fluirá nuestra vida. Al madurar espiritualmente, empiezas a apreciar, a confiar y a rendirte de verdad a la luz que brota de tu interior. ¡Desde ahí puedes hacer cualquier cosa!

El mantenimiento de un estado mental meditativo

Imagínate lo siguiente: te levantas por la mañana, meditas y haces tu práctica de yoga antes de empezar la jornada. Empiezas la mañana sintiéndote en paz. Te duchas, lees el periódico, desayunas. Sales de casa o vas hasta dónde tengas aparcado el coche y entonces descubres que en la puerta del conductor alguien te ha hecho una enorme abolladura. Reaccionas automáticamente: te enfadas y, de un plumazo –¡bam!–, tu paz queda hecha añicos. Aquella ecuanimidad de la que disfrutabas hace escasos segundos se esfuma en cuanto te enfrentas al estrés de la vida diaria.

Las prácticas descritas en el presente libro no te van a proporcionar ningún beneficio si cuando guardas la esterilla de yoga también guardas el estado mental meditativo. ¿De qué sirve estar en calma y centrado una hora al día si las otras veintitrés abandonas tu espíritu? El *Bhagavad Gita* –la «biblia yóguica»– es el relato de una gran guerra metafísica en la cual el discípulo guerrero educa su mente y su cuerpo a base de disciplinas yóguicas; cultiva la virtud, la sabiduría y la claridad, y luego parte hacia la batalla. Tu práctica te ayuda a elevarte por encima de los campos de batalla mentales (de los de este mundo y de los de tu propia mente). Si en alguna ocasión has asistido a alguna de mis clases, me habrás oído decir que la práctica auténtica comienza cuando sales de la clase. En efecto, vivir desde la ecuanimidad y desde nuestro tranquilo centro de dignidad es algo por lo que vale la pena esforzarse las veinticuatro horas del día y no sólo unas cuantas horas a la semana.

Las minicrisis que tienen lugar de día en día pueden servir de abono para tu crecimiento. Nos revelan lecciones que hay que aprender, esquemas que romper, reacciones que notar, resistencias que atravesar. El estrés no es siempre agradable, ¡pero no cabe duda de que enriquece tu base espiritual! Tampoco las cosas que perturban tu equilibrio interno tienen que ser necesariamente grandes, pues la acumulación de reacciones ante cosas pequeñas también constituye un factor que hay que contemplar. A las personas hiperreactivas, su entorno les causa un impacto y una huella, absorben todo el estrés y la presión como esponjas y lo guardan en sus músculos y en su mente. Suelen ser muy sensibles al entorno físico. Si el tiempo es bueno, se sienten bien. Si es malo, su actitud y manera de estar se resiente. El «tiempo social» también las influye. Si los demás las tratan bien, se sienten bien; si no, se deprimen, se ponen a la defensiva o incluso enferman.

La gente insegura y reactiva construye su vida emocional entorno al comportamiento de los demás.

Una parte de nuestro viaje consiste en aprender a llevar nuestro propio tiempo, con lo cual no importará si llueve o si luce el sol porque no perdemos la capacidad de ser pacientes, amables y de vivir desde el amor y no desde el resentimiento. Podemos responder desde la paciencia y desde el respeto, sin que influya de ningún modo lo que suceda alrededor. Entonces estamos «in»formados –formados desde dentro– en lugar de estar formados por fuerzas externas.

Una vez le preguntaron a Gandhi:

–Si desea estar con Dios, ¿por qué no se va a vivir al Himalaya en una cueva?

–Si creyese que Dios está en una cueva del Himalaya –replicó Gandhi–, iría inmediatamente, pero creo que a Dios se le encuentra en la humanidad.

No tenemos que dejarlo todo e irnos a vivir a una cueva para conservar un estado mental meditativo. Mi padre decía que si pones una flor exótica en un invernadero, crecerá; pero si la pones en una calle de Nueva York, se marchitará en cuestión de minutos. Cualquiera puede ser yóguico en un ashram. Ahora bien, ¿eres capaz de llevar eso a la vida real?

Tu práctica te transporta a tu centro de dignidad, al estado objetivo de ecuanimidad donde se halla la luz, la paciencia y el verdadero amor. Entonces, ¿cómo proteger esa mente meditativa cuando te encuentras en medio de la confusión?

- Vive los principios que aplicas cuando estás en la esterilla.
- Practica cada día para fortalecer tu luz interior.

- Observa los conflictos sin que te afecten y sin intentar cambiarlos.
- Mira el conflicto a los ojos. ¡No seas un felpudo! Mantente firme sin ponerte reactivo.
- Si en ese momento la gente no te quiere, no importa: tú los quieres. Si la gente no te entiende, no importa: tú los comprendes. Y si no te perdonan, tú los perdonas.
- En los contratiempos sé paciente. Mientras no seas crítico ni estés resentido, podrás disentir sin ser desagradable.
- Si tienes que decir algo, dilo. No te molestes ni reacciones, sólo dilo.
- Si tienes que hacer algo, hazlo. No te molestes ni reacciones, sólo hazlo.
- No te entusiasmes demasiado con los elogios ni te ofendas por las críticas. Ni te apresures a elogiar o criticar.
- No te tomes las cosas como algo personal. Recuerda que normalmente no van contigo.
- Sigue siempre tu intuición.
- Practica el dudar de tus dudas en cuanto surjan.
- No caigas en la trampa de la competitividad y la comparación.
- En los momentos de adversidad, permanece en el cuerpo.
- Suéltate y ten fe en el poder del universo. Siempre está a tu disposición, lo único que tienes que hacer es soltarte y dejarlo entrar.

El efecto onda

La filosofía platónica se refiere a la vida comparándola con una rueda. En su centro existe una energía que se derrama, inundando los radios de nuestra vida. Tendemos a separar todo cuanto forma parte de nuestra vida en categorías: el trabajo aquí, las relaciones allá, y por ahí la salud y la vida espiritual. Sin embargo, todo está conectado a todo lo demás. Ese nivel de integración más profunda es la siguiente etapa de tu viaje: tu cuerpo, tu alma, tu manera de vivir están entretejidos en una sola cosa, y sabes que tu práctica funciona cuando todas las interacciones de tu vida fluyen desde dicha unidad.

Cuando ahondas en tu corazón, tu verdad se desparrama espontáneamente por todas las áreas de tu vida. Al ir avanzando en tu transformación, empiezas a mirar y a cuestionarte tu trabajo, tus relaciones, lo que haces y lo que dices. Cuando despiertas tu carisma de la autenticidad, resulta natural ponerte a mirar tu propia vida y verla con ojos totalmente nuevos.

Quizás detectes momentos y situaciones en que no manifiestes tu verdad. Y donde antes hubieras podido camuflar dichos momentos, puede que ahora te sientas incómodo si lo haces. Para vivir tu verdad, la compartes. Y en la misma proporción que se la ocultas a los demás, te niegas a ti mismo. No temas decir tu verdad. Si sale del corazón, con bondad, sinceridad e intención genuina, los efectos pueden ser asombrosos y llevar tu vida, salud y relaciones hasta nuevos niveles. Hablar desde el corazón no tiene por qué resultar fácil —quizá algunas plumas se agiten—, pero si continúas cultivando tu ecuanimidad y tu estado meditativo, cada vez te será más natural. Te preocuparás menos de complacer a los demás y evitar enfrentamientos y te centrarás más en vivir gozosa y libremente desde tu verdad, pase lo que pase.

Quizá te des cuenta de que algunas relaciones quizás ya no te sirven o que algunas situaciones ya no reflejan tus valores esenciales. Lilly, una alumna que llevaba mucho tiempo conmigo, asistió a un campamento que hicimos en Montana. Estaba meditando en lo alto de una montaña cuando se dio cuenta de algo muy profundo pero triste: no quería casarse con su novio; en el fondo de su corazón supo que él no era la persona con quien tenía que estar. Otro alumno que trabajaba en Wall Street, al acabar el trabajo solía ir a cenar con sus compañeros cada día. Comían, bebían y fumaban. Tras un campamento en México, decidió que ya no quería seguir participando de esa manera de vivir que lo estaba intoxicando. Sus colegas se lo hicieron pasar mal, pero él se mantuvo firme en su decisión. Tus amistades o tus personas queridas a lo mejor no van a entender este tipo de cambios, pero si con toda tranquilidad te comportas de acuerdo con lo que conside-

ras beneficioso y auténtico para ti, los cambios te llevarán a tu sitio en esta vida, a un sitio real.

Quizá sientas que necesitas examinar con detenimiento tu vida laboral, ya sea el camino que has escogido o la energía que inviertes en él. En un taller, una participante le contó al grupo que, tras empezar a practicar con regularidad, se negó a seguir haciendo los anuncios negativos de propaganda política que constituían su trabajo desde hacía años; deseaba utilizar su talento para comunicar esperanza y no cinismo.

Se supone que tu trabajo en este mundo tiene que ver con el expresar el poder y el espíritu que moran en tu interior. Y no necesariamente con el empleo concreto que tienes o el cargo que ocupas. Tanto si eres un misionero como si eres un albañil, un maestro de escuela o el consejero delegado de una gran empresa, lo importante es que te muestres con plena presencia y magnificencia. El poder de tu contribución personal es lo que creará una auténtica prosperidad, riqueza y abundancia para ti y para los que te rodean.

Proseguir con la práctica

El Viaje hacia el Poder es una práctica para toda la vida. Según vayas creciendo y evolucionando a tu manera, tu práctica también crecerá y evolucionará. Cambiará de día en día, de semana en semana, de año en año. Lo más importante es que sigas estando ahí y que sigas practicando.

Quizás busques consejos o algún truquillo para conservar la motivación, pero en realidad todo se reduce a la intención. Lo que te da poder no es el *cómo* haces las cosas, sino el *por qué*. ¿Qué es lo que deseas para ti? ¿Existe otra realidad más satisfactoria, más auténtica, más sincera? ¿Qué es lo que quieres hacer con las tensiones de la vida: ir capeándolas o elevarte por encima de ellas? ¿Quieres sobrevivir o quieres resplandecer? ¿Hasta dónde quieres llegar?

Ya conocéis el refrán: «Si sabes hacerlo mejor, hazlo mejor». Es sencillo: si vivimos y actuamos de la manera que sabemos que es correcta desde el punto de vista de nuestro corazón, creceremos. Vivir lo que conoces, genera un estado que a mí me gusta llamar de «clic» en el que todos los factores de tu vida encajan sin esfuerzo y se crea un impulso que te lleva hacia delante. La práctica diaria te mantiene conectado y alimenta ese impulso. Mantén la práctica haciendo poco pero con regularidad y será el ancla de tu vida.

Cuando ya hayas cambiado hacia dentro y tu propio crecimiento se haya convertido en el eje central de tu vida, desviarse del camino deja de ser una opción. Podría ocurrir, pero tu conciencia gritaría como nunca antes. En esos momentos, la luz te indica el camino de regreso y, simplemente, vuelves a empezar.

Resplandecer

Para resplandecer no necesitas el permiso de nadie. Es el gran error que cometemos en esta vida; creemos que necesitamos la aprobación de los demás para ser magníficos o para asumir nuestra propia verdad. Lo cierto es que todos nosotros no sólo somos capaces de irradiar amor y luz, sino que esa es nuestra responsabilidad moral.

Una parte de nuestro proceso de maduración y de lanzarnos en busca del auténtico poder, consiste en dejar a un lado todos los valores diminutos e inútiles. Es lo que el mundo necesita que hagamos. Antes, crecer y estar presente era una opción; ahora, la fuerza personal y la presencia mental ya no es ningún lujo sino una necesidad perentoria. Nuestra familia necesita que estemos presentes, nuestra sociedad también. El mundo necesita que estemos presentes.

El ser fieles a nuestro conocimiento interno es uno de los regalos más preciosos que le puedes hacer a la gente de tu alrededor. Me acuerdo de que cuando empecé a enseñar yoga desde el corazón, a la gente le encantaban mis clases. En realidad desconocía la manera «correcta» de enseñar, pero me divertía mucho. Después de la clase la gente me venía y decía: «Es tan sorprendente... Volveré». La clase creció a lo grande. Yo no sabía todas las reglas para enseñar, pero sí que sabía cómo mostrarme plenamente y dar lo que tenía. Y eso se notaba. Era bueno, natural y correcto. La cosa siguió así durante un par de años. Luego sucedió algo terrible.

Un famoso maestro de yoga, que yo admiraba de verdad, se sentó conmigo y me dijo: «¿Sabes, Baron? Eres un buen profesor, pero nunca has tenido una formación formal. Déjame formarte.»

Entonces me invadió una sensación de duda y empecé a luchar por aprender todas aquellas reglas. Creía que si llegaba a dominarlas, no sería sólo un buen profesor, sino uno de los grandes. Total, que escuché y estuve aprendiendo de profesores reputados todos los principios para enseñar bien. Intentaba hablar como yo creía que tenía que hablar un «buen» profesor. La gente dejó de acudir a clase porque de pronto el espíritu, la energía y el carisma de lo que había estado haciendo se habían perdido. De repente ya no era divertido, y cuando yo ya no sentí alegría, mi poder personal se redujo y la magia de la clase se volatilizó.

No tardé demasiado en dejar de intentar ser quien se «suponía» que tenía que ser. Me deshice de mis dudas sobre quién era yo en realidad y volví a enseñar desde el corazón. La asistencia se incrementó de nuevo y así aprendí una valiosa lección. Me di cuenta de que me había educado a mí mismo desde mi sentido común e inocencia, lo que algunos llaman la suerte del novato. Fue una equivocación que nunca repetiré. Ahora sé que si realmente crees en la presencia de tu interior, el amor de tu corazón te guiará y fluirás espontáneamente desde tu luz interna. Muéstrate y sé tú mismo en lo que estés llamado a realizar. Si lo haces así, ¡serás grande!

Si te fijas en lo que dicen las personas de éxito que han hecho realidad sus sueños, verás como siguen los dictados de su corazón y crean sus propias normas. Podemos seguir las normas, que nos pueden ayudar –incluso podemos crecer hasta cierto punto–, pero al final tenemos que romper la caja que nos aprisiona y redescubrir nuestra inocencia. ¿Qué es lo que hace que tu corazón se ponga a cantar? En esa pregunta está la clave para expresar, compartir y realizar tu mayor contribución a este mundo.

Al final de cada campamento, cuando miro todos esos rostros resplandecientes, les digo a mis alumnos: «Partid y brillad; bendecid al mundo». No basta con despertar en tu interior y en tu vida. Es lo que mi padre me enseñó hace muchísimos años, cuando me animaba a dar mi primera clase; me dijo que necesitamos compartir nuestra luz con los que nos rodean. Los lugares más ricos de este planeta no son las minas de oro ni de diamantes ni los palacios, sino nuestros cementerios, pues mucha gente fallece sin haber compartido su luz, sus dones y su talento. No han compartido quienes eran con nadie, quizás ni consigo mismos.

El paso siguiente, tras la realización completa de las potencialidades de cada uno, es hacer una contribución al mundo. Esto puede adoptar múltiples formas y ser algo muy personal. Quizá se trate de cambiar detalles en la manera de relacionarse con las personas de tu círculo o incluso con los extraños. Quizá se trate de aproximarse y ayudar a la comunidad o, simplemente, de ser un buen ejemplo para los demás. Como dijo Gandhi: «Tienes que ser el cambio que desearías poder ver en el mundo».

¿Has vivido tu propia verdad en el cuerpo, en la mente, en el alma y en el mundo? Si no es así, una buena noticia: ya se ha resuelto el misterio de por qué no logras lo que deseas en este mundo. Armado con el conocimiento que has obtenido del presente libro, ¡sí *puedes* tener lo que deseas de verdad!

Es tan, tan sencillo: recibimos lo que damos. Si respetamos el cuerpo, el cuerpo será la vasija en la que nos transformaremos. Si ofrecemos honradez, sinceridad y amor, eso es lo que recibiremos a cambio. Y si no nos gusta lo que hemos estado haciendo, entonces lo que hay que recordar es que siempre podemos volver a empezar. Es lo que enseña la práctica de la meditación, simplemente volvemos a empezar. Este es un viaje sin fin, con muchos caminos y vericuetos en su recorrido. Si en un momento dado te descubres caminando por un camino equivocado, cambia de dirección y vuelve a empezar.

Las oportunidades de crecer y de alimentar nuestro Viaje hacia el Poder nos rodean por doquier. Somos poderosos cuando abrimos nuestros ojos y oídos espirituales y nos atrevemos de verdad a estar plenamente presentes. Somos poderosos cuando vivimos y compartimos desde el corazón más que desde el caos mental. Somos poderosos cuando nos superamos y hallamos a ese yo capaz de superarse. Irradiamos poder cuando expresamos nuestra verdad, pase lo que pase. Cuando vivimos por la verdad y desde la verdad, las alturas y las profundidades que podemos alcanzar son infinitas.

El gran maestro Rama Krishna dijo en una ocasión: «El viento de la gracia siempre sopla. Lo único que hay que hacer es izar las velas». Espero que ices tus velas hasta lo más alto del mástil y que viajes hasta alcanzar lo mejor de la vida.

Namasté.

Agradecimientos

Este libro ha sido un viaje emprendido por un increíble equipo compuesto por gente de la que nunca da nada por imposible.

Les agradezco profundamente todo el esfuerzo volcado en esos largos días y esas largas horas. En el proceso hemos ido creciendo personalmente y aumentando en número.

Gracias a mis padres por todo lo que me han dado, y a mis dos hermanas, Sherri y Devi, por estar siempre a mi lado. Gracias a D'ana Baptiste por inculcar amor y valores importantes en los chicos. Gracias a Dios por darme la capacidad de pasar generosas cantidades de tiempo con mis hijos. Donde mejor estoy es con mis tres muchachos, que aportan un sentido profundo y una alegría a mi vida que escapa a las palabras.

Muchísimas gracias a mi agente literario, Ling Lucas, que ha seguido con ojo protector y cariñoso la creación de este libro. Agradezco profundamente tu visión, tenacidad y fe en esta obra.

Doy las gracias a Debra Goldstein, mi prodigiosa artista de la palabra que me siguió fielmente por todo el mundo. Para mí, eres una magnífica escultora que me ha ayudado con habilidad y paciencia a moldear la información de toda una vida para llenar las páginas de este libro.

A mi increíble editora, Caroline Sutton: tu visión de futuro, tu pasión, tu compromiso y tus ánimos constantes unieron todos los componentes de este libro dándoles una forma realmente bella. Gracias por haber estado tan presente.

Muchas gracias a Kate Churchill, que ayudó a terminar esta obra. Tu contribución fue enorme y tu clarividencia combinada con el seguimiento han hecho que me diera cuenta de que acabar este libro no es el final de nada, sino el principio.

Gracias a Coeli Marsh por compartir su preciosa práctica yoga a través de las imágenes de este libro. Gracias por tu compromiso, apoyo y duro trabajo físico durante las largas y difíciles sesiones de fotografía que se realizaron en medio de un huracán tropical.

Mi agradecimiento de corazón a Richard Corman y a su leal ayudante, Peter Chin, que fielmente se aventuraron a encontrarse conmigo en una isla paradisíaca tropical para hacer las fotos que aparecen en el libro. Vuestras fotografías son un testimonio de vuestra pericia y eterna serenidad.

Gracias a Mark Gompertz, Trish Todd, Chris Lloreda, Debbie Model, Cherlynne Li, Marcia Burch, Laurie Cotumaccio, Nicole Diamond y a los demás miembros del equipo Fireside que me apoyaron y trabajaron en la sombra día y noche sin descanso para poder traer este libro al mundo.

A todo mi equipo de profesores de los Baptiste Power Yoga Institute de Cambridge, Boston y Philadelphia, que han llevado adelante este magnífico trabajo y han mantenido la integridad de su punto de vista. El significado de vuestra contribución se revela en la gratitud que brilla en los ojos de las miles de personas que pasan cada semana por nuestros estudios. Me inclino ante vosotros.

Millones de recuerdos a los centenares de estudiantes que se han graduado en mis campamentos de formación de profesores y que están extendiendo esta obra por el mundo como un incendio, y especialmente a Bill Raup y Rhea Schlicter por vuestra labor de mantener la llama del yoga bautista en vuestros vigorosos estudios de la zona de Philadelphia.

Rolf y Mariam Gates, me inclino ante vosotros y ante vuestro ardiente entusiasmo que alimenta el espíritu y la fuerza de los Baptiste Power Yoga Institute de Boston y Cambridge.

A Mark Aronchik, por tu perpetuo apoyo, orientación y amistad, gracias.

Gracias al clan Kennedy, que ha respaldado mi trabajo y, en especial, a Max y Vicki Kennedy, que tuvieron un papel clave en el traslado de mi familia de Philadelphia a Boston. Siempre recordaré con cariño los días que nuestras familias pasaron juntas en Hyannis Port y navegando en Cape Cod.

A Jeffrey y Christina Lurie por llevarnos a mi familia y a mí de Beberly Hills a Philadelphia. Los años que pasé en el equipo técnico de los Philadelphia Eagles fueron toda una experiencia vital que siempre recordaré como provechosa. Os estoy eternamente agradecido.

Mi enorme agradecimiento a algunos de los jugadores de la liga profesional de fútbol americano más destacados del mundo: Bill Romanowski, Randall Cunningham, Irving Fryar, Hershel Walker, Mike Mamula, Gary Anderson, Tommy Hutton, Rodney Peete, Jay Fiedler, William «The Refrigerator» Perry, Charlie Garner y Ricky Waters. Los años que pasé trabajando con vosotros me enseñaron a tener carácter, disciplina y determinación. Mi programa de alto rendimiento con los Philadelphia Eagles también fue un éxito gracias al enorme apoyo y esfuerzo de mi fiel asistente Bill Mancini.

Gracias a Helen Hunt, Elisabeth Shue, Chynna Phillips, Lolita Davidovich, Holly Robinson Peete y Raquel Welch por haber apoyado esta obra ahora y/o en el pasado. Vuestras contribuciones también han tenido influencia en la calidad de la vida de las personas.

Gracias a mi amigo y hermano espiritual, Jesse Peterson, cuyo amor constante, cuya llana sinceridad y cuyos conocimientos profundos me han enseñado mucho sobre el verdadero significado de la palabra «amigo». El continuo compromiso y la contribución desinteresada que aportáis tanto tú como tu organización sin ánimo de lucro, B.O.N.D., han marcado verdaderamente la diferencia.

Gracias a mi mejor amigo, David Masters, y a su padre, Roy. Sois unos gigantes sobre cuyos hombros me sostengo. Un saludo.

Estoy muy agradecido a mis firmes y leales managers de las oficinas y los estudios BPYI, que han trabajado fielmente día a día para acercarme a talleres, campamentos y aulas de todo el continente donde me esperaban estudiantes rebosantes de entusiasmo. Hugh Folkerth y Jeanne Coffey son dos increíbles dinamos que siempre se han mantenido firmes en la creencia de que lo que estamos haciendo marca la diferencia y que ayudando a nuestros alumnos a superar nuevos niveles, nosotros también nos superamos como personas.

Doy las gracias y me inclino ante los profesores que me han guiado durante mi propia formación.

Y muchísimas gracias a todas las personas que han asistido a mis clases, talleres o campamentos, o que han comprado uno de mis videos o CD. Todos los que han compartido conmigo el poderoso testimonio del valor de esta obra en sus vidas son el verdadero motivo que nos impulsa a continuar nuestro viaje. Vuestro apoyo a este trabajo significa para mí mucho más de lo que puedo expresar en palabras.

Direcciones de interés

Centros y escuelas de yoga

Los siguientes centros de yoga están organizados por provincias. Hay una verdadera mezcla de estilos entre las escuelas de yoga, y se utilizan diversos métodos de enseñanza en cada disciplina. Contacta con ellos para elegir un programa que satisfaga tus necesidades.

Alicante
ADEYMAN. Las Navas, 32, 4º - 03001 Alicante. Tel: 965 208 589.
CENTRO YOGA GRAN FRATERNIDAD UNIVERSAL. Centro Cultural de la Villa - 03440 Ibi. Tel: 965 208 589.

Almería
FRANCISCO FUENTES. Berj, 3, 5º A - 04007 Almería. Tel: 616 390 221.

Asturias
ASOCIACIÓN DE YOGA SANATANA DHARMA. Alarcón, 42 - 33204 Gijón. Tel: 965 208 589.
CENTRO DE YOGA ANANDA. Bernabé, 7 - Gijón. Tel:985 369 350.
YOGA LLANES. Avda. de la Paz, 7, 2º - 33500 Llanes. Tel: 985 401 244.

Ávila
CENTRO DE YOGOTERAPIA SHANGRILA. Apartado de Correos 60 - 05400 Arenas de San Pedro. Tel: 915 041 839.

Badajoz
CENTRO SEIZA. Tel: 924 242 604.

Baleares
CLÁSICO RISHI-CULTURE YOGA. Apartado de Correos 157 - 07820 Sant Antoni Abat (Eivissa). Tel: 971 342 967.

Barcelona
ALFA-OMEGA. Entenza, 85-87, 1º 1ª - 08015 Barcelona. Tel: 933 220 998.
ASOCIACIÓN DE YOGA Y CULTURA INTEGRAL. Pg. Fabra i Puig, 67, int. - 08030 Barcelona. Tel:933 120 737.
ASOCIACIÓN ESPAÑOLA DE PRACTICANTES DE YOGA. Cardener, 62 - 08024 Barcelona. Tel: 932 191 841.
ASOCIACIÓN INTERNACIONAL DE PROFESORES DE YOGA. Ballester, 44, 2º 1ª - 08023 Barcelona. Tel: 932 120 871.
ASOCIACIÓN INTERNACIONAL DE YOGA Y TÉCNICAS AFINES CARLOS CLARAMUNT. Muntaner 22 pral. 2ª - Barcelona. Tel: 934 512 800.

ASOCIACIÓN VINIYOGA ESPAÑA. San Guillermo, 27, entlo. 1ª - 08006 Barcelona. Tel: 932 098 829.

ATHANOR. Rambla Canaletes, 127, 3° - 08002 Barcelona. Tel: 933 025 458.

CENTRE DE IOGA I TÈCNIQUES CORPORALS L'OM. Santa Clara, 54 - 08720 Vilafranca del Penedès. Tel: 938 180 558.

CENTRE DE IOGA NAMASTE. Pza. Dr. Letamendi, 36,1° 1ª - 08007 Barcelona. Tel: 934 510 582.

CENTRO AKHARA. De les Moles, 14, 1° - 08002 Barcelona. Tel: 934 569 640.

CENTRO DE KUNDALINI YOGA. Gran Via, 570, 3° B - 08011 Barcelona. Tel: 933 233 085.

CENTRO DE TERAPIA A TRAVÉS DEL YOGA. Avda. Paral·lel, 152, 5° 2ª - 08015 Barcelona. Tel: 934 262 629.

CENTRO DE YOGA INTEGRAL JAUME CHALAMANCH. Cardener, 62 - 08024 Barcelona. Tel: 932 191 841.

CENTRO DE YOGA VEDANTA SIVANANDA. Cadí, 19, bajos 2ª - 08031 Barcelona. Tel: 932 202 821.

CENTRO DE YOGA Y CRECIMIENTO SAMA. Avda. Mistral, 75, 3° 2ª - 08015 Barcelona. Tel: 934 225 859.

CENTRO DE YOGA. Llinas, 37 - 08940 Cornellà de Llobregat. Tel: 933 762 096.

CENTRO JUVENAL. Colom, 47, 1° - 08912 Badalona. Tel: 933 242 308.

CENTRO KUNDALINI. Muntaner, 22, pral. 2ª - 08011 Barcelona. Tel: 933 233 085.

ESCOLA DE IOGA. Balmes, 84, entlo. 1ª - 08008 Barcelona. Tel: 932 152 843.

ESCUELA DE YOGA SHANTI. Pg. Sant Gervasi, 16-20. - 08022 Barcelona. Tel: 933 218 074.

ESCUELA DE YOGA TAMARI. Mozart, 27, 2° 2ª - 08012 Barcelona. Tel: 934 154 281.

ESCUELA DEL CLASICO RISHI-CULTURE YOGA. Marmellà, 2 A 3 - 08023 Barcelona. Tel: 932 116 438.

ESCUELA JOSEP BARNEDA. Sant Guillem, 27, entlo. - 08006 Barcelona. Tel: 932 098 829.

ESTUDI DE IOGA. Ctra. de Vic, 90 - 08240 Manresa. Tel: 938 737 548.

FUNDACIÓN CENTIRO SRI AUROBINDO. Avda. Diagonal, 434, 3° 1ª - 08037 Barcelona. Tel: 932 187 439.

GOLDEN TEMPLE ESCUELA DE KUNDALINI YOGA. Villarroel, 72 - 08011 Barcelona. Tel: 934 518 998. kartar@goldentemple.org

INSTITUTO DE WU-SHU. Mallorca, 219, 1° - 08008 Barcelona. Tel: 934 536 788.

INSTITUTO DE YOGA CARLOS CLARAMUNT. Ronda Universitat, 13, 1° - 08007 Barcelona. Tel: 933 016 880.

INSTITUTO DE YOGA QUINTO SOL. Bretón de los Herreros, 21- 08012 Barcelona. Tel: 932 178 503.

INSTITUTO DE YOGA SIDDHARTA. Avda. Diagonal, 405, bis, 6° B - 08008 Barcelona. Tel: 932 894 087.

IOGA CLUB 24. Treball, 24 - 08901 L'Hospitalet de Llobregat. Tel: 933 379 291.

IOGA SADHANA. Avda. Diagonal, 558 - 08021 Barcelona. Tel: 932 003 985.

UNIÓN HISPÁNICA DE YOGA Y TEÉCNICAS ORIENTALES. Mozart, 27, 2° 2ª - 08012 Barcelona. Tel: 934 154 281.

UNIVERSIDAD CATALANA DE YOGA. Ferrer de Blanes, 5 - 08012 Barcelona. Tel: 932 177 033.

YOGA CENTER. Ravella, 15, pral. 2ª - 08021 Barcelona. Tel: 934 145 146.

Cantabria

ASOCIACIÓN DE YOGA CLÁSICO. Ruiz Tagle 2 - 39300 Torrelavega. Tel. 942 894 353.

CENTRO DE YOGA CLÁSICO SÁNDALO. Marqués de Santillana, 4 bajo - 39300 Torrelavega. Tel: 942 894 087.

CENTRO REIKI. General Cevallos, 8 - 39300 Torrelavega. Tel: 942 080 885.

Castellón

ANTONIO BUCHO PAES. Jaime I, 20 - 12530 Burriana. Tel: 964 511 720. buanbupa@burriana.infoville.net

Girona

CENTRO DE YOGA INTEGRAL. Sant Joan Baptista de la Salle - 17002 Girona. Tel: 972 215 328.

CENTRO DE YOGA SIDDHARTA. S. Ferriol, 44, 3° 2 - 17800 Olot. Tel: 972 215 328.

ESCUELA DE YOGA IYENGAR. Hortes, 2 - 17600 Figueres. Tel: 972 502 579.

Guipúzcoa

ADHA. Morronguilleta, 10 - 20100 Rentería. Tel: 943 279 706.

ASOCIACIÓN DE YOGA SANATAMA DHAR-

MA. Plaza Poeta Lizardi, 2 - 20400 Tolosa. Tel: 943 721 941. estema@terra.es

CENTRO DE YOGA ACUARIO. Bartolomé de Urdinso, 15 - 20300 Irún. Tel: 943 616 072.

Granada

ESTUDIO SPIRAL. Recogidas, 27, 4° - 18005 Granada. Tel: 958 263 494.

YOGA ESTUDIO. Sacristía de San Matías, 14 - 18009 Granada. Tel: 958 210 161.

León

ALEGRÍA TOMÁS. General Sanjurjo, 12, 4° izqda. - 24002 León. Tel: 987 242 578.

Lleida

CENTRE DE IOGA I POTENCIAL HUMÀ. Pl. de les Missions, 4 ático - 25003 Lleida. Tel: 973 262 050.

CENTRO DE YOGA Y SANACIÓN. Dr. Fleming. 47 - 25006 Lleida. Tel: 973 272 485.

Lugo

ESCUELA DE YOGA RAYO DORADO. Nicomedes Pastor Díaz, 9 2° dc. - 27001 Lugo. Tel: 982 231 525.

Madrid

ADEYMAN. Mirabel, 14 - 28044 Madrid. Tel: 982 231 525.

AGADA. Yerbabuena, 50, 1° A - 28009 Madrid. Tel: 912 797 848.

ALAIA. Hilarión Eslava, 21 - 28015 Madrid. Tel: 915 492 874.

ALFREDO DE FRUTOS MARTÍNEZ. Amargura, 2 1° dcha. - 28011 Madrid. Tel: 914 630 434.

ASOCIACIÓN VEGETARIANA NATURISTA. Sta. Cruz de Marcenado, 12 bajo 5 - Madrid. Tel: 914 489 545.

AULA DE CULTURA. Mercedes Arteaga, 42 - 28005 Madrid. Tel: 915 601 461.

BIO CENTRO. Espoz y Mina, 3 - 28012 Madrid. Tel: 915 314 904.

CASA DE LA ARMONÍA - Centro de Yoga y Relajación. Fuentespina, 21 - 28031 Madrid. Tel: 913 322 595.

CENTRO APERT. Cervantes, 9 1° - Madrid. Tel: 914 290 514.

CENTRO DE AUTORREALIZACIÓN NAMASKAR. Agustín Querol, 9 - Madrid. Tel: 654 104 191.

CENTRO DE ORIENTACIÓN Y TERAPIA. Canillas, 93, 2° C - 28002 Madrid. Tel: 915 601 461.

CENTRO DE TERAPIAS ALTERNATIVAS ABATO. Abato, 14 entrepl. - 28007 Madrid. Tel: 915 529 893.

CENTRO DE YOGA AMANECER. Zona Delicias. Tel: 915 280 912.

CENTRO DE YOGA ARGÜELLES. Zona Argüelles. Tel: 915 477 755.

CENTRO DE YOGA ARUNACHALA. P° Recoletos, 21 6° 6ª - 28004 Madrid. Tel: 915 210 361.

CENTRO DE YOGA DHARANA. Juan Bravo, 62 - Madrid. Tel: 913 093 607.

CENTRO NEO-HUMANISMO. Olmo, 10, 1° dcha. - 28012 Madrid. Tel: 912 304 049.

CENTRO DE YOGA Y DISCIPLINAS CORPORALES. General Aranaz, 79 - 28027 Madrid. Tel: 913 202 756.

CENTRO JÚPITER. Alenza, 8 1° D - 28003 Madrid. Tel: 915 348 192.

CENTRO DE YOGA IYENGAR. Poeta Esteban Villegas, 12 - 28014 Madrid. Tel: 915 525 972.

CENTRO DE YOGA PAZ Y ARMONÍA. Maqueda, 124, posterior - 28024 Madrid. Tel: 914 072 374.

CENTRO DE YOGA VASUDEVA. Hontanillas, 8 1° 1ª - San Sebastián de los Reyes. Tel: 609 071 380.

CENTRO DE YOGA Y DISCIPLINAS CORPORALES. General Aranaz, 79 - 28027 Madrid. Tel: 913 202 756.

CENTRO DE YOGA Y TERAPIA ENCUENTRO. Mario Cabré, 11 posterior - Madrid. Tel: 913 713 461.

CENTRO DE YOGA Y TERAPIAS ARARI. Ronda de Valencia, 9 4° A - Madrid. Tel: 915 282 356.

CENTRO DE YOGA. Pl. Puerto Rubio, 15-16 - Madrid. Tel: 914 336 498.

CENTRO ESPIRAL. General Aranaz, 79 - 28027 Madrid. Tel: 913 202 756.

CENTRO ITAD. San Agustín, 7 1° Ext. Dcha. - 28014 Madrid. Tel: 914 299 400.

CENTRO NATURISTA AILIM. Avda. Pablo Neruda, 120, Local 1 - 28018 Madrid. Tel: 917 776 672.

CENTRO NIEVES HERRERA. Don Quijote, 28 - Madrid. Tel: 915 546 435.

CENTRO RA. Luchana, 13 1° izq. - Madrid. Tel: 914 445 058 / 678 932 811.

CENTRO SÁNCHEZ MARRUEDO. Cid, 5 bajo - 28001 Madrid. Tel: 914 314 933.

CENTRO TEMIS. Preciados, 23 3° d - 28013 Madrid. Tel: 915 228 476.

CENTRO VITAL. Virgen de los Reyes, 25 - Madrid. Tel: 914 036 703.

CERES - RESTAURANTE - HERBOLARIO - CENTRO DE YOGA. Topete, 32 - 28039 Madrid. Tel: 915 537 728.

CET NAGARJUNA. Duque de Osuna, 8 ext. 2° izq. - Madrid. Tel: 915 413 755.

CLUB DE ORO. Ayala, 66 1° izq - Madrid. Tel: 914 310 557.

CLUB MUNDO-AVENTURA. Cañas, 13 4° C - 28043 Madrid. Tel: 914 136 381.

EL RINCÓN VERDE. Chavasca, 26 - 28034 Madrid. Tel: 913 721 188.

ESTUDIO SPIRAL. Ventura Rodríguez, 11 1° izq. - Madrid. Tel: 915 400 509. spiralmad@retemail.es

JARDÍN DE LUZ. Antonio Acuna, 14 - Madrid. Tel: 914 313 018.

LOLA IRUSTA - Centro de Yoga. Preciados, 36 1° Izq. - 28013 Madrid. Tel: 915 319 929. fglez@bankinter.es

PALAS ATENEA. Marqués de Lema, 7 planta 6 - Madrid. Tel: 915 701 533.

PARVATI - Centro de Yoga. Amor de Dios, 12 1° Izq. - 28014 Madrid. Tel: 914 290 397.

SADHANA. Ercilla, 9 2° 1ª - 28008 Madrid. Tel: 915 274 173.

SHADAK. Ayala, 10 - 28001 Madrid. Tel: 914 352 328.

SHEN - Centro de Orientación y Salud Natural. Castello, 45, 1° Izq. - 28001 Madrid. Tel: 914 318 947.

TALISMÁN. Menéndez Pelayo, 22 - 28007 Madrid. Tel: 914 341 190. talisman@centrotalisman.com

YOGA KUNDALINI (Yogui Bhajan). Palos de la Frontera, 36 - Madrid. Tel: 915 281 375.

Málaga
INSTITUTO DE YOGA Y CULTURA PSICO-FÍSICA. Compañía, 36, 2° - 29008 Málaga. Tel: 952 210 841.

IYENGAR. Paseo de Sancha, 6 pta. 28 - 29016 Málaga. Tel: 952 220 364.

Murcia
GRAN FRATERNIDAD UNIVERSAL. Turroneros, 6 - 30004 Murcia. Tel: 968 297 608.

MIRTA RODRÍGUEZ. Torre Alamar, 2 izq. Conjunto Progalesa - La Manga. Tel: 968 564 995. matanoia@wanadoo.es

Navarra
CENTRO DE YOGA Y SALUD ALMOGAREN. Joaquín Costa, 14 - 35007 Las Palmas. Tel: 928 278 932.

HEGIARTE. San Antón, 31 - 31001 Pamplona. Tel: 948 221 646.

Pontevedra
CENTRO DE YOGA SANANDA. Progreso, 22 3° - 36202 Vigo. Tel: 986 227 321.

CEYSI. Urzaiz, 77 1° E - 36201 Vigo. Tel: 986 435 326.

La Rioja
ASOCIACIÓN DE YOGA SANATANA DHARMA. Calvo Sotelo, 8 - 26003 Logroño. Tel: 941 243 104.

ASOCIACIÓN DE YOGA SANATANA DHARMA. Mártires, 14 1° - 26500 Calahorra. Tel: 941 243 104.

CENTRO DE YOGA JOSÉ ARGAIZ SANZ. Doctores Castroviejo, 19 4° iz. - 26003 Logroño.Tel: 941 243 104.

Salamanca
CENTRO DE YOGA. Pizarro, 31 ático E - 37005 Salamanca. Tel: 923 226 319.

CENTRO DE YOGA KINESALUD. Libreros, 20 - 37008 Salamanca. Tel: 923 212 675.

Sevilla
CENTRO DE YOGA EL SOL. Dr. Letamendi, 28 - 41002 Sevilla. Tel: 922 210 106.

CENTRO DE YOGA SARASWATI. Cuna, 46 1° 3ª - 41004 Sevilla. Tel: 954 214 496.

Tarragona
NEORTE - ESCOLA DE IOGA DE REUS. Jovellanos, 15 - 43201 Reus. Tel: 977 310 609.

Santa Cruz de Tenerife
CENTRO DE YOGA Y CULTURA INTEGRAL. Cruz del Señor, 3, 1° - Santa Cruz de Tenerife. Tel: 922 210 106.

LEMURIA. Rodríguez Moure, 30 - 38201 La Laguna. Tel: 923 215 699.

Valencia
CENTRO AUROBINDO DE YOGA. Padre Rico, 8 1° - 46008 Valencia. Tel: 963 822 153.

CENTRO DE YOGA INTEGRAL PARACHAKTI. Cádiz, 79 - 46006 Valencia. Tel: 963 749 893.

ESCUELA HIMALAYA ESTE-OESTE. Apartado de Correos 67 - 46185 Pobla de Vallbona. Tel: 961 662 075.

ISUARA. Játiva, 1 entlo., esc. A-1 - 46002 Valencia.

NATURAL ARMONÍA. Miguel Báez Litri, 10 b. - 46700 Gandía. Tel: 962 862 046 / 962 951198. Fax: 962 951 198.

SADHANA. Alginet, 5 - 46010 Valencia. Tel: 963 600 964.

Valladolid

ASOCIACIÓN ESPAÑOLA DE YOGOTERA-PIA. Ramón Núñez, 1 3° - 47003 Valladolid. Tel: 983 254 596.

Vizcaya

ASOCIACIÓN DE YOGA SANATANA DHAR-MA. Somera, 4 1° - 48005 Bilbao. Tel: 944 151 423.

ATMAN. Puente de Deusto, 7 3° Dpto. 5 - 48014 Bilbao. Tel: 944 477 729. atman@euskalnet.net

CENTRO DE YOGA SHAKTI. Avda. Lehenda-kari Aguirre, 4 1° - 48014 Bilbao. Tel: 944 163 026.

SHIVA YOGA. Alameda de Urquijo, 28 2° izda. - 48010 Bilbao. Tel: 944 223 843.

Zaragoza

ASOCIACION DE YOGA SATYANANDA. Gran Vía, 7 1° A dcha. - 50006 Zaragoza. Tel: 976 239 706.

ESCUELA DE YOGA. P° Sagasta, 6 1° D - 50006 Zaragoza. Tel: 976 415 372.

INSTITUTO DE YOGA Y CULTURA NUEVAS LUCES. Trovador, 4 – 50004 Zaragoza. Tel: 976 443 217.

PUERTA AZUL2 CENTRO DE YOGA. 5 de Marzo, 4 - 50004 Zaragoza. Tel: 976 214 586.

12/09   2   9/08

11/12   ②   9/08

12/14   ④   7/14

3/19   ⑤   1/17